Anti-ciment

Les impliqués
Éditeur

Fondée en 2014, notre maison d'édition se consacre à la publication d'ouvrages relevant de divers domaines : littérature, récits personnels, premiers romans et nouvelles, essais en sciences humaines, religion, économie, etc.

Les impliqués ont pour vocation de publier, après sélection, les manuscrits qui leur sont confiés. Ils proposent ainsi aux auteurs de faire de leur projet d'écriture une réalité et d'éditer, après une réelle collaboration avec eux, leur ouvrage issu de leurs souvenirs, de leur imagination, de leurs rêves, de leur recherche ou encore de leur travail.

Alexandre Duparc

Anti-ciment

Roman

Les impliqués
Éditeur

5-7, rue de l'École-Polytechnique – 75005 Paris
www.lesimpliques.fr
contact@lesimpliques.fr
ISBN : 979-10-428-1244-7
EAN : 9791042812447

A celles et ceux qui, éveillé.es dans un monde souvent dur et injuste, trouvent la force de lutter.

Chapitre 1

J'ouvre la portière, jette mon sac sur le siège passager et m'assieds. La clé de contact, la radio, une pub. Je tourne la molette et ferme les yeux. Stop. Musique. R'n'B pour ados. Re-molette. RTL2. Daube des années 80. Toum-Ta-Ta. Parfait pour ce qu'il me reste de cerveau. Je plaque mon dos contre le cuir du siège en remuant doucement les omoplates. Je me masse le pourtour des yeux.

Putain d'Américains… ils m'ont épuisé. Depuis huit heures ce matin, à me taper leur gueule, enfarinée par le jet lag et discrètement méprisante. J'ai vraiment eu l'impression qu'ils venaient visiter une ferme reculée dans un pays de péquenots. Ils ont eu l'air surpris mais surtout déçus lorsqu'on m'a présenté comme l'interlocuteur du jour, alors qu'ils s'attendaient manifestement à voir le Boss. Le délégué local de leur boîte de matériel aurait pourtant dû les avertir qu'il était absent. Je dois paraître encore trop jeune pour justifier les dix heures et quelques de vol transatlantique. Et puis en clair, ils se doutent probablement que l'accès direct au tiroir-caisse de l'hôpital passe des kilomètres au-dessus de mes épaules. C'est pas faux. Je suis quoi, pour eux ? Un pion. Sans intérêt majeur. Pas de quoi s'attarder plus que de raison avant de rejoindre le prochain CHU (ou la prochaine grosse clinique) et retourner enfin à Boston ou Minneapolis, en terre civilisée. Mon hôpital fait évidemment partie d'un road trip français voire européen, question de prendre la température commerciale dans les pays occidentaux "sous-développés". Et si possible, y booster les ventes. Tout est bon à prendre pour augmenter le chiffre d'affaire annuel, même si c'est *peanuts* par rapport au marché US. Mais peu importe, c'est leur job, peut-être à la con, mais j'y peux rien. Moi, j'ai mes problèmes et ça m'occupe bien assez. D'ailleurs, j'aurais bien fait une journée "standard" sans avoir eu à discuter dans la langue de Shakespeare. Il serait vingt heures et pas vingt et une.

Le premier cas ce matin était facile. Dossier simple, intervention simple. Heureusement. Aux États-Unis, tout étant facturé au patient (enfin, à ceux qui sont "facturables"), c'est l'escalade quant au matériel permettant soi-disant de sécuriser les procédures. Au grand bonheur des *big companies*. Le coût par patient s'élève à plusieurs milliers d'euros sans que les recommandations internationales n'aient rendu leur utilisation obligatoire, faute d'argument scientifique majeur. Malgré tout, avouer à un cardiologue d'Amérique du Nord qu'on n'utilisait pas l'intégralité des moyens disponibles vous rendait immédiatement coupable d'inconscience, voire de tentative d'assassinat.

À la pause, autour des viennoiseries apportées par le vendeur local qui leur sert de nounou, la conversation avait péniblement embrayé. Quel con de ne pas maîtriser ce putain d'anglais. Quand je pense au nombre d'heures passées en cours entre la sixième et la terminale et je m'entends toujours oublier le "s" à la troisième personne du singulier. Toute discussion me demande une petite torture en termes de concentration. J'essaie de ne pas le montrer. Il y a seulement un ou deux ans, je m'excusais piteusement de ne pas comprendre. Maintenant, je prends l'air exaspéré quand ils ne ralentissent pas leur débit. C'est bien mieux, au moins pour ce qui est de ma santé mentale. Résultat, je stresse moins, donc bafouille moins. Faut toujours s'arranger pour rester en position de force. C'est le Boss qui le dit, et en termes de position de force, il s'y connaît. Il est nul en anglais, ce qui ne l'a pas empêché de passer les trente dernières années à écumer les congrès, faisant profiter la communauté scientifique internationale de son accent franchouillard. Et il y a plus de pression à parler au pupitre, devant deux mille cardiologues anglophones, qu'à faire la conversation à des commerciaux ou ingénieurs de boîtes de matériel médical. Ils ne vont pas se moquer ouvertement de notre grammaire et risquer de nous vexer alors que leurs bonus dépendent de notre bon vouloir à utiliser leurs produits plutôt que ceux de la concurrence.

Entre les coups de fil émanant du secrétariat, du service et les mâchonnements du petit déjeuner, pas plus de dix phrases avaient été échangées avant qu'on me signale que le patient suivant attendait au bloc. Si j'avais su, j'aurais repris un ou deux croissants. Tout avait été pénible. Il s'agissait pourtant d'une procédure hyper codifiée. Ponction de la veine fémorale au niveau du pli de l'aine, montée dans l'oreillette droite, passage dans l'oreillette gauche après avoir percé la cloison entre les deux oreillettes avec une espèce d'outil hybride entre la lance médiévale et l'épingle à nourrice. Cartographie en 3D de l'oreillette et des quatre veines pulmonaires qui s'y jettent. Et enfin, destruction par un cathéter délivrant un courant électrique, la radiofréquence, des foyers anormaux présents au niveau de ces veines. Le terme consacré est l'ablation. La pathologie, la fibrillation atriale. FA, pour les initiés. Flippant sur le papier. En pratique, on en fait deux à trois par jour et on peut en général laisser son cerveau à l'entrée du bloc. Sous réserve qu'il soit accessible en cas d'urgence. C'est l'intervention la plus fréquente sur nos plannings opératoires. La plus rentable pour les boîtes de matériel, d'où la visite de courtoisie de nos hôtes. Pour les finances de l'hôpital, je n'ai pas trop poussé la question car le matos coûte un bras. Je ne suis pas sûr que la balance soit systématiquement excédentaire.

J'avais mis une éternité pour trouver la veine fémorale qui chemine normalement à quelques millimètres de l'artère et dont on repère le trajet en appuyant sur la peau jusqu'à percevoir le battement pulsatile sous les doigts. Le patient était costaud. Je ne sentais strictement rien. Un peu au pif, j'avais enfin pu introduire les cathéters dans la veine. Une fois dans le cœur, il avait ensuite fallu m'y reprendre à trois fois pour percer la cloison entre les deux oreillettes. Aucun collègue n'était disponible pour descendre au bloc et me guider avec une échographie. Sous le tablier plombé, il faisait cinquante degrés et je sentais les gouttes de sueur descendre le long de mon dos. Du coin de l'œil, je voyais la tête des deux Américains se refléter dans les écrans en face de moi. C'est clair, ils n'enverront pas leur mère se faire soigner en France. Tant pis. J'avais pu finalement finir l'ablation avec de bons critères de succès. Deux heures au lieu d'une habituellement. Heureusement, pas de complication. On annonçait en consultation trois pour cent d'évènements indésirables graves. AVC, perforation cardiaque… rien de réjouissant mais les gens ont confiance. En la médecine française, en leur cardiologue et en leur bonne étoile.

A quatorze heures, autour du panier repas préparé par le meilleur traiteur du centre-ville, il avait fallu aborder la question principale, à savoir, pourquoi n'utilisait-on pas plus souvent voire intégralement leur matériel en abandonnant celui des concurrents. Et en filigrane, est-ce que l'argent qu'il me file par contrat de *consulting* pour la journée est bien dépensé ? Est-ce qu'il permet à plus ou moins long terme une augmentation de leurs parts de marché ? Je leur débite toujours la même rengaine. Que dans un centre hospitalo-universitaire, nous devons avoir un panel de matériels à notre disposition pour participer à un maximum de protocoles scientifiques, former les internes sur les différents outils existants, choisir aussi en fonction des prix pour ne pas se faire allumer par la pharmacie qui veille au grain. J'avais essayé d'être convaincant. Ils avaient acquiescé mais objectivement, je pense qu'ils s'en foutent complètement. C'est pas vraiment le type d'arguments susceptibles de les attendrir, ni leurs responsables, ni les actionnaires de la boîte. Pour avancer un peu et leur remonter le moral, je les avais interrogés sur les nouveautés à venir. Ça avait détendu l'atmosphère. Comme d'habitude, ils avaient sorti le grand jeu. « Je te fais l'honneur de te montrer le top secret du top secret ». C'est systématique et ça me permet de leur dire à la fin du PowerPoint qu'ils sont sur la bonne voie et qu'ils vont tout casser. Ils étaient partis sur une note positive. Très nord-américains dans l'attitude, ils m'avaient assuré qu'ils avaient a-do-ré leur visite, me remerciant pour l'accueil et me promettant de repasser dès qu'ils en auraient l'occasion. Très bien. Ça m'assure les mille cinq cents balles pour la prochaine session… *Business is business.* J'avais signé le contrat de consultant et de *disclosure statement* et étais reparti faire la deuxième partie de ma journée.

Je jette un œil sur l'ordinateur de bord. 21h07. Mon pote, tu mangeras encore seul. Je baille longuement. Bon, il va falloir y aller. Je démarre. Barrière automatique du parking médecins, sortie de l'hôpital, avenues désertes. AC/DC à la radio. Sous l'effet des gros riffs saturés, mon organisme commence à s'éveiller. Je fais un semblant de course avec un tramway. Tant pis pour les cinquante à l'heure réglementaires. Quelques virages à angle droit, négociés façon rallye, en penchant la tête côté intérieur et je peux appuyer sur le bouton d'ouverture du garage. Je me gare, éteins le moteur et reste immobile. Silence. L'énergie retombe. Les quelques mouvements pour sortir de la voiture, atteindre l'ascenseur, parcourir les cinq mètres sur le palier jusqu'à l'appartement me semblent momentanément insurmontables. Je reste calé dans le siège et prends mon portable. Les infos sont creuses. J'ouvre *Facebook* que je fais défiler une minute sans rien trouver qui puisse accrocher mon esprit. Heureusement, il y a le site de l'*Équipe*. Est-ce qu'on peut gagner l'Euro 2016 ? Griezmann peut-il dépasser Zinedine Zidane ? Je lève la tête vers l'horloge. Vingt-deux heures ! Quel con… vie de merde…

L'appartement est dans la pénombre. Marie doit déjà être au lit. L'éclairage public me guide jusqu'à la cuisine. J'ouvre le frigo.

- Il reste de la soupe dans le Thermomix.
- Ah, cool, merci.
- Ça a été ? Les Américains étaient contents ? Ce week-end on est invités chez les Duran. Samedi soir, c'est bon ? Je leur ai dit oui.

A quelle question répondre ? Je préfère abandonner lâchement cette télé-conversation menée de part et d'autre du couloir. Je crois qu'un bol de soupe, ça ne va pas suffire. Je scanne de haut en bas les différents étages réfrigérés, zappe le compartiment à légumes, remonte. Un camembert. Parfait. Trois minutes plus tard, il n'en reste qu'un quart. La soupe est comme attendue insipide. Je cherche les plaques de chocolat. Une demie barre de deux carrés, une demie barre de trois carrés etc. Je jette l'emballage vide. Il y a plein de médicaments formidables qui font baisser le cholestérol. Il faudrait faire une prise de sang un de ces quatre.

Je passe devant les chambres des filles. Silence. Je les imagine chacune avec leurs écouteurs. Je ne frappe pas. Ça fait longtemps que je ne vais plus leur souhaiter bonne nuit au lit.

Je pousse la porte de notre chambre.

- Salut !
- Salut.
- Tu m'as entendu ?
- Oui.
- Et alors ?
- D'accord sur tout.
- Ça a été à l'hôpital ?
- Oui. Je suis fatigué…

Je m'allonge sur le lit, ressors l'IPhone de ma poche, relis les mêmes articles.

Marie est plongée dans un magazine de management. Je ne suis pas sûr que ça soit applicable à sa pharmacie et qu'elle en tire des conseils miraculeux. Si elle l'avait achetée moins chère, on serait peut-être moins ric-rac. J'aurais moins de pression pour quitter l'hôpital et ses salaires de misère, dixit son père. Dixit aussi mes collègues, partis en clinique, et qui m'incitent à les rejoindre. Je réfléchis régulièrement à la question.

- Bonne nuit.
- Bonne nuit.

Elle éteint sa liseuse. On ne va pas faire un troisième gamin cette nuit. D'un autre côté, je suis claqué et probablement bon à rien pour ce qui ressemblerait à un semblant d'acte sexuel. Et puis, l'idée d'un marmot à nourrir, changer, bercer des heures pour éviter qu'il n'hurle correspond assez bien à mon pire cauchemar pour les prochaines années.

Minuit. Il va falloir que je dorme. J'ai chaud à la tête, mal aux yeux, mais pas vraiment sommeil. J'éteins, ça finira par venir.

Six heures trente, sonnerie du réveil. J'aurais bien prolongé trois heures de plus. Toujours mal aux yeux. Marie n'a pas bronché et dort encore. Elle commence à neuf heures. Tranquille... Moi, c'est huit heures au staff. Je passe discrètement à la salle de bain puis à la cuisine. La cafetière préprogrammée commence à se faire entendre. Je prends une tasse, un pain au chocolat industriel dans un sachet plastique. C'est gras, sucré, dégueu mais je suis le seul à aimer le bon pain et je sors beaucoup trop tard pour les horaires des boulangeries. J'entends les filles se lever et se doucher. Avec un peu de chance, je pourrais les apercevoir, peut-être pour la seule fois de la journée.

Sept heures trente. Marie débarque en mode ralenti. Ça serait malin d'en profiter pour lui annoncer la prochaine bringue avec les collègues.

- Bonjour chéri, bien dormi ?
- Ça va, merci. Dis, vendredi, il y a la soirée cardio. Tout le monde y va. J'irai faire un tour, moi aussi.

Sobre, concis, efficace. Je suis plutôt confiant. Un peu trop.

- Tu vas faire un tour ou le tour des boîtes et rentrer bourré à six heures.

Finalement, pas si endormie…

- C'est bon… Je bosse comme un chien, je peux sortir un peu, c'est pas la mort.
- Oui, tu bosses comme un chien, ça, c'est sûr.
- Bon, il faut que j'y aille. Je suis à la bourre.
- Samedi midi, on va manger chez mes parents, je te le rappelle. Tu essaieras de ne pas sentir encore la vodka…
- Je gère.

Dans le couloir devant l'ascenseur, je me rends compte que je n'ai pas vu les filles. J'hésite, puis presse le bouton. J'aurais l'air idiot de revenir pour ça…

Je m'installe dans ma BM. Un X3. Quelques minutes de calme, de luxe et qui sait, de bonheur, avant l'arrivée sur le parking de l'hôpital. Initialement, je voulais un X5 pour rivaliser avec les collègues du privé mais financièrement, ça ne passait pas. J'ai pris un moteur puissant pour compenser. Trop cher malgré tout. Trop petit pour Marie qui trouve qu'on n'y met rien. Aberration environnementale pour ma seconde fille. Ma première n'a pas daigné faire la moindre remarque, ni pendant la phase de choix, ni lorsque je l'ai ramenée du garage. J'en étais pourtant hyper fier. J'avais hésité avec d'autres modèles, mais Mercedes, Audi et Volvo, ça faisait un peu trop rangé, trop père de famille. Porsche et Range Rover, c'était inaccessible. Lexus, ça fait écolo. BMW c'est plus sport, plus agressif. La voiture de ceux qu'on n'emmerde pas. Caïds des cités, footeux ou jeunes cadres. En phase avec un statut de *winner*, à l'aise dans sa vie professionnelle, entre autres. Sportif, branché, relax. Si Tony Montana débarquait en France aujourd'hui, sa première vraie caisse, ça pourrait être un X3. Je me plais parfois à imaginer ce que pensent les autres conducteurs et les passants. Le mec, la classe, il a réussi sa vie et il reste cool… ou alors ils s'en foutent… quoi qu'il en soit, cinquante mille balles pour quarante-cinq minutes de trajet quotidien confortable et un statut social sur le parking de l'hosto, j'ai peut-être un peu déconné. D'un autre côté, comme disent mes collègues, on ne va pas s'acheter les mêmes caisses que les diabétologues qui finissent leur journée de taf à dix-sept heures. D'où les contrats rémunérés avec l'industrie… Sans ça, terminés la belle bagnole, les vacances au Club Med et les restos étoilés. Et malgré tout, il y a toujours un petit stress de fin de mois, régulièrement atténué par les virements de beau papa. C'est lui qui a initié le financement pour la pharmacie de Marie. Douze heures de boulot par jour, plus les gardes, plus les réunions, plus les cours et les présentations dans les congrès, plus les articles pour mon dossier d'agrégation et à quarante ans mon couple dépend encore financièrement de mes beaux-parents… vie de con ? Faut pas que je le dise trop souvent. Je vais finir par en être persuadé, alors que c'est quand même pas trop la cata.

Roulant au pas dans les allées de l'hôpital, je repense à mon plan de carrière. Sur le papier, ça indique : gros potentiel, proche du but. Si tout se passe bien, je suis bientôt professeur. Le Graal, au sein de la communauté médicale, et au-delà. Pour les patients, aller voir un "professeur" , c'est avoir le sentiment d'être soigné par une star, le top-niveau. Il faut bien se rassurer face à l'incertitude abyssale que constitue souvent la plongée dans la maladie. Personne t'apprend à l'école comment choisir un bon médecin. C'est con, ça t'aurait peut-être été plus utile que la maîtrise des intégrales ou le passé du subjonctif. Mais il faut faire avec ce qu'on a. On fait donc confiance, aux réseaux de son médecin de famille, au bouche-à-oreille, au feeling du premier contact et au concept de hiérarchie. Celui qui trône en haut de la pyramide doit forcément être le meilleur. On croise les doigts. En pratique, ils seraient effrayés d'apprendre qu'il a parfois été sélectionné sur sa capacité à pouvoir abandonner sa famille, soirs, week-ends et vacances, pour s'enfermer et écrire des articles scientifiques. Ou sur son pedigree familial. Un petit tour d'horizon de l'organigramme des services du CHU et on comprend vite qu'avoir son père prof de médecine n'est pas un handicap majeur. On décompte quelques dynasties locales, même si elles tendent heureusement à disparaître. Moi, mes parents sont enseignants en secondaire. C'est pas ça qui m'a aidé, ni pour mon concours de première année, ni pour celui de l'internat, et encore moins pour la suite. Je considère très sincèrement que je me suis fait tout seul.

Et j'en tire une certaine satisfaction. Une grosse satisfaction, pour être honnête. Le moteur de la BM ronronne, en léger sous-régime. Je savoure, le moment, et mes perspectives de carrière. Professeur, c'est l'assurance d'être respecté et reconnu. La quasi-totalité des chefs de services du CHU, c'est des agrégés. Le DG, le DG adjoint, les directeurs administratifs n'appréhendent la communauté médicale que par le prisme de leurs avis. Le reste des médecins et des soignants se confond en une masse informe, inaudible, faite d'unités interchangeables dont on fait peu de cas. Mon ambition, c'est de ne pas rester à ce stade primitif. Je me gare sur ma place, nominative. Dès le parking, le titre est annoncé : docteur, professeur, monsieur ou madame pour les non-médecins. Idem sur les panneaux, dans le hall d'entrée, dans les ascenseurs, dans les couloirs. Moi, je veux mon nom en haut : service de Rythmologie : Professeur A (c'est moi), puis les autres. Prétentieux ? Ni plus ni moins que la plupart des gars qui gravitent dans mon univers. En tout cas, contrairement à beaucoup d'entre eux, je pense renvoyer l'image d'un mec plutôt humble, humain, gentil. Peut-être trop. Fausse image ? C'est possible. J'ai presque honte, mais je n'ai même pas à chercher très profond sous le vernis de gentil garçon pour que mon ambition affleure. Et pour la satisfaire, tout, dans ma sphère professionnelle mais également familiale, est régi par les étapes menant à cet objectif. Une fois que j'y serai, on verra bien comment la vie se réorganise. Ce qui est sûr, c'est que je ne pourrai pas continuer indéfiniment à mener de front les trois axes de la mission des universitaires médicaux. Un tiers pour les soins aux patients, un tiers pour l'enseignement et le dernier pour la recherche. Sans oublier le temps administratif. Ouais, à l'époque, ils ont oublié le quatrième tiers… Faut dire qu'on remplissait moins de paperasse inutile dans les années cinquante. Ça devait laisser un peu de temps pour faire correctement son boulot. Dans un monde où les journées feraient soixante heures, ça serait peut-être jouable de gérer tout ça. A vingt-quatre, c'est illusoire. En pratique, tous autour de moi, même les plus motivés et investis, sélectionnent ce qui les intéresse et négligent, voire abandonnent le reste une fois qu'ils sont nommés. Ils gardent le plus souvent les grands projets médicaux et administratifs, la com, les beaux patients (définition floue et variable, mais en général, assez éloignée du SDF arrivant aux urgences le samedi soir). La routine, les mains dans le cambouis, les emmerdes du quotidien, c'est pour les subordonnés. Conséquence directe ou pas, ils sont la plupart du temps à des lieux des problématiques concrètes du système de santé. Bref, on demande à ces mecs (c'est quasiment que des mecs), soixante, soixante-cinq ans, ne discutant qu'entre eux, de représenter le corps médical auprès de la direction, des ARS, des ministères et de dessiner ce que sera l'hôpital public dans vingt ans. Dans vingt ans, ils auront l'âge d'être en EHPAD ! Vu comme ça, pourquoi vouloir leur ressembler ? Bonne question. Pour changer le système ? J'ai pas trop l'âme d'un révolutionnaire. Quoi qu'il en soit, j'en ai fait mon objectif principal. Un peu puéril et égocentrique ? OK, j'en ai conscience. Pour me rassurer (en conversation avec moi-même car personne ne s'est franchement intéressé à mes motivations), je me dis qu'il y en a d'autres qui rêvent de faire moins de trois heures au marathon, de se faire photographier sur chacune des cinquante plus belles criques du monde ou de rouler en Porsche. C'est pas moins con.

En remontant d'un bon pas les rangées de voitures me séparant de la porte vitrée du hall principal, je me refais la liste des bonnes raisons de passer cette agrégation. J'aime bien les listes, surtout celle-là. Un, ça justifiera toutes ces années à bosser comme un fou. Pour moi et pour mon entourage. Ma famille. Ma femme, qui râle. Il paraît que je ne suis jamais à la maison. Mon père, qui rêvait que je devienne ingénieur. Il me saoule à me le rappeler dix fois par an depuis mon bac. Mes quelques potes, qui se moquent de mes horaires de boulot. Et toute la cardiologie locale, qui attend ma nomination dans les prochaines années. Deuxième point, plus tu es en haut de la pyramide hiérarchique, moins on te fait chier. C'est universel. Et moi, j'en ai marre qu'on me fasse chier. Ça me limite, mais surtout, ça m'inhibe. J'ai encore l'impression devant mes supérieurs d'être un gamin de vingt ans. Une fois agrégé, j'appartiendrai à leur monde. Je pourrai participer aux décisions stratégiques, médicales ou universitaires et ne plus les subir. J'aurais certes pu aller voir un psy pour régler ce problème de positionnement personnel sans avoir à prolonger jusqu'à quarante ans ce qui s'apparente à un interminable cursus scolaire. Pas faux, mais maintenant, c'est un peu trop tard. Je me considère tellement près du but, que ça serait con d'abandonner. Troisième point, la délivrance. L'agrégation, une fois que tu l'as, on ne peut plus te l'enlever. C'est acquis à vie. Et puis, il n'y a plus grand-chose au-dessus, en tout cas d'un point de vue statutaire. Et ça, ça me paraît incroyable. Depuis que je suis collégien, je regarde devant. Je cible les objectifs et m'astreins à tout faire pour les atteindre. Et une fois que la case est cochée, il faut passer à la suivante. Le fait de pouvoir enfin se poser et se dire : ça y est, tu y es. Tu es arrivé au sommet… Je n'arrive même pas à imaginer ce sentiment. Une complétude absolue ? Un truc comme ça, oui. En tout cas, un soulagement qui m'apparaît presque irréel.

J'entre dans le hall, salue l'hôtesse d'accueil et me dirige vers les ascenseurs.

Chapitre 2

Je suis le premier au staff, comme souvent. J'appelle l'équipe de garde.

- Salut c'est Cédric. Vous avez rentré de la rythmo ?
- Ouais…

La voix est encore ensommeillée. Ils ont dû morfler pendant la nuit.

- Un gars qui nous a fait trois arrêts dans la nuit. Un infarctus, semi récent. Paul lui a réouvert la droite[1] qui était occluse, mais il refait de la tachycardie ventriculaire[2] à la toque. Si tu peux griller le foyer, ça serait pas mal.
- Ça roule. Dis aux soins intensifs qu'on fera l'ablation dans la journée. J'appelle le bloc.

Le Boss vient d'entrer.

- C'est quoi ?
- Un orage rythmique. Post infarctus semi récent. Il continue à faire de la tachycardie malgré l'angioplastie.
- J'ai rien à faire en début d'après-midi, mets-le-moi sur mon planning.

Merde… Je l'aurais bien fait… Qu'est-ce qu'il s'en fout, à soixante balais, de passer trois heures au bloc avec un mec qui risque de lui claquer dans les doigts.

- OK comme vous voulez.
- Je le ferai à treize heures.

Les autres arrivent et s'installent. Le visiteur médical de la société appelée pour l'implantation du premier défibrillateur passe la tête par la porte. Il salue tout le monde, dépose un sachet de viennoiseries sur la table et sort pour rejoindre le bloc. Je choisis un croissant. Bien au beurre, parfait. Ça sera meilleur que les merdes de supermarché que Marie commande au drive.

---

[1] Droite pour artère coronaire droite : une des principales artères vascularisant le cœur.

[2] Tachycardie ventriculaire : rythme cardiaque anormal rapide, provenant dans le cas évoqué de la zone d'infarctus et potentiellement responsable d'arrêt cardiaque. C'est une urgence vitale.

- Allo, c'est Cédric. Le patron fait une tachycardie ventriculaire à treize heures. Le patient sera aux soins intensifs. J'ai pas le nom, tu les appelleras. Mets-le en salle une, je serai dans la deux pour la matinée.

- Cédric, ça ne passera pas. Il y a un pacemaker et deux ablations de fibrillation, juste pour ce matin. On n'aura pas fini pour treize heures

Mireille, l'infirmière, a quinze ans de bloc derrière elle. Elle a évidemment raison.

- J'y peux rien. C'est pas moi le chef. Dis à Antoine qu'il fera sa deuxième ablation en fin d'après-midi.

- OK, on fait ça. Moi, je m'en fiche, je finis à quinze heures. Mais Antoine va être furieux. Il voulait rentrer tôt. Sa fille a un spectacle de danse.

- Arrête, je vais pleurer… tu crois que je vais voir mes filles à la danse, moi ?

Le staff terminé, je pars vers le bloc. Je croise Antoine qui fait la gueule. Il m'en veut probablement de ne pas lui avoir filé mon créneau du matin. Il ne va pas attaquer son intervention avant seize heures. Le temps ensuite de passer régler les problèmes dans le service, il n'est pas chez lui avant vingt heures. Il regardera le spectacle de sa fille en replay sur le smartphone de sa femme. On est tous passé par là.

Au bloc, Mireille m'en veut aussi. Les filles de l'équipe de l'après-midi savent qu'elles partiront en retard. Et comme il n'y a pas d'astreinte pour les blocs de rythmologie, leurs heures sup ne sont pas payées. Elles les rattraperont peut-être, ou pas. Travail gratos pour le CHU… et pour l'ego du patron qui se fout de la vie familiale de son équipe. Je pense que le concept lui est totalement étranger.

A quatorze heures, j'ai fini les interventions et suis passé voir rapidement une famille dans le service. Je me presse vers l'internat pour manger un bout avant de débuter mes consultations. Le premier patient est convoqué à treize heures trente. Ça va râler. J'ai expliqué dix fois à la cadre de ne pas les programmer avant quatorze heures. Sans résultats. D'un autre côté, quand les deux premiers patients de la liste ne se pointent pas, tu n'as pas à poireauter comme un imbécile. Tant pis pour ceux qui respectent les règles de politesse.

Dix-huit heures. Téléphone en pleine consultation. C'est le chef de clinique de l'unité d'imagerie cardiaque.

- Cédric, on fait un foot ce soir. 20h sur le stade Jean Zay. On est douze, avec toi. On jouera sur demi-terrain.

L'angelot sur ton épaule droite t'implore de refuser. Tu sais déjà que le diablotin de gauche a gagné. Autant te faire violence malgré la fatigue pour aller taper dans un ballon te semble envisageable, autant un repas en famille sans rien avoir à se raconter ressemble à un long calvaire. Surtout si Marie me gonfle avec la soirée à venir.

- Ouais, ok, j'y serai. J'ai mes affaires dans le X3.

Vingt-deux heures trente. J'ai décliné la proposition d'aller prendre une bière au London Pub. Je rentre à l'appartement.

- Ça va ?
- Tu as eu mon message ? J'étais au foot.
- Il faut qu'on parle des vacances. Si je ne réserve pas vite, on ne va plus rien avoir. Tu as posé quelle semaine ?
- Le patron ne m'a pas répondu, Bruno non plus. Je ne sais pas quelle semaine ils prennent. Tu sais bien qu'on ne peut pas partir tous les trois en même temps. Le chef de clinique n'assurera pas seul.
- Tu lui demandes demain, sans faute ?
- Oui, oui…

Hors de question. Évoquer avec le Boss deux fois dans une même semaine le mot vacances, c'est inconcevable, voire suicidaire. Il y a la fiesta demain soir. Je dirai que je n'ai pas eu l'occasion et que je le relancerai lundi. Je pars dans le bureau, allume l'ordinateur, contrôle mes mails. Un avis concernant un patient qui récidive une tachycardie deux mois après une procédure. Je réponds, comme toujours. Les mails à vingt-trois heures, ça en jette. Ça donne l'impression au correspondant qu'il est important. En tout cas plus que ce qui pourrait remplir ma vie à un tel horaire. À juste titre. J'expédie les autres messages puis ouvre le dossier du dernier article scientifique à soumettre. L'interne sur le coup m'a envoyé un premier jet. Je me lance dans la lecture. C'est complètement nul. J'arrête au bout de dix minutes. Rien de bon. Il faudra tout reprendre. Je refais la biblio, sélectionne deux articles pour plus tard. Je surfe rapidement sur les dernières nouvelles dans le monde, plus longtemps sur le site de l'*Équipe*. Une heure passée. Je vais être fatigué demain… je rejoins la chambre. Marie dort déjà.

Le lendemain au staff. On prend tous place sur les chaises autour de la grande table ovale. Dorian, l'interne du service rigole.

- Vous avez vu la nouvelle fournée d'externes ?
- Ça vaut le coup ?
- Carrément !
- Boss, vous nous avez gâtés.
- Ah ouais…

Il esquisse un sourire.

- Je ne me rappelle plus bien. Ça doit être l'âge… Bon, voyons ça.

Il attrape son téléphone. Comme d'habitude, il ne se présente pas et énonce froidement la question ou l'ordre à exécuter.

- Les externes sont arrivés ? Bien. Vous nous les envoyez en salle de staff. De suite, merci.

Cinq minutes plus tard, six externes pointent leur nez. Cinq filles, effectivement très jolies.

- Mesdemoiselles et jeune homme, le staff, c'est pas optionnel. C'est ici qu'on discute des dossiers des patients. Si vous loupez ça, vous ne ferez que picorer quelques infos par ci par là sans aucune cohérence, et votre stage ne vous apportera rien. Alors je veux vous voir tous les matins à huit heures, précise.

Les jeunes inclinent la tête et regardent le sol.

- C'est compris ?
- Oui Monsieur.
- Bien. Et pourquoi est-ce que vous êtes en tenue de bloc ? Vous comptez aller ablater des tachycardies à la place de Cédric ou Bruno ? Non ? Alors vous me ferez le plaisir de venir en civil au staff. Vous mettrez ensuite votre blouse pour aller faire la visite et si vous bossez bien, on vous montrera le reste, un peu plus tard. Bon, on commence. Axel, Dorian, vous attaquez le tour des patients.

Il se cale contre le dossier de sa chaise. L'air satisfait, il se penche vers moi et me glisse à voix basse :

- On montera la température de la salle, ça serait dommage qu'elles arrivent trop habillées le matin. Vraiment dommage.

Je souris d'un air entendu.

En sortant, je passe ma main dans les cheveux de Dorian.

- Alors, on fait de la lèche avec le boss ? On sait qu'il aime bien les petites externes ?
- Attends, t'as vu ça ? Je ne croyais pas qu'il marcherait à ce point !
- A mon avis, le Boss, il va pas faire beaucoup de consultations tout seul ce mois-ci.
- Ouais, il avait l'air du coup plus impliqué dans la formation que pour les dernières fournées d'étudiants, quand il n'y avait que des mecs.
- Les petites, elles ont intérêt à surveiller leurs arrières, si tu vois ce que je veux dire, parce que ça peut aller vite. Une consultation, le repas à l'internat, le café dans le bureau…
- C'est clair.

- Ce qui me fait flipper, c'est que ma grande, elle a seize ans. Dans cinq ans, elle peut être à leur place.
- Dans cinq ans, le Boss sera à la retraite.
- Ouais, mais quand tu vois ceux qui suivent, Anton, Paul…
- Si ta fille veut faire médecine, faut pas qu'elle fasse cardio, c'est tout.
- On verra. Bon, on attaque rapidos la visite. J'ai pas trop le temps. On voit que les interventions du jour. Les patients chroniques, tu t'en démerdes.
- Faudra quand même que tu passes voir le gars de la douze avec son endocardite[3]. Sa femme est vénère.
- Il y a de quoi… c'est nous qui lui avons collée, c'est bien ça ? Il a eu sa pile ici ?
- Oui. Mais à notre décharge, il est immunodéprimé et peut être qu'il a un cancer du côlon. Je vais négocier avec les gastros pour qu'ils le prennent.
- Alors là, si tu arrives à leur refourguer, je te paye le café !
- Ouais, enfin, si c'est le cancer le point de départ de l'infection, c'est quand même à eux de gérer, non ?
- Tu rêves ! Quatre-vingts balais ? Immunodéprimé ? Infecté ? A mon avis tu auras de la chance s'ils te font la coloscopie. Pour le reste, ils te diront fuck. Chacun sa merde.
- Je pense qu'on lui fera plutôt un colo-scanner vu son état général. Mais j'essaierai quand même de le leur transférer, au moins pour le café !
- Tenu !

[3] L'endocardite est une infection des valves cardiaques.

Chapitre 3

Vingt et une heures le jeudi. Je pousse les portes du *Lounge Pub*, bar-boîte chic du centre-ville, privatisé par la cardiologie pour la traditionnelle soirée de début d'année. Le financement est simple. Chaque laboratoire de médicaments ou de matériel médical a aligné au moins mille ou deux mille euros. Certains sont beaucoup plus généreux. Pour ne pas éveiller les soupçons, la facture est fragmentée en x repas à trois ou quatre médecins, le tout antidaté sur les précédentes semaines. A ce prix, champagne en début de soirée et Mojito, bière et vin à volonté jusqu'à la fermeture.

Je croise à l'entrée quelques infirmières et aides-soignantes qui sortent fumer. Je distribue quelques bises à celles que je connais le mieux et avance vers le bar. Autour d'un immense saladier à cocktail, une nuée de jeunes. Les internes du service roulent des mécaniques en remplissant à la louche les verres des étudiants qu'ils ont invités. Ils ont bien sélectionné. Les filles sont largement majoritaires. Je contourne le groupe et atteins le suivant. Les collègues.

- Ah, Cédric, tu viens d'arriver ? Tu n'as pas de verre ? Viens là. Tu veux quoi ?
- File un Mojito, pour commencer.
- C'est comme si c'était fait !

Dans ces soirées où tout est "gratuit", c'est les plus grandes gueules qui donnent l'impression d'inviter. Les princes de la cardiologie.

Verre à la main, je me mêle à la conversation sur le prochain match de Ligue des Champions. Paul a acheté des places pour aller à Madrid qui reçoit Manchester City. Week-end à deux mille euros. J'imagine la tête de Marie si j'émettais l'idée de l'accompagner...

Je m'éloigne pour aller goûter les brochettes, troque mon verre vide contre un autre, de vin rouge, et me dirige vers le groupe de commerciaux qui tiennent le bout du comptoir. Costard plus ou moins cravate jurant un peu avec les tenues plus sport du personnel médical. Sourire Ultra Bright. Quarantaine fit et bronzée versus cinquantaine bedonnante avec début de couperose témoignant des repas trop arrosés. Ils ne passent pas inaperçus. Je vais les saluer et les remercie pour leur participation. Je reste un peu à les écouter parler de la supériorité des golfs marocains sur les espagnols puis de leurs dernières voitures en leasing et des potins sur la cardiologie régionale. Les plus anciens ont vraiment connu l'âge d'or de la visite médicale. Congrès fantômes aux Antilles et dans les plus belles stations alpines, restaurants trois étoiles, palaces et cartes bleues non contrôlées. Je suis arrivé un peu trop tard. Une certaine mesure s'était imposée, mais les restrictions les plus drastiques concernaient le médicament. Les vendeurs de matériel médical avaient encore des budgets représentation très confortables.

- Alors Cédric, ça gaze ?
- Ouais.
- T'as vu, les filles se sont mises sur leur trente et un. Ça veut hameçonner du cardiologue !
- Ou du commercial de grosse boîte américaine.
- J'espère bien ! J'ai mis mon nouveau costard Boss, t'as vu la classe ?

C'est Bernard. Il travaille pour une boîte de stents. Il est de toutes les soirées cardio, ou autre. En ville, dès qu'on rentre dans un resto ou un bar, il connait le patron. La petite soixantaine, quinze kilos en trop. Divorcé, évidemment. Il se tourne vers ses acolytes :

- Mille balles. Pas mal, non ? J'ai quand même intérêt à choper pour rentabiliser !

Tout le monde éclate de rire.

- D'ailleurs, j'ai repéré la nouvelle secrétaire de Jean-Jacques. La blonde en pantalon noir. T'as vu son cul ?

C'est parti pour cinq minutes de finesse testostéronée. Ça parle fort. Il faut s'imposer, faire rire.

- Tu l'as pas déjà niquée ?
- J'ai pas pu ! A chaque fois que je suis passé devant son bureau, il y avait le patron. J'allais pas faire du rentre dedans s'il avait des vues dessus. Mais en soirée, les règles du jeu ne sont plus les mêmes !
- C'est pas la seule à avoir fait un effort. C'est tout à leur honneur de sortir les minijupes et les décolletés alors qu'on se les gèle.
- D'un autre côté, dis-toi bien que si elles réussissent à choper l'un d'entre nous, c'est bingo !
- C'est clair, ça leur changera de leur petit copain mécano ou instit. Bye-bye le moche pavillon de banlieue pour la belle baraque avec piscine, les vacances au Club Med au lieu du camping à Palavas ou Gruissan.
- Ah Ah ! Le coupé BM ou la Mini au lieu du Kangoo.
- Attends, tu déconnes, le Kangoo, c'est trop bien ! A cent-quarante, tu t'entends plus parler, donc pas besoin de s'emmerder à faire

la conversation. Tu prends la version 4X4, ça te permet de te poser dans un chemin de campagne. T'as aménagé l'arrière avec une planche en bois, un petit matelas et des couvertures péruviennes. Ça te coûte pas un rond !

- Ouais, faut juste accepter d'aller faire caca dans les buissons, ne pas te laver et manger de la semoule au camping gaz.
- L'enfer…
- C'est clair, moi je préfère mon A6. Elle reste sur le bitume et c'est très bien.
- Moi, je t'assure que toutes les petites infirmières qui clopent devant la porte, elles sont prêtes à lâcher leur Jules pour un beau mec comme moi, dans le vent malgré ses cinquante et quelques balais, qui peut les faire rêver et les sortir de leur petite vie étriquée.
- C'est clair qu'elles doivent regretter d'avoir pécho un looser au lycée et de se le coltiner depuis ! T'en penses quoi, Cédric ?

Après quinze ans de cardio et aidé par un peu d'alcool, ça ne me pose aucun souci de me fondre dans ce genre de conversation.

- Moi, je suis d'accord. Elles avaient qu'à venir aux soirées médecines à vingt ans au lieu de rester avec leur petit copain aux fêtes de village. Les mecs, à l'époque, ils gagnaient le SMIC. Ça leur permettait d'avoir une 205 sport et d'amener leur nana à la pizzeria pendant que j'étais comme un con à bouffer au resto U. Je peux te dire qu'à l'époque, elles n'avaient pas un regard pour les mecs qui attendaient le bus.
- T'as bien raison, Cédric. On a bossé et on bosse, donc on en profite, c'est normal. Si maintenant, nos bagnoles et nos vacances font des envieuses, elles n'ont qu'à dire à leurs mecs de se sortir les doigts ou se barrer. Avec nous !
- Tu parles, les gars, ils sont aux trente-cinq heures. Si tu leur expliques comment tu bosses, ils vont halluciner. Qui bosse trente-cinq heures ici ?
- La question, c'est qui ici a bossé une fois dans sa vie trente-cinq heures dans une semaine.
- Moi, mais c'était pendant les vacances !
- Et voilà, CQFD.
- Alors, on part à la chasse ce soir les gars.
- Vendu !
- Bon, allez, les poètes, je vous laisse discuter sur l'identité de la prochaine proie de Bernard.

Je poursuis mon tour de la salle et des alcools. Champagne, retour au mojito, vin rouge pour le plateau de fromage, gin fizz avec les internes. Je sens une douce euphorie tandis que le DJ monte progressivement le volume sonore. Les filles commencent à danser. D'abord les plus âgées qui ne resteront pas très longtemps. Nounous à relever, embauche à six heures le lendemain, trajet pour rejoindre leur banlieue, maris jaloux de les savoir dans une "soirée médecins". Je caricature, je ne connais pas leur vie. Si ça se trouve, elles ont juste mieux à faire que de passer toute la soirée avec des mecs comme Bernard.

Une secrétaire de chirurgie cardiaque vient vers moi en se déhanchant et en m'attrapant les mains. Je résiste un peu en souriant puis la suis sur la piste. Va pour un pseudo rock sur du Claude François. Je m'éloigne rapidement lors de la transition vers « Les Démons de minuits ».

Je repars vers le groupe des chefs de clinique et des vieux internes. Je cultive précieusement la connexion avec cette tranche d'âge dont je m'éloigne malheureusement peu à peu, comme me le rappellent les cheveux blancs dans la glace. Une fois leur formation finie, la plupart partira dans le privé. Pour les grosses interventions, celles qui me concernent, ils devront envoyer leurs patients soit au CHU, soit à la grosse clinique médico chirurgicale de la ville. Les concurrents. Les ennemis. Un véritable rouleau compresseur de médecine-business avec lequel j'entretiens des rapports ambivalents. Officiellement, c'est la guerre, mais je suis régulièrement approché par l'un ou l'autre des membres pour rejoindre leur groupe. Cela reste une bonne porte de sortie si ma carrière universitaire prend du plomb dans l'aile ou si la situation économique familiale impose un triplement de revenu. Il faut d'ailleurs que je pense à aller discuter un peu avec les deux associés présents ce soir.

Les lumières sont franchement passées en mode discothèque. Le son aussi, empêchant toute conversation en intérieur sauf à se hurler à l'oreille. Je jette un coup d'œil sur la piste. C'est marrant, on retrouve toujours trois groupes qui ne se mélangent que ponctuellement. Le premier, plutôt féminin, qui danse très sérieusement. On retrouve essentiellement des paramédicaux. Le deuxième groupe, mixte, quasi exclusivement médical composé d'internes et des chefs de cliniques. Ça danse moins bien mais c'est franchement plus festif. Enfin le troisième, masculin, plus âgé, déjà passablement ivre, multipliant les allées et venues vers le bar. Il y a les commerciaux et quelques médecins. Eux sont sous l'étroite surveillance des videurs.

Les multiples consos, le besoin de décompresser vis-à-vis du boulot, de ma vie de couple inexistante, de mes filles qui ne me calculent plus, me guident doucement mais sûrement vers le troisième groupe. J'aurais dû commencer à la bière. J'aurais vidé moins de verres, j'aurais passé plus de temps à aller pisser et je pourrais espérer après quelques dizaines de minutes d'abstinence une légère amélioration. Le mélange alcool fort, champagne, vin rouge est impitoyable. Je rejoins donc le groupe des pogoteurs pendant que Bertrand Cantat hurle qu'il est pressé. J'adore. Vilnius, c'est très loin. Deux minutes plus tard, les Offsprings enchainent avec « Come Out and Play ». Le plancher colle et poisse. Je suis bien. L'impression d'être un rebelle dans une soirée à trente mille euros payée par l'industrie. Je m'en fous. Les collègues aussi d'ailleurs. Paul a déboutonné sa chemise. Le DJ est sympa, il embraye sur Zebda. Les collègues ne se font pas prier. Une infirmière du service d'insuffisance cardiaque qui s'était mêlée au groupe depuis quelques minutes s'avance vers moi, tire sur les pans de ma chemise et me hurle à l'oreille :

- Allez hop, docteur, on enlève tout ça !

Je rigole et fais passer ma chemise par-dessus la tête. Je regrette de ne pas avoir mis à exécution le projet de pompes et abdos quotidiens mais les matchs de foot et de basket me permettent de ne pas être le plus ridicule de la piste torse nu. Elle se colle à moi et nous dansons quelques secondes collé-serré. Je l'avais déjà repérée en allant voir des patients dans son unité. Petite brunette qui m'avait posé une ou deux questions plutôt pertinentes sans avoir l'air trop impressionné ni par le statut de cardiologue ni par le fait qu'on ne travaillait pas ensemble au quotidien. J'avais repéré son nom sur le petit animal en bois façon broche à la poitrine. Sarah, Deborah ou quelque chose comme ça. Un prénom qui pouvait faire rebeu, feuj ou juste sud. Je profite du changement de morceaux pour mettre fin à notre enlacement qu'évidemment tout le monde a remarqué. Avant de la lâcher, j'amène sa main à mes lèvres. Elle ne détourne pas le regard. Ça a duré une fraction de seconde, mais le trouble est là. Je récupère ma chemise et m'éloigne vers mes collègues au comptoir. Je suis en sécurité. Elle n'oserait pas m'y suivre. Je me sers un verre de rouge pour me donner une contenance et me retourne. Elle danse avec les autres infirmières. L'ensemble pantalon petit haut noir moulant la met un peu plus en valeur que les pyjamas informes du CHU. Je reste quelques secondes bloqué sur son déhanché.

- Oh mec, t'as oublié que tu as une alliance au doigt ?
- Tu veux l'adresse d'un petit hôtel ? J'en connais un qui fait des tarifs pas chers pour quelques heures !
- D'un autre côté, elle est carrément bonne. Moi, à ta place j'aurais prolongé le plaisir !
- Vous êtes cons…

Je remplis mon verre, déjà vide. A côté, les internes commandent une bouteille de vodka. Axel embrasse à pleine bouche une externe. C'est une bonne soirée.

- Cédric, on t'offre un verre ?

Une heure trente. Les lumières s'allument. Je suis passablement ivre mais toujours debout. Certains collègues emmerdent le DJ pour qu'ils prolongent la soirée. Il ne leur adresse même pas un regard. Les videurs repoussent fermement tout le monde hors de la piste de danse puis sur le trottoir.

Je me retrouve dans la voiture d'un vendeur de pacemaker en route pour une boite de la périphérie de la ville. Le gars doit être à deux grammes. Il conduit sans problème. Le bénéfice de l'entraînement. On arrive à cinq voitures sur le parking. Les commerciaux vont payer les entrées pour tout le monde et les quelques bouteilles qui nous assurent une table et des sièges. La musique à fond et les quelques dernières minutes sans picoler me font un peu dévier de la voie menant à la "très grosse cuite". Je m'éloigne et rejoins un groupe d'infirmières déjà sur la piste.

- Cédriiiiiic !!!! Viens avec nous !

Je sens deux mains qui s'appuient sur mes épaules pendant qu'on hurle dans mon oreille par derrière.

- Alors docteur, on a eu la permission de minuit ?

Je me retourne après avoir couvert ses mains des miennes.

- C'est ça ! Je suis désolé, mais je ne connais pas ton prénom.
- Malika !

Je fais un pas en retrait, ayant conscience que tout le groupe nous regarde. Heureusement, les internes arrivent sur la piste. Je retourne à la table où on me met un verre de vodka dans les mains. Je complète avec une canette de Red Bull. Infecte… je reste assis sur la banquette à côté d'un vendeur de matos bien plus jeune que les autres et qui tente de se faire une place au soleil dans ce milieu qu'il ne maîtrise pas encore totalement. Il se penche vers moi.

- Ah, Cédric, je voulais vous demander. Je pourrais revenir au bloc pour assister à des ablations ? La dernière fois, ça a vraiment été une révélation pour moi. J'y avais été pendant ma formation mais avec vous ça a vraiment été différent. C'est vraiment sympa d'avoir pris autant de temps pour m'expliquer votre vision des choses.

- Ça va, c'est normal…

Trop chiant…Qu'est-ce qu'il croit ? Que c'est le moment de discuter de ça ? Il a pas encore compris que s'il veut qu'on achète ses produits, il faut parler boulot au boulot et pas en dehors. J'hésite à le défoncer. D'autres collègues ne se priveraient pas mais j'ai un peu de scrupule. C'est quand même en partie grâce à lui et le pognon de sa boîte qu'on fait la bringue à l'œil.

- Bon, on arrête de parler ablation et on y retourne ?

Il me suit sur la piste. Pas très beau mais ultra clean, peut-être trop. La copine d'une secrétaire commence à le chauffer gentiment. Je m'éloigne, vais faire un tour aux toilettes. L'odeur de désinfectant mélangé à celle de l'urine me soulève le cœur. Je pousse une porte et vomis dans la cuvette. L'acidité me brûle l'œsophage. Je reste immobile quelques secondes, plié en deux. Je finis par sortir, me rince la bouche à l'eau chaude du robinet. Il faut que je me prenne un truc pour couvrir mon haleine qui doit sentir l'animal mort. Je ressors et me dirige à l'opposé de notre table, vers le bar. Je commande un Coca que je vide d'un trait puis une Despé. Je garde chaque gorgée dans la bouche, espérant que le goût vodka-citron prendra le dessus. Je reviens sur la piste. J'aurais espéré avoir dessaoulé… échec, avec mal à l'estomac en prime.

Deux heures plus tard, j'ai probablement repris en alcool fort ce que j'ai vomi. Sans mon tour aux toilettes, je serais ivre mort, allongé sur une banquette, voire expulsé de la boîte. En tout cas loin de donner le change à sauter et secouer la tête sur le rythme des basses. Ça fait une bonne demi-heure que Malika et moi nous tournons plus ou moins autour. Rythme latino. Nous nous enlaçons. J'ai mes mains dans les poches arrière de son jean. J'essaie de prendre l'air plus ivre que je ne le suis, si c'est possible. Ça pourra me servir lorsque demain, tout le monde me tombera dessus. Je plaiderai la cuite. Elle finit par me hurler à l'oreille :

- Bon, j'y vais. J'ai des obligations !
- T'es mariée ? Tu bosses demain ?
- Rien de tout ça !
- Allez, reste ! Il est pas si tard !
- Quatre heures…
- On te raccompagne !

- Oui c'est ça ! T'inquiète, j'ai ma voiture et j'ai pas bu, moi !
- Moi non plus !

Elle me claque une bise sur la joue et se faufile à travers la piste de danse. Je retourne vers la table et ses bouteilles qui se renouvellent miraculeusement et beaucoup trop rapidement.

Six heures. On se retrouve dans un after du centre-ville. On reprend une bouteille, une seule. Le changement de lieu a cassé l'ambiance. La plupart des filles sont rentrées. Restent les mecs, médecins et commerciaux. L'un d'entre eux propose de finir chez lui avec une entrecôte. Idéal pour un petit déjeuner détox. Il y a un Gigondas à bonne température qui n'attend que nous, bien calé dans la cave à vin.

- Bon les gars, moi il faudrait me déposer parce que sinon, le repas chez beau papa à midi, je crois que ça va être l'enfer.

Seule réflexion à peu près raisonnable de la soirée…

Une demi-heure plus tard et un trajet dont je ne garde aucun souvenir, je peine à faire rentrer la clé dans la serrure puis tente, en vain, de la faire tourner sans faire de bruit. J'ouvre la porte qui vient taper contre le mur. Merde… je reste immobile un instant, attendant de me faire engueuler. Rien… ouf ! Je me dirige vers le bureau, décide que le passage vers la salle de bain ne fera aucun miracle mais risque définitivement de réveiller Marie ou une des filles. Je règle le réveil sur dix heures trente et m'écroule sur le canapé convertible. Ça tangue beaucoup trop mais la fatigue me fait sombrer.

Chapitre 4

Douze heures trente, arrivée chez les beaux-parents. André, le père de Marie est responsable de la moitié de la France pour une grosse entreprise de travaux publics. Il a fait les Mines Paris, a enchaîné les promotions. Il est en fin de carrière mais se projette sur une activité de conseil aux entreprises. Son boulot, c'est sa vie. Nicolas, le frère ainé a aussi fait les classes prépa, intégré HEC à vingt ans et vit en Angleterre où il bosse dans la finance. C'est la fierté de son père. Un salaire indécent, une maison dans le sud-ouest londonien, un Range Rover Sport dernier cri etc. Il a fait dix fois le tour de la terre, mais en s'arrêtant exclusivement dans les capitales, les palaces et sur les plages "instagramable". A plus de quarante ans, il n'a pas de famille, pas de copine connue. Je le soupçonne fortement d'être gay et de ne pas oser l'avouer à ses parents. Surtout à son père. Son célibat faisait sourire dans les réunions de famille jusqu'à il y a peu mais je sens André plus crispé lorsqu'il parle de la supposée vie royale de son fils chéri plein aux as. Si l'on s'en tient aux standards familiaux, tout du moins côté paternel, Marie a foiré ses études. Après avoir loupé deux fois à pas grand-chose sa première année de médecine, elle s'est inscrite en fac de pharmacie. Sans être passionnée par le cursus, elle a validé brillamment ses années et a finalement choisi officine, son père ayant promis de participer à l'achat de parts dans une pharmacie. Elle a trouvé un associé plus âgé pour reprendre une enseigne du centre-ville. Je ne suis pas convaincu qu'ils revoient un jour le capital investi mais il faut avouer que l'affaire tourne plutôt mieux que ce que j'avais imaginé. Marie est parfaite pour rassurer les bonnes bourgeoises des quartiers chics et Marc, son associé, a développé un rayon sportif avec diététique, matériel de médecine physique etc. Il est bien connu du milieu local, entraîne les gamins du club de foot de la ville, participe à tous les trails régionaux et est inscrit au principal club de triathlon. Ça fait du réseau. Sylvie, la mère de Marie, est probablement autant dépressive que son fils est gay, mais pour les mêmes raisons, on ne le dit pas. C'est pas possible, avec tout ce que tu as dans la vie… la chose est ignorée, ou plutôt balayée sous le tapis des règles de bienséance. Dans cette famille, on peut être célibataire ou fatigué mais on n'est ni pédé ni dépressif, point. On laisse ça aux autres. Elle n'a jamais exploité son diplôme de bibliothécaire, a élevé ses enfants en accompagnant son mari dans sa prestigieuse carrière. Actuellement, elle s'investit via la paroisse dans une action de soutien scolaire pour enfants des bidonvilles. Elle en parle la voix tremblante. Je n'ai pas réussi à déterminer si c'était lié à l'horreur des histoires personnelles vécues par ces gamins ou au fait qu'elle n'est probablement pas faite pour la pédagogie, a fortiori en contexte difficile.

Marie me fait discrètement la gueule. Je n'ose pas trop parler de peur que mon haleine dénonce les litres d'alcool ingérés. Beau Papa se charge de la conversation. Je le regarde dans les yeux en hochant la tête. Ça lui convient parfaitement. Il aurait pu être général dans l'armée. Grand, mince, chauve. L'uniforme et le képi lui seraient allés à ravir. Il balance sur le gouvernement, trop laxiste pour faire les réformes nécessaires, sur les Français, incapables et assistés, sur les jeunes, qui ne veulent plus bosser. Il a cru s'étrangler quand un brillant collaborateur lui a annoncé sa décision de poser l'intégralité de son congé paternité. Il enchaîne sur l'asphyxie fiscale imposée aux entreprises et à ceux qui créent de la richesse. Du classique. Vu mon niveau d'énergie neuronale, c'est parfait. Je n'ai d'ailleurs aucun avis tranché sur la plupart des sujets abordés.

Il ouvre la bouteille de champagne. J'ose même pas la regarder de peur de vomir sur la table basse. Marie en profite.

- Cédric n'en prendra peut-être pas beaucoup. Il a eu une nuit difficile, avec ses collègues…

Je souris bêtement. Beau papa vient à mon secours.

- Oh, je sais bien ce que c'est. Moi aussi, j'ai fait quelques excès pour la bonne cause. Allez, goûtez-moi ça Cédric. Veuve Clicquot millésimée. Vous n'en boirez pas souvent ! En tout cas, tant que vous vous obstinez à faire de la médecine sociale à l'hôpital.

- André ! S'indigne timidement sa femme.

- Je plaisante ! Passez votre agrégation et avec le titre de Professeur, vous vous vendrez sans problème dans la clinique de votre choix.

- Vous savez André, si je suis prof, je n'aurai probablement pas intérêt à partir en privé.

- Oui mais cet hôpital… vous pensez vraiment qu'on va pouvoir soigner gratuitement pendant longtemps tous ces gens qui ne connaissent même pas le coût des choses ? Quand la Sécu aura fait faillite, votre outil de travail, ça sera un hospice. Ou un dispensaire pour indigents. Ceux qui auront les moyens iront dans des cliniques où l'accueil sera convenable et où on ne partagera pas sa chambre avec une famille de roms. Je ne vous rappelle pas mon séjour en chirurgie, il y a deux ans.

Il s'était fracturé la cheville un dimanche après-midi. J'étais de garde et l'avais fait admettre en chirurgie orthopédique au CHU, la clinique réputée dans ce domaine ne prenant aucune urgence. Sans mes quelques coups de fil, il passait dix heures sur un brancard aux urgences. Il avait pris le dernier lit disponible qui, malheureusement pour lui et surtout pour moi, se trouvait être en chambre double. La cata… il avait dû cohabiter avec un jeune roumain qui s'était cassé le fémur en tombant d'un échafaudage. Sa famille, en nombre, envahissait la chambre et les couloirs du service. Bloqué au lit, André avait rongé son frein jusqu'au lendemain où on avait enfin pu lui trouver une chambre individuelle. Il ne m'avait jamais su gré de l'avoir extrait sans la moindre raison médicale de ce milieu qu'il considérait comme "hostile" . Il n'avait pas non plus percuté que la famille était peut-être l'une de celles prises en charge par l'association de sa femme. En revanche, la cote de l'hôpital et des services publics en général s'était un peu plus érodée. J'aurais probablement droit à cette histoire dix fois par an jusqu'à sa mort…

- Oui et bien en attendant, il n'est pas agrégé, il bosse comme un fou et on ne sait même pas quelle semaine on va prendre en avril car il n'ose pas prononcer le mot "congés" devant son patron…

Merci Marie, j'avais justement besoin de ça. André continue à râler :

- Il faut dire que maintenant, la seule chose qui justifie le boulot, c'est les vacances, les RTT, les congés maternité, paternité ou je ne sais quoi… bientôt on accordera une semaine de vacances quand ta voisine de palier aura accouché ! Au Canada, au Japon, aux USA, je peux vous dire que ça bosse. Comment veux-tu qu'on soit compétitif ? Moi je suis toujours allé au charbon, point barre. J'ai négocié des augmentations, des belles primes. J'ai su changer de boulot quand il le fallait, mais je n'aurais jamais envisagé prendre toutes mes vacances. Jamais ! Et on en avait moins que maintenant.

Saint André, priez pour nous… Comment le monde continuera-t-il de tourner quand il aura définitivement pris sa retraite ? Malgré le mal au crâne, je tente de défendre mon outil de travail.

- Vous avez raison André, mais vous savez, nous en cardio, on bosse, même si c'est l'hôpital public.

- Et je sais bien pardi… c'est pour ça que vous devriez réfléchir à votre avenir. Rentrer dans une boutique où votre salaire sera directement corrélé à votre investissement. Là, si vous alliez au golf ou chasser des papillons tous les après-midis, qu'est-ce que ça changerait ? Vous vous feriez virer ? Bien sûr que non. Alors oui, vous et vos amis cardiologues, vous bossez mais pour combien qui se tournent les pouces ? Et le salaire est forcément partagé, c'est mathématique. Vous trimez pour les autres. Ceux qui quittent le parking à seize heures et touchent un salaire convenable, sans le mériter. Et je suis sûr que c'est majoritairement des femmes. Ça fait leur argent de poche.

- Papa !
- Cédric, j'ai tort ? C'est vous qui me l'avez dit, qu'elles récupéraient leurs gamins à dix-sept heures. Et elles ont le même salaire que vous. Pas besoin de grandes démonstrations. On voit bien que le système est pourri.

Je garde le silence en souriant de façon la plus neutre possible. Je joue la montre. Bonne stratégie car il reprend, grandiloquent :

- Je répète mon conseil. Partez dans le privé. On ne vit pas avec des titres de gloire. Moi je ne me suis pas embarqué dans une thèse de physique ni laissé attendrir par les labos du CNRS. Je m'en suis tenu au concret, pour nourrir ma famille. Et j'en suis très fier. Au CNRS, ils m'auraient payé avec un lance pierre, on aurait roulé en 4L et fait les vacances au camping ! Non, non, non. Faire une grande école pour ça, non merci ! Pas vrai Mylène ?
- Oui, oui mon chéri. Bon, on passe à table ?

Chapitre 5

Lundi, dix-huit heures trente. Je descends prendre ma garde aux soins intensifs. Deux procédures pénibles ce matin, repas en quinze minutes au Relais H pour ne pas retarder le programme. Trois pacemakers avec pour chacun, un interne en formation dans les pattes. A seize heures, cours aux étudiants. Dix-huit heures, un patient à voir en urgence. Je pousse la porte du service. J'espère que c'est pas trop le Bronx. J'appréhende le classique « c'est le bordel, il y a trois patients qui peuvent partir en sucette à tout moment et on attend cinq entrées, ensuite, on n'aura plus de place aux soins intensifs et deux lits sur l'ensemble des services de cardiologie, allez à demain ! ». *Welcome to Hell.*

J'entre dans la salle de soins et jette un œil à la batterie de moniteurs affichant en temps réel les courbes de constantes vitales des patients.

- Cédric, c'est toi qui nous gardes ce soir ?
- C'est ça…
- Ils sont tous au bloc de coro[4], je crois que c'est chaud.

Mélanie est une des rares internes filles. Elle est en troisième année, sérieuse, sympa. J'ai déjà fait quelques gardes avec elle. J'aurais pu plus mal tomber. En plus, elle est justement en stage aux soins intensifs. Elle doit connaître le dossier de chaque patient.

L'équipe rentre la tête basse. Patient décédé pendant l'angioplastie. Nicolas, le responsable de l'unité est furieux.

- Putain, je leur avais dit de ne pas se jeter dessus. Le mec, il a soixante balais, il était en choc vendredi quand on est parti. Il fallait le stabiliser… y fait chier, Anton !
- Ah, c'est lui ?
- Bon oui. Tu le connais, les patients, il s'en branle. Il était de garde samedi quand le gars est arrivé. Donc c'est SON patient. Il l'a foutu au programme aujourd'hui. J'ai essayé de discuter mais laisse tomber. Et évidemment quand il a gonflé le ballon dans le tronc

[4] Coro pour coronarographie : examen invasif de cardiologie interventionnelle permettant d'opacifier les artères coronaires et de visualiser d'éventuelles sténoses ou occlusions. Dans le même temps ou secondairement, un geste de revascularisation (ou angioplastie) peut être effectué afin de rétablir un calibre artériel suffisant.

commun[5], plus de son, plus d'image… On y a passé une heure. Rien à faire, c'est jamais reparti…

- Il a appelé la famille?
- Que dalle ! Je vais le faire. Je l'ai déjà eue ce matin. J'ai dit que c'était grave et que ça pouvait vriller à tout moment. Je crois que sa femme a compris… mais bon, je suis sûr qu'on attendait trois jours et ça pouvait passer.
- Ils ont pas voulu discuter le pontage ?
- Tu rigoles, envoyer au chirurgien un patient plutôt que lui mettre des stents, c'est avouer qu'on en a une petite !

Une infirmière se plante à côté de nous.

- Nico, il y a la femme du Monsieur qui vient de décéder qui est arrivée.
- Mets-la en salle des familles, j'arrive. Dis-lui qu'il est parti au bloc et qu'aux dernières nouvelles, c'était très compliqué. Ça la préparera.

Il se retourne vers moi.

- Bon, sinon, c'est cadré, grosso modo. Je laisse les internes te faire les transmissions pour leur secteur respectif. En plus, tu es avec Mélanie, t'as de la veine. Pas de grosse torche. La patiente de la quinze va décéder, tout le monde est au clair.
- En deux mots ?
- Quatre-vingt-dix ans, œdème pulmonaire sur rétrécissement aortique, ventricule gauche explosé, démente. La famille a demandé à ne pas pousser. Anton était prêt à lui mettre un coup de ballon pour dilater la valve avant qu'elle aille voir Saint Pierre mais finalement, il devait avoir autre chose à faire…

Une heure plus tard, on se retrouve à manger avec l'interne et les deux étudiants dans la salle de repos des médecins. J'ai commandé des pizzas pour échapper aux barquettes infectes du CHU. Tout en me servant une part de quatre-fromages, je demande à Mélanie :

- La dame de la quinze est décédée ?
- Non, elle se ralentit progressivement. Ça peut prendre des plombes… c'est con, on n'a plus qu'une place de libre.

[5] Tronc commun : segment initial du réseau coronarien gauche. Il permet la vascularisation de la plus grande partie du muscle cardiaque. Les risques en cas de sténose ou de complications de traitements endovaculaires y sont classiquement les plus élevés.

Je souris. Je vais faire le vieux con en racontant mes anecdotes, mais en général, c'est plutôt apprécié.

- Quand j'étais jeune interne, j'ai vu un truc incroyable. Vous allez halluciner... Le mec, à l'époque était chef de clinique. Maintenant, il est installé dans le coin. Mélanie, je suis sûr que tu l'as croisé… je n'en dirai pas plus. Bref, les soins étaient *full*. Il reçoit un appel d'un hôpital périphérique pour le transfert d'un patient. Déjà à l'époque, la consigne, c'était « on ne refuse jamais un patient, on ne dit jamais non à un correspondant ». En plus il allait bientôt se casser, donc il soignait son futur recrutement.

Je m'arrête en souriant. Mélanie me regarde, l'air interrogatif.

- Allez, vas-y, balance !
- On avait une maminette, un peu pin-pin, genre la dame de la quinze. Quatre-vingt-dix balais, démente mais sympa. Je m'en étais occupé sur une garde précédente. Elle appelait toutes les infirmières et aides-soignantes « ma chérie ». Je m'en souviens comme si c'était hier. Bon, elle était clairement sur la pente descendante, sans aucune perspective. Ça sentait le sapin, mais elle avait encore quelques phases cohérentes. Eh bien voilà mon chef, tranquille, qui nous dit avec un clin d'œil qu'il va régler tous les problèmes. Celui de la patiente, celui du patient qui arrive, celui du correspondant qui veut nous l'envoyer, le sien qui préfère gérer un beau coronarien que faire du soin palliatif et celui de la Sécu. Ben crois-moi si tu veux mais dix minutes plus tard, elle était morte. Arrêt respiratoire… la classe, non ?
- C'est horrible ! Dis-moi qui c'est ! Que je n'aille jamais remplacer dans sa clinique.
- Qui te dit qu'il est en clinique et pas dans un hosto ? Et même au CHU ?
- Arrête tu me fais marcher !
- J'ai dit que je ne dirai rien.
- C'est ouf… j'espère que maintenant, ça ne serait plus possible.
- T'as qu'à dire que je suis vieux !
- Ben oui, d'un temps où on faisait de l'euthanasie sans l'accord des patients. J'espère que c'était il y a plus de cent ans ! Tu n'avais rien dit ?

Un peu surpris et gêné par sa remarque, je marque une pause avant de répondre.

- Ben, si j'avais compris ce qu'il comptait faire, je l'aurais peut-être dissuadé (c'est faux, je le sais bien, mais je ne vais pas l'admettre).

Mais après… ça n'aurait rien changé. En plus c'était mon chef. J'allais pas le dénoncer, sans preuve.

Je me sens un peu merdeux. J'aurais mieux fait de fermer ma gueule.

- Bon, on va faire un tour aux soins et gérer les derniers problèmes avant de pouvoir se coucher ?

Une heure. Je pars dans ma chambre de garde en laissant Mélanie avec le bip des urgences qui sonne toutes les deux minutes. J'ai proposé royalement de passer régler un défibrillateur en service d'insuffisance cardiaque. Pas plus. J'ai deux ablations au bloc demain matin. Il faudrait que je dorme un minimum. Ça ne va de toute façon pas la traumatiser. C'est comme ça. L'interne en chie et le senior va se coucher. Certains collègues refusent de se lever même quand ça chauffe vraiment. Je fais partie des gentils qui acceptent d'être réveillés en pleine nuit quand il y a besoin.

Je monte à l'étage et entre dans la salle de soin.

- Salut doc, on a récupéré ?

Malika me regarde en souriant. Je bafouille un « oui, oui ça va » sous les yeux interrogateurs de l'autre infirmière et de l'aide-soignante. J'essaie de me donner un peu de contenance.

- Il paraît qu'il y a un def à régler. C'est bien ici ?

Évidemment, c'est du côté de Malika qui me tend le dossier.

- Vous avez besoin d'aide docteur ? Je vous accompagne si vous voulez.

- Non, non, ça va merci. Je vais me débrouiller.

C'est clair que je dois avoir rougi. Je baisse les yeux dans le dossier, conscient qu'elle n'a pas détourné le regard. Je jette un coup d'œil au tableau de service pour trouver le numéro de la chambre et m'éclipse.

Cinq minutes plus tard, on frappe. Malika entre et se met derrière moi tandis que je fais tous les tests en pianotant sur l'écran du programmateur.

- Vous m'expliquez ?

- Euh… ouais… Ben tu vois, là, je teste chacune des sondes implantées. Je vérifie qu'elles soient capables de stimuler le cœur sans trop consommer de courant, qu'elles voient bien les signaux cardiaques pour les différencier des autres signaux électriques comme les contractions musculaires ou les appareils environnants. Et puis, je teste la qualité du circuit électrique.

Je me tourne vers le patient qui observe l'appareil, l'air inquiet.

- Tout va bien. Ne vous inquiétez pas. Ils ont bien travaillé. Vous avez du super matos, qui fonctionne parfaitement. Vous allez sortir comme neuf et en plus protégé en cas de pépin. Si vous faites un arrêt cardiaque, boum ! Il vous remet sur pied direct.

- Je ne vais plus pouvoir mourir alors ?
- Ben si. Si vous vous faites écraser par un camion en traversant ! Donc pensez à regarder des deux côtés. Allez, reposez-vous, vous sortirez demain. Mes collègues du service vous expliqueront tout ça.
- Oui mais vous, vous avez l'air plus technique. Moi j'étais ingénieur en hydraulique, alors j'aime bien comprendre.
- Ah oui, mais là il est une heure trente du matin et j'ai encore deux, trois trucs à régler avant d'espérer pouvoir me poser un peu. Ne vous inquiétez pas, je demanderai à un des collègues du service de rythmologie de vous faire un topo avant la sortie.
- Oui bien sûr, je comprends, je ne suis pas tout seul… c'est quoi votre nom ?

Je le lui donne et sors de la chambre. De retour en salle de soins, Malika me demande si pour elle, malgré l'heure tardive, je peux faire une exception et lui expliquer la différence entre un pacemaker et un défibrillateur.

- Oui, évidemment… tu vois, un pace, il va envoyer une stimulation pour faire battre le cœur seulement si le rythme du patient est trop lent. Tu le règles à cinquante, le rythme ne peut pas descendre au-dessous.
- Et au-dessus ?
- Au-dessus, il laisse le rythme se débrouiller… enfin il peut aussi parfois stimuler plus vite lorsque le patient fait un effort mais ça c'est plus technique.
- Et le def ?
- Le def, il arrête les tachycardies qui viennent du ventricule. Schématiquement quand le rythme cardiaque passe au-dessus de deux cent vingt, deux cent trente par minute, il envoie un choc. Entre cent quatre-vingts et deux cent vingts, il peut arrêter la tachycardie sans choc, juste en stimulant un peu plus vite.
- Et si le cœur est trop lent.
- Ben il fait comme le pacemaker. Tous les def ont une fonction pacemaker… enfin, pas les derniers, les sous-cutanés, qui n'ont que la fonction de défibrillateur. Mais c'est un peu particulier.
- Ah oui… finalement, c'est pas si compliqué !
- Si c'est très compliqué, mais pas quand c'est expliqué par Superman !

Elle éclate de rire. Moi aussi, mais en rougissant à nouveau. Nous sommes seuls dans la salle de soins. Le silence s'installe. Gênant.

- Vous devriez aller vous reposer doc. Même les super héros ont besoin de sommeil. Surtout quand ils ont pris une cuite il y a deux jours !
- Ouais… j'ai un peu chargé… J'ai pas été trop lourd ?
- Juste ce qu'il faut !

Je me lève, détourne les yeux et prends le programmateur sous le bras.

- Allez, bonne soirée.
- Bonne soirée !

Je rentre dans la chambre de garde. Le lit n'est pas fait. Comme d'habitude. Je vais chercher des draps propres et une taie d'oreiller dans le service adjacent. A deux heures du matin, c'est juste ce dont je rêvais… Un quart d'heure plus tard, le téléphone sonne. L'interne m'indique que la dame de la quinze est décédée. Je descends aux soins intensifs, remplis le certificat de décès et les dix feuillets règlementaires. J'appelle la fille. Elle me remercie de tout ce qu'on a fait pour sa mère. Elle décline ma proposition de la recevoir à son arrivée. Pour ne pas me déranger. J'apprécie. Je fais un point sur quelques détails avec Mélanie en espérant que ça puisse me garantir quelques heures de sommeil ininterrompu.

A trois heures, je m'écroule dans le lit. Trois heures quarante-cinq, coup de fil du SAMU pour une entrée. Un patient connu du service qui refait une douleur thoracique. J'accepte. Il arrivera dans deux heures en ambulance, le vent ne permettant pas de faire décoller l'hélico. Trois heures cinquante-cinq, coup de fil de l'interne pour avoir mon accord sur le transfert d'un patient des urgences vers la cardio. Quatre heures trente, appel des urgences d'un centre périphérique pour un avis sur un électrocardiogramme. Je demande à l'urgentiste de me l'envoyer sur mon smartphone. Elle ne sait pas faire… incroyable… va pour le fax. Ça m'oblige à me rhabiller, descendre aux soins intensifs, attendre le fax, la rappeler pour discuter du dossier, convenir qu'on refera le point demain matin avec les résultats des premiers bilans biologiques. Je retrouve mon lit à cinq heures.

Je suis réveillé par un léger frappement sur ma porte.

Merde, mon portable a dû s'éteindre. Il doit y avoir un gros problème pour qu'on vienne me chercher dans mon pieu.

J'enfile en vitesse mon pantalon et le haut de la tenue médicale. J'ouvre la porte.

- Oui ?!

Malika se décompose. A ma voix pâteuse, ma gueule enfarinée et mes yeux qui clignent face à la lumière des néons, il ne faut pas être devin pour comprendre que je suis défoncé.

- Je suis désolée, vraiment désolée ! Je dérange ! Je m'en veux tellement ! Va dormir, c'était rien !

Tandis qu'elle se retourne pour partir, je lui attrape le bras.

- C'est bon no stress… qu'est-ce qu'il y a ?
- Ben rien. J'ai fini le service. Je passais faire un coucou.

Elle a son regard planté dans le mien. Je ne calcule rien. Je ne pense d'ailleurs pas que les hommes soient programmés pour avoir une chance de se sortir de ce genre de situation. Je l'attire vers moi. Nous nous embrassons. Je dois avoir une haleine de chacal. Je pense à Marie, je ne l'ai jamais trompée, encore… sans décoller mes lèvres des siennes, je descends les mains sur puis dans son pantalon. Elle a les siennes sur ma poitrine et les dirigent vers mon entrejambe.

- J'ai pas de capote…
- T'inquiète, moi je suis célibataire. J'ai l'habitude de ce genre de détails pratiques !

Nous basculons sur le lit qui grince. Elle se penche pour soulever son sac par terre, l'ouvre, attrape un préservatif, déchire l'enveloppe. Ça doit faire quinze ans que je n'ai pas mis de truc comme ça. Elle se marre.

- Allongez-vous doc, vous devez être fatigué ! Je vais m'occuper de tout.

Je souris, gêné. Effectivement, elle s'occupe de tout. Y compris en suggérant de nous faire descendre du lit dont les grincements doivent s'entendre à des kilomètres dans le silence et le calme du petit matin hospitalier. Je ne sais pas quelle heure il est. Le vacarme du débarquement quotidien du personnel de jour n'a pas encore eu lieu. Mais il fait encore nuit. Six heures ?

J'éjacule beaucoup plus tôt que je n'aurais voulu. Elle fait encore quelques mouvements de va et vient et se colle à ma poitrine. Je ne sais pas quoi dire. Je tente :

- Faudra recommencer ça dans de meilleures conditions !
- C'était des supers conditions !

Le téléphone sonne. Le SAMU. Un infarctus. Pendant la conversation avec le régulateur, je la regarde s'habiller du coin de l'œil. Je détaille son corps à la fois tonique et en rondeur. Complètement différent de celui de Marie, tellement filiforme à force de régime et de séances de gym. Dans la pénombre, je distingue dans le bas du dos un tatouage. Un oiseau, peut-être. Elle enfile son haut trop tôt pour que je puisse complètement identifier le motif. Elle embrasse le bout de ses doigts tandis que je reçois les infos médicales, me les plaque sur la joue, ramasse son sac et s'éclipse en me faisant un signe de la main.

Je raccroche. Je suis dans la quatrième dimension. J'enlève le préservatif, prends plusieurs feuilles de papier au distributeur à côté du lavabo, fais une boule que je glisse dans la poche de ma blouse. Je jetterai tout ça dans une poubelle devant les ascenseurs ou dans le hall. Je me rallonge sur le lit, les bras en croix.

Une certitude : « Il s'est passé un truc qui peut foutre le feu à ma petite vie bien rangée ».

Je jette un coup d'œil à ma montre. Sept heures. Laisse tomber, tu ne te rendormiras jamais. Je prends une douche. Pas de serviette, évidemment. Je défais les draps du lit pour me sécher, m'habille et me dirige vers le bloc de rythmologie. J'enfouis le paquet de serviettes en papier au fond de la poubelle du vestiaire et vais me prendre un café. Je grignote un croissant, reste d'hier. Comme toujours en post garde, avec ces deux à trois heures de sommeil hachées, j'ai chaud à la tête. Je sens mon pouls rapide et je boufferais un bœuf. Mais là, c'est puissance dix. La journée s'annonce dure.

Chapitre 6

Je me dirige vers la salle de staff en me persuadant de l'existence d'un effet « reset » qui me ferait miraculeusement passer d'un état second, lié à une situation invraisemblable, à une sérénité absolue me permettant d'envisager froidement ma journée sous un angle purement professionnel. Le résultat est étonnamment positif. Flippant… Les internes du service sont déjà là, les étudiants aussi. On commence à dérouler la liste des patients. Problèmes cliniques, actes programmés, possibilité de sortie le jour même envisageable ou non. Je pourrais presque balancer une ou deux blagues. Antoine, le chef de clinique arrive quelques minutes plus tard. Je m'arrête, lève les yeux sur lui et attends qu'il ait fini de s'installer pour reprendre, question de bien marquer le fait qu'il est à la bourre. Il a trois ans de moins que moi. On parle vaguement de prochainement le nommer praticien hospitalier, mais rien de concret n'est arrivé à mes oreilles. De toute façon, si ça se concrétise, il ne s'en contentera pas. Nous avons grosso modo le même profil, universitaire, par intérêt pour le job, mais aussi par opportunisme et ambition. Aucun de nous deux n'est fondamentalement passionné par la rédaction de publications scientifiques, l'enseignement aux étudiants ou les journées passées au labo d'INSERM à regarder les soi-disant "scientifiques" arriver à neuf heures trente, boire douze cafés en pleurant sur leur sort (« on est mal payé », « on n'est pas considéré », « on va de poste précaire en poste précaire ») et se casser à dix-sept heures en ayant l'air épuisé. Mais l'espoir d'atteindre rapidement le statut de professeur de médecine et le prestige qui lui est associé nous a fait pour le moment décliner les offres du privé.... Le plus gros problème d'Antoine, c'est moi. Pour qu'il puisse être agrégé, il faut que je parte. Pour ma part, le scénario catastrophe, c'est qu'il parte en privé en prenant la place idéale et que ça patine pour mon agrégation. Actuellement, aucune structure dans la région ne peut intégrer à court terme deux profils comme les nôtres. Pour le moment, ces sujets n'ont pas été clairement abordés entre nous. En façade, on s'entend bien, on fait du foot avec les collègues, on a quelques cuites communes à notre actif, notamment dans les congrès, mais aucun de nous n'est dupe. Il y en aura forcément un qui se débrouillera mieux que l'autre. Pour l'instant c'est moi qui tient la corde. Sur le plan familial, sa femme est infirmière anesthésiste au CHU, actuellement en congé maternité. Il a trois filles de six, trois et un an avec des nuits difficiles. Financièrement, il ne tiendra pas longtemps. Le revenu d'un couple composé d'un médecin hospitalier et d'un personnel paramédical (ou profession équivalente en termes de salaire) ne permet pas de suivre le train de vie de la "communauté" des médecins. La maison dans un beau quartier, la belle voiture, les vacances au ski ou aux Antilles, les bonnes bouteilles de vin, la résidence secondaire au bout de quelques années… Tout ça, c'est la base pour les cardiologues des cliniques privées. C'est accessible plus ou moins aux hospitaliers dont le conjoint évolue à un même niveau de salaire mais c'est impensable pour des couples tel que celui d'Antoine. Assez vite, la frustration est trop grande. Je lui donne trois ans pour exploser si la situation n'a pas avancé.

Le quatrième de l'équipe rythmo, c'est Bruno. Quarante-cinq ans. Il est praticien hospitalier, vit en couple sans enfant avec une prof à la fac. Sociologue, je crois, à moins que ça soit psycho. Je n'ai jamais saisi la différence. Pour moi, c'est un peu tous des branleurs qui faisaient à la cool dix heures de cours par semaine d'octobre à mai pendant que je trimais en Médecine et qui pour 90%, partaient grossir les rangs des Assedic, puis de Pôle Emploi. Je dois avouer que je ne me suis jamais fondamentalement intéressé à ces matières non scientifiques, donc je garde mes réflexions et mes a priori pour moi. De toute façon, on ne se fréquente pas trop. Il vit un peu en marge de la vie festive du service. N'étant pas du tout sportif, il ne participe pas non plus aux séances de foot, basket ou running organisées de temps en temps après le taf. C'est un gros bosseur mais sans le moindre charisme. Il est incapable de s'exprimer à l'oral. Les quelques congrès auxquels il avait participé pour présenter ses travaux avaient tourné à la torture psychologique avant et au fiasco pendant. Je l'avais vu notamment à Denver alors que j'étais jeune interne. Je ne le connaissais pas bien mais j'avais suivi les collègues venus le soutenir. Il était arrivé sur l'estrade comme sur un échafaud. Il avait fait tomber le pointeur, heurté le micro en se relevant. Il n'arrivait pas à lancer sa présentation et était resté catatonique pendant de longues secondes avant qu'un technicien ne lui vienne enfin en aide. Il avait débité sa présentation, visiblement apprise par cœur, d'une voix tremblante. A la fin du topo, il avait commencé à répondre en français à la première question posée par le chairman, sous l'œil consterné de l'audience. La scène est restée dans les annales de la cardiologie locale et même nationale et ressort régulièrement dans les repas de service. Sinon, c'est une machine. Il est toujours au courant des dernières publications. Techniquement, il tient la route. Il a peu de complications sur ses gestes invasifs, est apprécié de certains correspondants pour son côté raisonnable. Par contre, dans les couloirs et les salles de repos du bloc opératoire, on se fout de sa gueule car ses interventions durent au moins trente pour cent de plus que les miennes ou celles du Boss. Le personnel paramédical nous demande régulièrement et discrètement de ne pas le laisser finir les programmes opératoires, synonyme à coup sûr d'heures sup en soirée. Cette lenteur, associée à son manque d'ego a probablement été rédhibitoire pour envisager un éventuel départ en clinique privée. De toute façon, il n'est clairement pas fait pour le secteur libéral, et inversement. Son recrutement dans l'équipe au CHU tient un peu du miracle. Classiquement, les patrons n'hésitent pas à martyriser ces collègues, un peu atypiques, qui ne correspondent pas aux standards. Logiquement, il aurait dû être dégagé rapidement dès la fin de l'internat. Pour espérer rester, il fallait répondre à certains critères simples. C'était statistique, validé par l'observation des en-têtes des services de cardio nationaux et internationaux. Localement, on ne dérogeait pas à la règle. Être un mec, viril, apprécier et si possible raconter des blagues de cul, être bien peigné, avec une chemise repassée, ne pas compter ses heures, ne pas la ramener et avoir une foi inébranlable dans la cardiologie, notamment interventionnelle. Le piston pouvait évidemment permettre d'obtenir un poste sans remplir scrupuleusement ces items. Être particulièrement doué n'était pas en soi fondamental, et pouvait même vexer certains patrons. En revanche, toute qualité humaine était le plus souvent superflue, sous réserve qu'on n'insulte ou ne frappe ni les patients ni le personnel. C'était faisable, pour le plus grand nombre. Bruno, lui, n'était pas un tueur. Il ne faisait pas de vague et serait probablement parti dans un centre périphérique public si un poste de praticien hospitalier ne s'était pas libéré à la suite du départ au Canada du futur agrégé de l'époque. La qualité de vie canadienne, notamment professionnelle avait eu raison de ses ambitions universitaires sur le sol français. Au terme des deux années, il avait choisi de rester sur place, laissant les patrons avec un poste vacant. Son nom n'avait plus jamais été prononcé de ce côté de l'Atlantique. Je l'avais revu en congrès aux US. On s'était bien marré. A cet instant tragique de l'histoire de la cardiologie nationale, Bruno était disponible et déjà formé. Il s'était donc vu proposer ce poste inespéré qu'il avait évidemment accepté. C'était une aubaine pour lui. Le CHU lui offrait l'accès à un plateau technique, aux innovations, à la vie universitaire, ce qu'il n'aurait jamais eu dans un centre moins prestigieux. Il avait été en concurrence théorique pour ce poste avec un autre chef de clinique. Ylies était techniquement plus doué mais entre un arabe et un mec considéré comme un peu bizarre, le choix avait été simple. Pourtant, le premier en imposait bien plus avec sa belle gueule, son coupé Z3 acheté dès les premières paies d'interne et son poste d'attaquant dans l'équipe de foot de l'internat. Je crois qu'il n'avait pas imaginé une seconde postuler et n'en voulait même pas aux patrons, ni au système. Il avait donc fini comme prévu son clinicat puis s'était associé dans une clinique parisienne. Je l'avais croisé lors d'un repas au resto pour le congrès national annuel. Il roulait en Porsche et avait l'air comme un poisson dans l'eau. En tout cas, Bruno était reconnaissant à la terre entière d'avoir pu récupérer un poste taillé pour lui sur mesure. Il était hyper arrangeant. Il reprenait sans souci les gardes au pied levé, posait le plus souvent ses congés hors vacances scolaires. Il devait à tout casser prendre trois semaines par an. Je ne suis même pas sûr qu'il mettait le reste sur un compte épargne temps. En cardiologie, le CET fait partie des mots tabou.

Je quitte le staff pour aller faire rapidement les transmissions de la nuit aux soins intensifs. Les infirmières du bloc m'appellent cinq minutes plus tard. Ma première intervention est prête. Le dossier est casse gueule. Patient pas très âgé mais énormément de pathologies associées, les fameuses comorbidités. Je sens que je ne suis pas au top. Le manque de sommeil, le souvenir du passage de Malika, les points d'interrogation sur le bordel que peut devenir ma vie jusque-là plutôt cadrée. Dans le milieu, tout se sait. Marie a gardé de ses deux premières années de médecine plusieurs amies dont certaines sont restées sur le CHU. N'y pensons pas et restons focus sur le boulot.

L'intervention commence bien. L'arythmie initiale s'est transformée et simplifiée au bout d'une heure de procédure. L'ingénieur support-technique du système de cartographie cardiaque flatte ma rapidité. Ça fait toujours plaisir, même s'il doit le faire à tout le monde. C'est reparti pour l'ablation. Ça résiste. J'augmente la puissance des tirs. Le cycle de la tachycardie se ralentit progressivement au fur et à mesure des applications. Enfin, le rythme redevient normal.

- Bravo, lance l'infirmière.

L'atmosphère se détend. Grosse satisfaction personnelle. Un peu comme lorsqu'au foot, un attaquant marque un but. Je résiste à la tentation de faire le tour du bloc en courant, enlever mon maillot et finir en glissant à genoux à l'un des angles de la pièce. Cédric Zlatanovitch. Je tente rapidement de déclencher une nouvelle tachycardie. Rien !

- Procédure terminée ! Vous pouvez appeler le patient suivant ! On enchaîne un peu, s'il vous plait ?

Ouais, je fais un peu le beau, mais bon, faut savoir profiter des bons moments. Je pars dans la salle de repos du bloc avec l'ingénieur. Je fais couler les cafés, m'avachis dans le canapé, rajoute deux sachets de sucre et ferme les yeux. On discute de tout et de rien. Dix minutes plus tard, l'infirmière passe la tête par la porte.

- Cédric tu peux venir ? Le patient a la tension qui chute.
- Fait chier… récupère la machine d'échographie j'arrive. Il est toujours endormi ?
- Oui. L'anesthésiste est déjà parti la chercher.

Je bois ma tasse en trois gorgées brûlantes et la suis.

Le patient est toujours sur la table d'intervention. J'enfile un tablier de plomb, centre la scopie au-dessus de sa poitrine. L'ombre du cœur est énorme, probable perforation cardiaque.

- Merde, il tamponne[6]…. L'écho, vite bordel ! Elle est où ?

Michel, l'anesthésiste arrive avec la machine. Diagnostic confirmé. Il faut évacuer en urgence le sang qui s'accumule dans l'enveloppe entourant le cœur et le comprime. Dans ce cas, la règle est simple : retard égal décès quasi-assuré. Je hausse la voix. Personne ne m'en voudra.

- Le matos pour le drainage, vite ! Des champs stériles, la Bétadine, l'aiguille ! Magnez-vous, bordel !

Le scope alarme.

- Il est en arrêt ! On masse ! Vite !

Les infirmières me passent le matériel pendant qu'un aide-soignant commence le massage cardiaque. J'arrose le thorax et l'abdomen de Bétadine, déploie puis colle le champ stérile. Je vois Michel préparer les produits pour antagoniser l'action des anticoagulants, largement utilisés pendant la procédure.

- Arrête de masser, je ponctionne.

Mon aiguille, glissée sous le sternum, atteint rapidement la poche de sang qui s'est formée autour du cœur. Je mets en place le cathéter et aspire le liquide avec une grosse seringue de cinquante millilitres. Je

---

[6] Tamponnade : épanchement liquidien entre les deux feuillets de péricarde entourant le cœur. Ici, il s'agit d'une probable complication de l'ablation, par perforation.

jette un coup d'œil au scope. Rythme à vingt par minute, aucun battement ressenti à la prise de pouls.

- Vas-y, JP, remasse et fais-toi remplacer quand tu fatigues. Michel, tu as de l'adrénaline ?

Je continue à aspirer le sang. Quatrième seringue, toujours du sang rouge vif, pas bon signe. Michel se rapproche de moi.

- Tu veux que j'appelle le chirurgien d'astreinte ? Ça a pas l'air de se calmer…
- Ouais, appelle toujours. Mais ça fait chier de lui fendre la poitrine. Avec ses antécédents, c'est pas anodin.
- Oui, enfin, pour le moment, ça serait surtout bien qu'il ne meure pas dans les prochaines minutes.
- T'as raison, appelle le chir.

Deux seringues plus tard, le sang s'est assombri et le débit d'aspiration diminue. Bonne nouvelle. C'est que le saignement est en train de se tarir. On va éviter la grande chirurgie. J'enlève enfin ma blouse stérile. Je suis en nage. Un quart d'heure plus tard, la situation semble stable. J'ai du sang sur les sabots et plein le bas de mon pantalon.

- Bon, je vais me changer, j'appelle sa femme et je vous rejoins en réa.

Je repars en salle de repos après avoir récupéré le numéro de portable. Je ferme la porte, m'affale à nouveau sur le canapé et compose les dix chiffres. J'essaie de me rappeler si elle était présente le jour de la consultation. J'entends un « allo » inquiet.

- Bonjour, c'est le Docteur A.
- Oui ?
- J'appelle pour votre mari.
- Qu'est-ce qui s'est passé ? Il va bien ?
- Oui, maintenant oui. Mais l'intervention a été plus compliquée que prévue. J'ai pu enlever les circuits responsables de la tachycardie mais il y a eu une complication à la fin de la procédure. Une perforation avec du sang qui a entouré le cœur. J'ai dû l'évacuer en urgence. Ça a stabilisé la situation mais il va partir en réanimation, toujours endormi. Les prochaines heures vont être difficiles.

J'entends les sanglots étouffés et la voix qui tremble.

- Mais il ne va pas mourir ? Il m'avait dit que c'était une petite intervention et qu'il sortirait demain…
- Pas vraiment. Vous n'étiez pas à la consultation quand je l'ai vu.
- Non…

- J'explique toujours qu'il y a des risques parfois graves. On en avait bien discuté avec votre mari. Il les avait acceptés. Je ne l'aurais pas forcé…

- Et c'est grave ce qui se passe ? Il ne va pas faire un AVC ? Il m'avait toujours dit qu'il préférerait mourir…

- Non, le cerveau, pour le moment, c'est pas le problème majeur. C'est plutôt son cœur. Est-ce qu'il va supporter tout ça… et vous savez qu'il a d'autres antécédents qui ne vont pas simplifier la prise en charge des réanimateurs… mais on va tout faire pour qu'il s'en sorte. Passez ce soir, je vous recevrai. Je vous donne le numéro du service où il va être conduit. Les horaires de visite sont en théorie limités mais je vais les appeler et vous pourrez le voir quand vous arriverez.

- D'accord docteur, merci.

Ça frappe à la porte.

- Cédric, la patiente suivante est installée. On est en salle trois. Tu viens ? Ça va ?

Bof… la même intervention pour enchaîner, et deux autres prévues cet après-midi. J'aurais pu rêver mieux. Je soupire.

- Laisse-moi deux minutes, il faut que je passe dans mon bureau.

Je remonte les étages au ralenti, ferme la porte à clé, m'en éloigne, prend une blouse pliée, mets ma tête dedans et hurle :

- Et bordeeeeeeel!

La grosse complication en lendemain de garde alors que légalement, je n'ai absolument pas le droit de bosser. C'est faute détachable du service. Si la famille est procédurière, je ne suis pas couvert juridiquement par l'hôpital… la grosse tuile.

Je ne sais pas quoi faire. Il faut que je parle à quelqu'un. Faute de mieux, j'appelle Bruno et lui résume la situation :

- Je suis dans la merde gars. La FA de ce matin, il a fini en réa. J'ai dû le drainer au bloc. On n'est pas passé loin de lui fendre la poitrine. Et comme un con, j'étais de garde cette nuit. Si la famille est casse couille, je suis grillé…

- Je suis à la consulte. Je viens dans deux minutes, attends-moi. Tu as quoi derrière ?

- Trois autres FA, notamment…

- Tu vas me remplacer à la consulte, je vais faire ta première FA, OK ? j'arrive.

Quelques instants plus tard, il est dans mon bureau. Je lui explique le déroulement de la procédure puis la réanimation.

- Bon ça va. C'est probablement pas un gros trou. Ça va passer, no stress. On va échanger. Fais-moi un topo sur l'ablation suivante.
- Non, non, c'est pas possible, c'est un patient envoyé par un cardio casse-couille. Je l'ai vu trois fois en consultation, il est hyper chiant, lui aussi. Si c'est pas moi qui le fais, ça va être le scandale. J'irai mollo…
- C'est pas sous AG[7]?
- Non, j'avais prévu une locale. Il ne voulait pas se faire endormir. Il faut qu'il voie ma tronche.
- Comme tu veux, mais à mon avis, c'est une grosse connerie…
- Ouais, c'est un peu con. Mais je crois que j'ai pas le choix…

Il doit se demander pourquoi je l'emmerde avec mon histoire si c'est pour finalement refuser son aide. Je redescends au bloc sans avoir répondu à la question, me présente au patient suivant et vais me laver les mains avant d'enfiler ma tenue stérile.

Dix-huit heures trente, pas d'autre catastrophe. J'ai mangé un sandwich seul dans mon bureau entre la deuxième et la troisième intervention. Je ne me sentais pas de discuter avec qui que ce soit. Je dois voir la famille du patient en réanimation. J'ai été tenu au courant. Il est stable et n'est pas parti au bloc en urgence. Je frappe à la porte du bureau où on les a fait patienter. Sa femme est là avec un couple plus jeune.

- Bonjour je suis le Docteur A. C'est moi qui ai fait l'intervention ce matin. Vous avez eu des nouvelles ? Oui ? Je viens de passer en réanimation. Son état s'est stabilisé. C'est encore un peu compliqué mais si ça continue comme ça, il devrait bien évoluer.
- Elle était obligatoire cette intervention ?

Bon, ça commence bien… Le fils, ou le gendre, me regarde fixement, l'air mauvais.

- On en avait longuement parlé avec votre… père ? Beau-père ?
- Mon père.
- Votre père. Il s'essoufflait de plus en plus et on était au bout des possibilités du traitement médicamenteux. La seule alternative à cette ablation, c'était de le laisser diminuer progressivement toutes ses activités jusqu'au stade de l'insuffisance cardiaque.
- Moi, il ne me paraissait pas vraiment essoufflé. Il était gros et avait 70 ans, c'est tout. Vous lui avez dit de maigrir ? Plus mince, il aurait mieux respiré, c'est certain.

---

[7] AG : anesthésie générale.

- Ça n'aurait pas tout amélioré. Je pense sincèrement qu'il fallait la faire, cette intervention.
- Oui mais c'est pas vous qui êtes en coma artificiel avec un tuyau dans la bouche.
- Vous avez raison, mais on avait parlé avec votre père, des risques de la procédure. Il savait qu'il pouvait y avoir des complications. J'annonce toujours le chiffre d'au moins trois pour cent de complications graves.
- Et vous en avez souvent de ces complications ?
- Vous savez on fait plusieurs centaines de procédures par an, donc oui, ça arrive.
- Et vous, vous en faites depuis longtemps ?
- Pardon ?
- Ça fait longtemps que vous avez vos diplômes et que vous faites ce type d'intervention ?

Je bloque un instant, réfléchis à la façon de lui répondre. Je décide de ne pas me braquer et de rester neutre.

- Plus d'une dizaine d'années.
- Vous êtes le plus expérimenté ?
- J'ai deux collègues plus âgés, mais c'est moi qui dois en faire le plus.
- Ouais, donc vous êtes en train de vous former sur le dos des patients.

Je tente de rester calme et de garder un timbre de voix posé, si possible bienveillant mais ferme face à la remise en cause explicite de mes compétences.

- Dites, je suis conscient que c'est un moment difficile pour vous, mais je ne peux pas vous laisser dire n'importe quoi. Je suis l'un des trois référents sur le centre. Allez voir sur Internet. Je publie dans des revues internationales sur le sujet. Vous ne pouvez pas douter de mon professionnalisme.
- Eh bien moi je vous dis que si ça se passe mal ou s'il a des séquelles, je ne vous ferai pas de cadeau.

Sa mère s'approche et lui prend le bras.

- Calme-toi mon chéri, ça ne sert à rien

Sa lèvre tremble, il va se mettre à pleurer.

- Encore une fois je comprends votre douleur. C'est un moment extrêmement angoissant pour vous, votre maman et le reste de votre famille… mais il est entre de bonnes mains et la situation n'évolue pas mal. Il faut rester positif.

Il fait volte-face vers la porte, l'ouvre et avant de sortir se retourne en répétant :

- Si ça se passe mal, je ne vous ferai pas de cadeau.

Sa mère et sa femme le suivent, sans se retourner, sans rien me dire. La porte se referme. Je reste seul. Ça bouillonne dans ma boîte crânienne. Je remonte dans mon bureau, passe voir les autres patients de la journée, appelle le médecin traitant et le cardiologue du patient pour leur expliquer la situation.

Vingt et une heures dix. Je rentre dans ma voiture.

Vingt et une heure trente, je suis chez moi. Marie regarde une série dans le salon.

- Ça a été la garde et la journée ?
- La garde bof et la journée merdique
- Plus merdique que d'habitude ?
- Non pas plus merdique…

Dix jours plus tard.

La situation s'était décantée. Le patient était sorti de l'hôpital au bout de cinq jours. Évidemment, l'arythmie pour laquelle je l'avais opéré avait récidivé pendant son séjour en réanimation. J'avais bien tenté d'expliquer au fils qu'avec l'inflammation, la présence du cathéter destiné à évacuer l'épanchement autour du cœur, c'était quelque chose de normal ou tout du moins classique et temporaire. Il restait persuadé que l'intervention était inutile voire illégitime, et avait été faite par un incompétent. On avait inversé les noms sur le planning de garde avec un collègue. Officiellement, j'étais noté de garde sur le planning le vendredi et le collègue du vendredi s'était noté à ma place. Il n'avait pas fait d'acte invasif le jour J, donc pas de risque pour lui. S'il y avait plainte, je ne serais pas considéré comme étant en repos de sécurité, ce qui aurait été indéfendable. Faute détachable du service. L'angoisse juridique des médecins. Je n'avais pas revu Malika. J'appréhendais le moment où nous nous recroiserions. Difficile de ne pas y penser. Mais la vie, enfin, la routine plutôt, continuait.

Chapitre 7

Ce soir, c'est l'anniversaire de Marie. Je suis passé en coup de vent chez un bijoutier du centre-ville. J'ai pris un bracelet en or. J'ai abandonné depuis longtemps l'idée de trouver le cadeau original et me rabats sur du classique. Je choisis en fonction du prix. Je fixe grosso modo une fourchette raisonnable. En général, il n'y a pas cinquante articles. Si on enlève ceux qui font trop tape à l'œil et ceux qui font trop vieux, je n'ai plus qu'à me décider entre deux ou trois. Peut-être par culpabilité, je choisis le plus cher. C'est quand même plus facile de faire plaisir à ta femme quand tu as du pognon. Un peu d'or, de diamant, un soin dans un centre de beauté de luxe et voilà. Je plains le gars qui galère et a économisé sur ses clopes pour trouver un chouette cadeau qui ne ruine pas sa famille. Lui, il est fort…

J'ai réservé une table dans l'un des restaurants étoilés de la ville.

Dix-neuf heures trente : j'arrive à la maison. Marie a mis une de ses tenues chics. Pas très sexy quand même. Je me demande si les sous-vêtements sont plus affriolants. Mais est-ce que j'ai vraiment envie qu'on fasse ce soir notre devoir conjugal bi ou trisannuel ? Ça tombe en général lors de nos anniversaires respectifs, parfois pour l'anniversaire de mariage, plus quelques soirées où la dose d'alcool est miraculeusement bien tombée, assez pour nous désinhiber mais pas trop pour qu'elle s'endorme dans la voiture. Bref, sans s'en rendre compte, on a glissé vers le statut de vieux couple asexué. Mais statistiquement, ça pourrait arriver ce soir. L'angoisse…

L'accueil façon VIP, la coupe de champagne et le bracelet empaqueté a fait du bien à l'atmosphère. Avec beaucoup d'enthousiasme, Marie me détaille sa journée à la pharmacie, les stocks, la concurrence des Carrefour-Markets et des grandes chaînes de parapharmacie. Les amuse-bouches, les entrées et les plats défilent. On passe à ses copines de la gym, leurs sorties shopping et leurs histoires de gosses. Marie commande au serveur une deuxième bouteille de Vittel. Le luxe ultime. Je n'avais jamais mis les pieds dans un resto étoilé avant le début de mon internat. Bon, je me suis rattrapé depuis. Mais si je n'ai aucun mal à me lâcher un peu et profiter d'un menu dégustation ou d'une bonne bouteille de pinard, mettre cinq ou dix balles dans un litre d'eau du robinet enrobé de verre et surmonté d'une capsule me laisse un drôle de sentiment. C'est débile, mais je me restreins toujours et finis assoiffé mes repas à deux cents euros. Faudra un jour que je finisse d'apprendre à jouer les riches. Je fais d'ailleurs des efforts. J'ai pris l'accord mets vins. Hors de prix. Je finis systématiquement mon verre plus celui de Marie. J'aurais dû prendre un taxi. Je vais rentrer bourré. Heureusement, on n'habite pas trop loin et les flics font peu de contrôles. Au pire, je mettrai en vue mon caducée. Ça m'a déjà sorti de situations mal engagées. Je trouve les vins franchement bizarres. Autant j'adhère à peu près aux principes culinaires de ces nouveaux restos façon fusion, avec petites portions, des agrumes et du poisson partout, autant leurs pinards soi-disant sans chimie me laissent dubitatif. Tant dans ma famille que dans celle de Marie, c'est Bordeaux imposé pour les dimanches et pour les fêtes. Quand on veut faire original, on amène un Côtes du Rhône ou un Languedoc. En général, que ce soit mon père ou le sien, il prend la bouteille, regarde le degré d'alcool et nous fait une petite remarque sur ces vins du Sud qui tabassent. Et en cours de repas, tout le monde convient que rien ne vaut un Médoc. Je les imagine avec ce vin du Puy-de-Dôme, orange, ou ce rouge de Catalogne tellement léger qu'on dirait du jus de raisin coupé à l'eau. Un vin de tapette, diraient les collègues qui remplissent leur cave de grands crus qu'ils font passer en notes de frais. Marie est décidément en grande forme. Elle a pris ma main sous la sienne. Elle a les joues rouges. Les demi-verres lui sont bien montés à la tête. On en vient à évoquer nos souvenirs. Ses parents qui ne voulaient pas qu'on habite ensemble, parce qu'on n'était pas mariés, ou tout du moins fiancés. Les stratagèmes pour se retrouver dans la chambre de bonne d'une de ses amies qui allait dormir chez son copain. A dix-neuf ans… délirant ! On passe à la naissance des filles. Margaux était préma. Un mois et demi. Pas la cata en absolu. Mais quel stress… On se remémore les heures passées sur le berceau en plexiglass à scruter les mouvements, à interroger les infirmières et les internes sur les avancées quotidiennes qui semblaient toujours tellement insignifiantes lorsqu'on regardait les courbes sur la pancarte. Et puis finalement, le retour à la maison, les rendez-vous qui finissent par s'espacer et la réassurance cherchée dans le regard de l'autre quand elle ouvrait les yeux, réagissait au bruit, quand elle a commencé à babiller, à se redresser. Sacrée épreuve. Marie avait géré. Son pragmatisme et sa solidité m'avaient bluffé. Je ne le lui ai jamais vraiment dit. Ce soir ? Elle ne semble pas en avoir besoin, occupée à ne pas s'ébouillanter avec sa verveine en choisissant la prochaine mignardise. Je jette un coup d'œil aux autres tables. Beaucoup de vieux qui, en cette fin de soirée donnent l'impression de ne plus savoir quoi se dire. Est-ce qu'on en est là ? Parfois, probablement. J'imagine qu'à cet instant, on fait plutôt jeune couple encore amoureux. Pas si mal.

Arrivés à la maison, Marie s'effondre sur le lit. Soulagement. Je vérifie mes mails pro avant d'éteindre le portable. L'excès d'alcool associé au vague sentiment du devoir accompli me plonge en un rien de temps dans un profond sommeil.

Le lendemain matin au staff, le boss est d'humeur massacrante. Il a eu les chiffres de participation à un protocole international. Nous avons inclus deux patients depuis trois mois alors qu'il s'était engagé pour cinq par mois. Il prend à partie les internes et le chef de clinique.

- S'il n'y a pas deux patients inclus par semaine, je vous interdis l'entrée dans les blocs opératoires. Vous ferez la visite et les courriers comme des cons !

Il continue en hurlant.

- Je me fais chier à faire participer ce putain de service à des protocoles internationaux. Je m'engage auprès de confrères. Des amis. Des mecs qui comptent. Pas comme vous. Alors je ne vais pas me laisser ridiculiser par une bande de blaireaux qui refusent de bosser !

- Mais Monsieur… se risque Dorian. On l'a proposé, ce protocole. Mais les patients, ils ne sont pas très chauds. Ils sont envoyés par leur cardio pour une ablation. Alors quand on leur explique qu'ils ont une chance sur deux d'être randomisés dans le groupe qui ne bénéficiera pas de l'intervention, ils hésitent…

- J'en ai rien à foutre ! Tu leur racontes ce que tu veux, c'est pas mon problème ! Tu inclus deux patients par semaine ou tu dégages de mon service. C'est compris ?

- Oui Monsieur.

- Allez, je me casse, vous me faite chier ! Si on avait fait la même chose que vous à votre âge, la médecine aurait quinze ans de retard !

Il sort en claquant la porte. Dorian a la lèvre tremblante. Bruno tente de le rassurer.

- C'est bon, on va lui inclure ses patients, on se détend.

- C'est dégueulasse, c'est pas lui qui va les convaincre, les patients. Moi j'ose pas leur dire n'importe quoi pour leur faire signer un putain de protocole…

A quatorze heures, en allant manger, je croise Malika qui porte des bilans urgents au relai coursier. Feignant un air naturel bien éloigné de la réalité, je lance sans conviction :

- Salut.
- Salut.
- Tu m'évites ?
- Et toi ?
- Non…
- On se voit un de ces quatre ?

Mon esprit procède à un tour d'horizon ultra-rapide de mon planning des prochains jours.

- Je suis de garde jeudi, ça te va ?
- Juste un plan cul ?

Elle se marre. Je dois rougir. Je m'en veux. Probablement prise de pitié, elle enchaîne.

- Je suis de soir. Je peux traîner un peu !

Au maximum de mes possibilités sémantiques, je ne lâche qu'un « ah ben ok… » digne d'un ado face à son hypothétique première copine. Elle n'a pas l'air de se démonter.

- À jeudi, alors. J'imagine que je te trouverai au bout du téléphone du senior de garde !
- Oui, c'est ça, à jeudi.

Consterné par la platitude de mes répliques, je la regarde s'éloigner. Je crois bien que ma petite vie de merde mais bien tranquille, je suis en train d'y foutre le bordel. Un gros bordel…

Je passe l'après-midi en apesanteur avec dans les pattes Mohamed, un fellow tunisien. Un fellow, grosso modo, c'est un médecin étranger dont le niveau peut aller d'excellent à catastrophique, accepté par le patron dans le service pour en général un an, parfois deux. Officiellement, ils n'ont qu'un statut d'observateur mais le deal, c'est qu'on les forme techniquement. En échange, ils sont corvéables à merci. Chez nous, ils doivent gérer les bases de données qui servent aux publications et faire bouche trou dans le service quand il y a pénurie d'internes. J'ai un collègue dans un autre CHU dont le patron fait faire ses gardes à un médecin libyen sans lui reverser le salaire correspondant. Le pauvre ne peut rien dire, il est complètement à sa merci. D'un claquement de doigt (non renouvellement de son pseudo contrat de fellowship), il se retrouve sur le tarmac à Benghazi ou Tripoli. Grande classe !

- Bon Momo, tu attaques. Tu mets les cathéters et tu m'attends pour le transseptal.

Le transseptal, c'est le passage de l'oreillette droite à l'oreillette gauche à l'aide d'une longue aiguille. Soixante centimètres et un bout qui rentre dans les tissus comme dans du beurre. Ça peut évidemment faire quelques dégâts si elle n'est pas poussée précisément au bon endroit.

Un quart d'heure plus tard, l'infirmière m'appelle. Momo, il est plutôt du genre doué. Tu lui montres une fois, tu fais avec lui celle d'après, et à la troisième, il sait faire. Il faut juste refreiner de temps en temps son excès de confiance, mais ça fera un super rythmologue. En revanche, je ne suis pas sûr qu'il reparte un jour en Tunisie. Le mode de vie à la française et les conditions d'exercice font tanguer son patriotisme. Il était comme un fou les premières semaines à propos du matériel qu'on utilisait sans compter, du fait que les patients n'avaient pas à faire la queue des heures pour récupérer une ordonnance d'un mois, des délais opératoires dans le public grosso modo identiques à ceux du privé, du remboursement quasi sans contrôle des cathéters comme des médicaments. Il faut y ajouter le service civique dans la pampa tunisienne qui l'attend en rentrant et son récent penchant pour les alcools forts. Il a découvert avec délice qu'on pouvait distiller à peu près tout ce qui pousse dans un verger. Ça lui a ouvert des perspectives, lui qui ne connaissait jusqu'alors que le whisky. Maintenant, il se renseigne sur les démarches pour bosser dans un centre hospitalier périphérique en tant que praticien attaché. Statut à la con mais il pourrait passer plus tard les équivalences pour être inscrit au Conseil de l'Ordre des Médecins français.

En attendant, c'est reposant pour moi. Je le conseille derrière la vitre plombée sur le déroulement de l'intervention. Il assure, calmement. Honnêtement, je n'aurais pas fait mieux.

Je traîne un peu dans le service. Je n'ai la tête à pas grand-chose. Dix-huit heures trente… je ne vais quand même pas rentrer maintenant. Et pourquoi pas ? Ça fait quand même un peu bizarre quand je referme la porte de mon bureau.

- Tu te casses ?

Merde, Antoine, avec son petit sourire ironique.

- Ouais. J'ai laissé ma clé USB sur mon ordi à la maison. J'ai mon dernier article dessus, je suis coincé. A demain.

Magnifique. Je suis arrivé à sept heures quarante-cinq ce matin, j'ai bouffé en vingt minutes en répondant à deux ou trois coups de fil, soit presque onze heures de boulot non-stop, et je me sens obligé de balancer un gros bobard à un sous-fifre pour rentrer chez moi…

Je file dans les couloirs, soulagé de ne rencontrer aucun autre collègue. Je sors sur le parking, entre dans ma voiture. Je prends mon smartphone. Ça va étonner tout le monde à la maison cette arrivée avant 19h… j'appelle Alban.

- Salut, ça va ?
- Salut, t'es pas au taf ?
- Je suis sur le parking, je me casse.
- Tu t'es encarté au syndicat des cardiologues qui veulent sortir avant 21 heures et c'est ton premier jour ?
- Va te faire foutre. Tu veux pas aller courir ? Une demi-heure trois quart d'heure ?
- Ben j'ai squash à 20 heures. Ça va faire juste sur le timing et trop pour mon petit cœur !
- Pas grave, bon squash.
- Attends ! Attends ! Qu'est-ce que t'as mon pote ? T'as un souci ? T'as eu une autre merde au taf ? Si tu veux, on s'appelle vers vingt-et-une heure trente ?
- Non, non, ça va, c'était juste pour faire un peu de sport. Rien de grave.
- Bon, on se prend une bière vendredi soir, si tu veux. Je suis invité mais je peux arriver tard. On se fait l'apéro au British Pub, dac ?
- Allez ok, à plus.

Je rentre. Marie n'est pas encore là. A la cuisine, Margaux boit un jus d'orange, les coudes appuyés sur la table, le nez dans son smartphone.

- Ben Papa, qu'est ce qui t'arrive ? Tu t'es fait virer ? Tu rentres jamais aussi tôt !
- J'avais fini.
- Ah ouais ? Je ne savais pas que ça pouvait être possible… c'est bien.
- Et toi, ça va ? Le lycée, c'était bien ?
- Ça va, ça va… Bon allez, j'ai un max de boulot pour demain, je te laisse.
- Je vais aller courir.
- Tu as bien raison. Faut pas se ramollir, à ton âge !
- Sympa…

Je vais récupérer mes affaires de sport, chausse mes running, enfile mes écouteurs et sors. Sur le palier, je croise Marie.

- Ben qu'est-ce que tu fais ?
- Je vais courir, à toute.
- Ça va ?
- Ouais on ne peut mieux, à toute.
- On t'attend pour manger.
- Ouais, je sors moins d'une heure.

Je pars sur un bon rythme. J'ai mis ma playlist hard-rock gentil des années 80-90. Au bout de dix minutes je m'arrête. Je ne pense qu'à Malika. Je sors mon IPhone de son étui brassard, me mets sur RMC. C'est Luis Attaque. Du foot. Parfait pour me vider la tête. Je fais mon tour de dix kilomètres en moins d'une heure en écoutant les dernières analyses sur l'OM, le PSG et le Real Madrid.

Au repas, l'ambiance est plus légère. Margaux plaisante sur le fait que je vais enfin bénéficier des trente-cinq heures et profiter de ma famille. Marie ne dit rien. Aurore me demande quand est-ce que je vais vendre ma grosse bagnole qui pollue et aller à l'hôpital en vélo. En temps normal je lui serais rentré dedans. Je lui aurais balancé que je bossais comme un fou. Que un, cette voiture était très confortable notamment pour mon dos qui souffre sous le tablier de plomb, et que deux, je pouvais bien me faire un petit plaisir de temps en temps et ne pas passer pour un con auprès de mes collègues du privé qui roulent avec des engins souvent bien plus chers, bien plus gros et donc bien plus polluants. Ce soir, je ne dis rien. Je souris. J'aide Marie à débarrasser et pars dans mon bureau. J'allume l'ordinateur et me plonge dans les réponses à apporter à un éditeur d'articles.

Chapitre 8

Le lendemain, au staff, douze entrées programmées sur vingt lits. Cinq sorties évidentes. On est donc à moins sept, zéro étant l'équilibre parfait entre le nombre d'entrées et celui des sorties. Chez nous, c'est un nombre fantôme, sauf éventuellement le vingt-quatre et le trente-et-un décembre, quand personne ne veut se faire opérer pour pouvoir passer le réveillon en famille. La cadre du service tire la gueule.

- Je ne peux pas inventer des places, moi. On ne va pas mettre deux patients dans le même lit.

Le Boss lui rétorque :

- Et nous, on ne refuse pas une entrée. C'est comme ça. On a mis des années à fidéliser les correspondants. Si on leur prend les patients dans dix jours, c'est simple, ils vont les envoyer en privé. Vous avez qu'à les héberger en diabéto, en rhumato, au Relai H ou dans le local sécurité incendie. Où vous voulez. Mais on ne les décalera pas.

On refait trois fois le tour de la liste des patients. Quatre sorties supplémentaires, dont une limite. Un petit grand-père fragile que la famille ne veut pas reprendre à domicile. Je dois appeler pour les convaincre.

- Allo ? C'est le docteur A. C'est pour vous prévenir que votre mari rentrera cet après-midi. Il va bien. La pile fonctionne parfaitement, tout va bien.
- Ah mais docteur ça n'est pas possible, on ne pourra pas s'occuper de lui.
- Ne vous inquiétez pas, on a tout prévu. L'infirmière passera pour les pansements.
- Oui mais il y a les repas et la toilette et tout ça…
- Et comment il faisait avant ?
- Et bien c'était dur, vous savez… j'ai du mal avec mon dos. J'ai été opérée l'année dernière.
- J'imagine, mais vous comprenez-bien qu'on ne peut pas le garder juste pour le laver et le faire manger. On a plein de patients qui attendent.
- Je pensais que vous l'auriez gardé une semaine… c'est quand même pas rien, une pile, à son âge…

- Mais non, c'est une petite intervention. Vous savez dans certains centres les patients entrent le matin et sortent le soir.
- Oui mais il va avoir quatre-vingt-huit ans quand même.
- Justement, il sera mieux à la maison. Ne vous inquiétez pas, tout va bien se passer. On s'occupe de tout, les ordonnances, l'infirmière, les pansements. Vous n'aurez rien à faire. Allez bonne journée.
- Bonne journée docteur.

Les collègues sourient.

- Bien joué ! Me glisse Antoine, l'air admiratif.

Auréolé d'un truc dont je ne suis pas forcément hyper fier, je me dirige vers le bloc.

Deux heures plus tard, je suis toujours sur la même intervention à essayer de faire rentrer une sonde de pacemaker dans une petite veine cardiaque. Le patient est passé deux fois en deux mois dans le service pour des essoufflements majeurs et quinze kilos d'œdème. Il ne peut plus rien faire. A soixante-huit ans, c'est moche… on lui a vendu ce système qui permet de resynchroniser les parois cardiaques les unes avec les autres. C'est une intervention devenue tellement banale qu'on n'a même pas dû évoquer la possibilité d'un échec. Pour la énième fois, tout le matériel s'éjecte hors de la veine lorsque je pousse à peine cette satanée sonde afin de la faire avancer. Je recommence les mêmes manœuvres et jette un coup d'œil au temps de radioscopie. Ça fait quarante minutes de rayonnement et la sonde n'est toujours pas en place. J'ai le haut du corps contre le tube de fluoroscopie. J'imagine mes petites cellules saines se transformant en démoniaques cellules cancéreuses. J'ai chaud au visage. Les équipes de la radioprotection nous disent que nos doses de rayons reçues sont transmises et surveillées par la médecine du travail. En dix ans, je n'ai jamais eu de retour. Pourtant, je passe ma vie à y être exposé. En tant que médecins titulaires, on bénéficie d'une formation tous les cinq ans. On y va à reculons, en râlant. Pas que ça à foutre. Les internes, les stagiaires, ne parlons pas des fellows étrangers ne sont pas conviés et n'ont aucune notion des règles de base pour se protéger et limiter l'exposition du patient et du personnel. Et comme ça ne doit pas faire partie des critères retenus par les référents qualités, on s'en fout… pas le temps de se s'y intéresser, pas le temps de se former, pas le temps d'appliquer les mesures de protection. La plupart de mes collègues ne prennent même pas la peine d'installer les plaques plombées évitant que le faisceau rayonnant n'aille directement sur leur bas ventre. C'est des bonshommes, comme diraient les jeunes. Ils n'ont pas peur. Il m'arrive de leur faire un mini-topo sur la radioprotection. On m'écoute poliment. Mais si je repasse le lendemain, je les vois faire exactement la même chose. Le risque doit leur paraître minime et surtout lointain… de temps en temps, on apprend que tel collègue cardiologue ou radiologue à la retraite est traité pour une leucémie. On ne se pose pas trop de questions.

Bref, je suis toujours là à suer à grosses gouttes. Le haut de ma tenue, trempé, colle contre le tablier de plomb et la tunique stérile.

Après trente minutes supplémentaires, je franchis enfin le rétrécissement veineux. Le mec du labo retrouve le sourire et le fait savoir. Pas de sonde, pas de défibrillateur, comme dans la blague du chocolat.

- Il est fort, ce Cédric ! Honnêtement, je ne pensais pas que ça pouvait passer. Tu as fait comment ?

Je ne sais pas si c'est sincère ou pas, mais ça flatte agréablement mon égo, et j'en ai besoin. Impossible de savoir ce que j'ai modifié dans mes mouvements pour que la sonde daigne enfin progresser.

- Oh tu sais, c'est au feeling. Rappelle-toi qu'on fait de l'art, pas de la science !

Il rigole. Je branche les câbles pour vérifier les paramètres électriques. Je lance à l'infirmière.

- Allez, vas-y, envoie la purée !

Et là, rien… l'influx électrique est effectivement envoyé mais ne permet pas de capturer le muscle, donc de générer une contraction cardiaque. Je demande à l'infirmière de vérifier les branchements. Je vérifie moi-même les connexions de mon côté. Je fais changer le câble pour en prendre un neuf. Je pousse la sonde et refais les mesures. Dix fois. Rien n'y fait… tout ça pour rien. J'ai envie de hurler. Je soupire et m'adresse au patient.

- Monsieur Henry, vous m'entendez ? C'est pas possible, chez vous. J'ai enfin pu placer la sonde dans la seule veine accessible, mais le muscle en regard est trop malade et ne se contracte pas quand on envoie le courant. Il va falloir renoncer. On discutera si on peut rajouter une troisième sonde par une autre voie.

Je laisse l'interne finir et vais me changer dans les vestiaires. En sortant du bloc, je suis accosté par sa femme.

- Vous êtes le docteur A ? C'est vous qui vous êtes occupé de mon mari, Monsieur Henry. Ça s'est bien passé ?

- Ah… eh bien justement, j'allais vous voir dans la chambre. Venez, on va discuter.

- Il y a une complication ? Il n'est pas arrivé un malheur ?

- Non, non, il va bien, mais je n'ai pas pu mettre cette fameuse sonde gauche, la plus importante. Enfin, si, j'ai pu la mettre mais son muscle en regard est trop malade.
- Oh mon Dieu, c'est pas possible. Comment il va faire ? Il ne peut plus bouger, docteur… il passe sa vie au fauteuil. Et même rester allongé à plat dans le lit, il ne peut plus…
- On va y réfléchir avec mes collègues. On va voir s'il y a une autre solution.
- Le cardiologue nous avait dit que c'était la seule. Qu'à son âge et avec ses poumons abîmés, on ne lui ferait rien d'autre.

Sa lèvre commence à trembler. Une larme coule sur sa joue.
- Ne vous inquiétez pas, on va en discuter. Je reviendrai vous voir demain matin.

Quelques heures plus tard, j'appelle un chirurgien cardiaque pour lui présenter le dossier. Peut-il envisager de l'opérer par voie chirurgicale ?
- Il est mal barré ton gars… avec ses poumons pourris, les anesthésistes n'accepteront jamais de l'endormir. Même pas la peine d'essayer. A part lui conseiller un bon notaire, je ne vois pas ce qu'on peut faire pour lui….
- Ouais, t'as probablement raison. Je vais en parler à Nicolas. Voir si on peut lui mettre une assistance circulatoire (en gros une turbine externe avec laquelle il se balade en permanence) ou aux néphrologues, pour une dialyse. Mais bon, on lui vend une petite pile pour le refaire cavaler et le résultat final, c'est un vague espoir de finir en Robocop version EHPAD. Ça fait pas rêver…
- Ouais, t'es pas Dieu non plus. À un moment, t'es pas responsable du dossier pourri de tes patients. S'il n'avait pas défoncé ses poumons à la nicotine, je lui mettais sa sonde la semaine prochaine.
- Je vais peut-être pas lui dire comme ça…

Le lendemain, je frappe à la porte de la chambre du patient. J'entre. Sa femme et sa fille (je suppose) sont en pleurs. Je sais que Nico est passé les voir pour leur parler de l'assistance circulatoire. Pour la dialyse, c'est mort. Les néphrologues l'ont contre-indiquée en raison d'une grande balafre abdominale et d'une tension trop basse, rédhibitoires pour cette technique.

Le patient demande à sa famille de sortir. On reste silencieux le temps qu'elles prennent leurs affaires.
- Alors doc, je vous ai posé une colle, c'est ça ?
- Ben oui… c'était très compliqué d'amener la sonde dans la seule veine existante et une fois que j'ai réussi, on s'est rendu compte que la

zone était trop malade pour que l'influx électrique entraîne une contraction cardiaque.

- J'ai suivi le déroulement de l'intervention. A un moment, j'ai pensé que c'était gagné. J'ai senti tout le bloc vibrer. C'était presque beau. Mais ensuite, j'ai bien compris que ça ne fonctionnait pas. Bon, peu importe, on ne va pas refaire le match, comme on dit. On va parler entre hommes.
- Je vous écoute.
- J'ai vu votre ami, Nicolas-je-ne-sais-plus-comment. Il m'a montré sa machine. La seule solution d'après lui. C'est bien ça ?
- Oui, l'équipe chirurgicale pense que vous ne supporterez pas une intervention avec ouverture du thorax sous anesthésie générale.

Il me regarde, bras croisés, en souriant. C'est probablement un ancien beau mec, mais la clope et les gros repas alcoolisés le font ressembler maintenant à une vieille Mercedes pourrie par le temps. Il garde malgré tout une prestance évidente. Le genre de gars qui n'a pas dû recevoir beaucoup d'ordres dans sa vie.

- Et pensez-vous honnêtement qu'un de vos collègues puissent faire mieux que vous ? Dans une autre clinique, un autre CHU ? Attention, c'est une question difficile !
- Honnêtement, je ne pense pas. Mais vous savez, on ne peut jamais être certain. J'ai déjà montré les films que j'ai enregistrés hier à mes collègues du service. Ils étaient perplexes. Mais si vous voulez, je peux les transférer à quelques-uns des autres grands centres français.
- Oui s'il vous plait, comme ça, on n'aura pas de regret… même si je sais que votre CHU a une bonne réputation. D'ailleurs, mon médecin m'a dit que c'est vous qu'il choisirait s'il devait subir la même intervention.

Je souris en tâchant de garder un air compatissant. D'un mouvement de menton, je l'invite à poursuivre. Il reprend.

- On va donc passer par cette petite formalité sur laquelle je ne me berce pas trop d'illusions. Par contre, si personne ne pense pouvoir faire mieux, on arrête les plaisanteries. Je ne me vois pas vivre harnaché à une putain de machine. J'ai toujours été un battant, solide au travail et en dehors. Un homme à femmes, si vous voyez ce que je veux dire. J'ai eu des gros postes de commerciaux et de directions d'entreprise. J'ai côtoyé tous les maires de la ville depuis des décennies, des députés et le gratin des gens influents de la région. J'ai toujours fait du sport, malgré la clope. Bon à la fin c'était le golf. Mais j'étais pas mauvais, vous pouvez me croire. Bref, on ne me croisera pas dans la rue, harnaché à votre machine. Je vais me mettre au vert et régler quelques détails pratiques avec mon notaire. Dès que ça deviendra trop compliqué, mon généraliste, qui est un ami, me donnera ce qu'il faut pour que ça aille vite. Et quand vous apprendrez que c'est fini pour moi dans le journal, buvez un verre à ma santé, et basta !

- C'est un peu extrême comme décision…
- Doc, j'ai pas l'habitude de ménager mes troupes. A long terme, quel est mon avenir ? Six mois ? Un an ? Un peu plus avec votre machine mais en vivant avec la menace de faire un AVC à tout moment ? Des hospitalisations, des essoufflements pour des efforts minables puis permanents… cloué au lit avec une aide à domicile pour me torcher le cul… c'est pas sérieux. Pas pour moi. Je comprends que vous ne sautiez pas au plafond. D'ailleurs, je ne vous demande pas un avis, mais simplement de respecter ma volonté. Volonté mûrement réfléchie, je vous le garantis. Il me semble qu'il est juste de vous en informer car vous avez visiblement fait tout ce qui était en votre pouvoir hier pour me sortir de ce putain de trou. J'imagine que d'autres se seraient arrêtés bien avant pour aller faire une intervention plus intéressante, draguer les infirmières ou simplement sortir plus tôt rejoindre leur famille.

Je ne sais pas trop comment réagir à ce nouveau compliment en situation un peu tragique. Je choisis de faire sobre.

- J'ai bien compris. Je vous tiendrai au courant de l'avis de mes collègues.
- Envoyez-moi la réponse par courrier, sans fioriture. Ne m'appelez pas. Ça serait pénible et ni vous ni moi ne saurions quoi dire.
- Je ferai comme vous voudrez. En attendant, si vous avez besoin, vous passez par mes secrétaires et je vous rappelle.

Je sors de la chambre. Sa femme m'attend dans le couloir, en larmes.

- Il vous a dit ? J'espère que vous avez pu le convaincre ? Ça ne peut pas s'arrêter ! Il ne se rend pas compte !
- On a longuement discuté. Je ne peux pas lui imposer cette assistance. C'est déjà compliqué, alors si le patient n'est pas d'accord...
- Retournez le voir demain, je vous en supplie ! Faites-lui accepter la machine !
- Ok je passerai le revoir, c'est promis.

Mon téléphone sonne. Je m'excuse et m'éloigne avec soulagement. Je rentre dans mon bureau pour préparer le diaporama pour ma réunion du soir. EPU, pour enseignement post universitaire. Comme d'habitude, je suis invité par un laboratoire pharmaceutique à parler à un groupe de médecins généralistes dans l'une des bonnes tables de la région. Ce soir, c'est sur les anticoagulants. Le labo fournit un stock de diapos toutes faites, j'en sélectionne une dizaine et rajoute un topo sur ce qui m'intéresse, à savoir les ablations de tachycardie, question de faire de la com' sur mon activité. Le délégué commercial est un ami. Je le connais depuis longtemps. C'était un des rares à daigner parler aux internes et jeunes chefs et pas seulement aux grands patrons. Il m'a invité dans plusieurs congrès à travers le monde et on a passé ensemble quelques soirées mémorables.

Financièrement, les labos me lâchent entre cinq cent et mille euros pour la soirée. Le contrat indique que je suis libre de mes propos mais évidemment, la situation se prête mal à détruire le médicament en question. L'idéal est de faire une ou deux critiques pour montrer que je suis malgré tout objectif sur le produit. Je pense que l'auditoire n'est pas dupe mais ça ne pose aucun problème. Tout le monde fait ça. Les médecins me voient parler au nom de l'anticoagulant Alpha à une réunion, Béta la semaine suivante et Gamma celle d'après. No problem.

Je rejoins le resto un peu avant vingt heures. Il y a déjà une dizaine de médecins. Ouf ! C'est toujours un petit stress. Que la réunion fasse un flop. Qu'un EPU "concurrent" ait raflé la mise. Ou qu'on tombe le même soir que la demi-finale de la ligue des Champions (ce type de détail technique, en général, je suis au courant). Tu te retrouves alors à parler à deux médecins et au gars du labo dans une grande salle de resto vide. Ça fait vraiment looser. Je plie le topo en quinze minutes. Passé ce délai, les esprits s'égarent, fatigués par les onze ou douze heures de consultations. Je réponds à quelques questions et on passe à table. A ma gauche, trois vieux de la vieille critiquent le menu en évoquant le temps où ces réunions se tenaient dans des trois étoiles et où bobonnes suivaient dans les congrès *all inclusive*. Marc, le délégué, renchérit. Effectivement, tout fout le camp. Il y a dix ans, il avait une grosse Audi pour voiture de fonction. Aujourd'hui, c'est un monospace Ford. Tous les budgets ont été revus à la baisse. Triste…

Vingt-deux heures trente, fin du repas. Je laisse mon numéro perso à une nouvelle médecin qui vient de s'installer. Elle pourra comme ça me contacter directement, sans passer par notre secrétariat qui ferme à dix-huit heures alors qu'elle consulte jusqu'à vingt. Je prends les coordonnées de deux patients que je convoquerai demain pour discuter d'intervention. La plupart des convives sont largement positifs question alcoolémie. Tout le monde rentre en voiture. On dit qu'on fait attention. Sur le parking, Marc me rattrape :

- Hey, Cédric, ça t'intéresse un congrès organisé par le labo à Paris, dans un mois. L'intervenant pressenti s'est désisté. Le sujet est tout con, sur les anticoagulants après ablation. Tu as dû le faire cent fois. Ça te prendra cinq minutes à préparer, mille cinq cents euros à la clé !
- Oui, ok je dois être par là. Tu me préciseras la date exacte.
- Nickel, tu nous sauves la mise. Je passerai te voir pour signer le contrat. Par contre, je ne pourrai pas venir avec toi. C'est le national qui organise. Je vais leur dire que tu n'es pas dispo le soir. Tu seras peinard. Sauf si tu préfères rencontrer les huiles de la société ?
- Non, c'est bon, je me débrouillerai comme un grand.
- Tu m'enverras tes notes de frais.
- Oui, ok, merci.

Chapitre 9

Je recroise Malika le lendemain dans les couloirs du service. Elle brancarde un patient transféré en urgence aux soins intensifs. Je suis le mouvement de loin. Je discute avec un interne devant le box où elle fait les transmissions à son collègue. Je l'aborde lorsqu'elle quitte l'unité sans sa collègue aide-soignante qui reste parler avec la secrétaire.

- Ça va ?
- Ça va…
- On se voit demain ?
- Oui, oui. Sauf si tu as peur que je te perturbe dans ta mission.
- T'inquiète, je commence à avoir fait suffisamment de gardes pour pouvoir gérer ça.

Le lendemain, journée lambda. Le soir, je file aux soins intensifs. J'ai encore une fois de la chance. L'interne avec moi est en dernière année. Il sera autonome et ne devrait pas trop me déranger sur la nuit. Je fais une photocopie de ses transmissions pour avoir des infos valables et on se répartit les trois entrées qui n'ont pas été vues par l'équipe de la journée. Ils ont encore une fois pris la foudre. En douze heures, la moitié du service a été renouvelée sans avoir de place de réserve. Ils ont dû négocier pas à pas chaque transfert en réa, en unités de cardio ou dans les centres hospitaliers périphériques. En gros, du travail de secrétaire. Mais si la secrétaire appelle, elle se fait rembarrer, alors c'est le médecin qui s'y colle. Belle utilisation du temps médical…

A vingt-trois heures, tout est à peu près cadré, dans le service et aux urgences. On attend un infarctus qui arrivera dans quarante-cinq minutes. On prend vingt minutes de pause pour manger dans la salle de repos. On sort les plateaux "repas médecins" du frigo. Haricots, rôti de dinde, salade de mauvaises carottes et yaourt nature… la fête… je ne suis même pas sûr, vu l'intensité du rythme pendant les gardes, que la balance calorique soit positive. On devrait déposer le brevet pour régime amaigrissant.

Je monte me coucher à minuit. L'interne a encore trois avis à donner aux urgences et on attend un patient avec trois centimètres de liquide autour de son cœur. Il va falloir l'évacuer. Je rentre dans la chambre de garde. Malika est sur le lit. Elle bouquine. Elle lève la tête, pose son livre et me sourit.

- Ah bien doc, il faut être motivée pour vous attendre !
- Je suis vraiment désolé. On a fait ce qu'on a pu…
- Vous avez un peu de temps ?
- On attend une tamponnade[8] dans deux, trois heures. L'interne gère le service et les urgences.

Elle se lève, s'approche et entoure ses bras autour de mon cou.

- Deux, trois heures ? Est-ce que ça va suffire ?
- A dormir, sûrement pas !

Je l'embrasse. Elle me saute au cou et m'enlace avec ses cuisses.

Une heure trente, le téléphone sonne. Je suis en nage, essoufflé. Je me redresse, récupère le combiné, décroche. C'est l'interne.

- Ouais ? Dis-moi ?
- Euh, t'es essoufflé, tu montes des escaliers ?
- T'occupe, je dormais pas, je faisais des pompes.

Malika pouffe.

- Le patient de la six, il m'inquiète. Sa tension chute, il commence à se marbrer, il crépite aux deux hémi-champs pulmonaires. Je comprends pas.
- T'as fait l'écho ? Il a pas une CIV[9].
- Euh, j'y avais pas pensé… je vais rebrancher l'appareil d'écho. Tu peux passer, j'en ai pas vu des caisses ?
- Ouais… j'arrive.

Je me tourne vers Malika qui se rhabille. Sans tourner la tête, elle lance :

- Bon c'était cool. Cool, bref et intense !
- Désolé…
- C'est la vie. De toute façon, c'est pas plus mal que je rentre.
- Tu bosses demain matin ?
- Non mon chou ! Si je devais me lever à cinq heures trente pour embaucher à sept, je serais pas là !
- Tu mets une heure trente pour te préparer ?
- Tout le monde n'a pas une vie simple…
- Désolé, je voulais pas dire ça.
- T'inquiète, va sauver des vies, je vais essayer de gérer la mienne.

---

[8] Tamponnade : cf note 6.

[9] CIV : communication entre les deux ventricules. Complication classique, rare et gravissime d'un infarctus du myocarde.

Je descends aux soins intensifs et rejoins l'interne. Il fait l'écho :

- T'as raison, c'est une CIV… Elle est balaise, c'est un peu la merde…

Le patient demande :

- C'est grave, il y a un problème ?
- On discute avec mon collègue. La merde, c'est un peu excessif, mais oui, il y a une complication. Vous savez, il y a une paroi entre les deux ventricules. C'est là que vous avez fait votre infarctus et ça a tellement fragilisé cette paroi qu'elle s'est comme déchirée. Ça fait un trou et le sang s'y engouffre au lieu de sortir du cœur pour aller dans l'organisme.
- C'est grave ?
- Ben oui, assez. Il va falloir en parler au chirurgien.
- Ah oui quand même… et on peut en mourir ?
- Non, non, on va réparer ça (Gros mensonge). On va aller avertir nos collègues anesthésistes et chirurgiens et on reviendra vous voir. Dans tous les cas on va adapter le traitement pour que vous soyez moins essoufflé.
- Merci docteur.

Je sors dans le couloir.

- Putain, j'y avais pas pensé à la CIV.
- Ouais et tu n'avais pas pensé non plus que quand tu parles à cinquante centimètres du patient, il t'entend ? « Un peu la merde », c'est pas très cool…
- 'Scuse, j'ai pas fait gaffe… bon on appelle le chir ?

Ok, il s'en fout… appelons le chir…

- Oui, et bombarde le de diurétiques. Qu'il vive les peut-être derniers instants de sa vie sans être trop essoufflé.

Le lendemain, je m'arrange pour passer voir Malika en prétextant un dossier à présenter à une collègue qui bosse dans son service.

- Je suis d'astreinte mercredi. Je vais dire à ma femme que je suis appelé. Tu es dispo ?
- Non, mercredi, c'est pas possible, désolée. Et arrête de chuchoter, ça fait trop bizarre !
- Pardon. Et sinon, je vais à un congrès à Paris à la fin du mois prochain. Je serai seul. Tu veux m'accompagner ?

Elle me regarde sans répondre, un sourire aux lèvres.

- Enfin, t'es pas obligée. C'est peut-être pas une bonne idée.

Elle éclate de rire.

- Non je ne suis pas obligée, mais c'est quand même une bonne idée. Tu me donneras les dates, il faut que je m'organise.

Chapitre 10

Le soir, réunion avec les chirurgiens cardiaques. Leur activité est en chute libre. Les collègues de cardiologie interventionnelle leur coupaient déjà depuis longtemps l'herbe sous le pied avec les stents qui concurrençaient les pontages. Depuis quelques années, c'est la prise en charge des changements de valves aortiques qui est en passe d'être révolutionnée. La grande et noble chirurgie se fait attaquer par une nouvelle technique. Son petit nom, TAVI, pour *Transcatheter Aortic Valve Implantation*. Pour les patients, c'est évidemment moins lourd. Une ponction dans l'artère au pli de l'aine plutôt qu'une grande cicatrice en travers de la poitrine, réveil au bout de quelques heures plutôt qu'une nuit, intubé, en réanimation, lever le lendemain avec petite sensibilité au niveau de la cuisse plutôt que les douleurs thoraciques liées au découpage du sternum à la scie électrique. Présenté comme ça, il n'y avait pas photo. A ce jour, cette technique reste réservée aux contre-indications à la chirurgie cardiaque. Mais il n'y a aucun doute qu'à l'avenir, ça deviendra la référence. Les chirurgiens étaient soigneusement tenus à l'écart par mes amis cardiologues interventionnels. Ils n'étaient appelés qu'en cas de complications ou de procédures atypiques. Ils enrageaient, évidemment. Leur égo de sauveurs du cœur, voire du monde, mais également leur activité privée en avaient pris un sacré un coup. Ce d'autant que, dans les cartons, se préparaient la possibilité de réparer les autres valves cardiaques par voie endovasculaire.

On se réunit dans la salle de staff du service. L'équipe chirurgicale est là. Au grand complet. Ils ne s'adorent pas vraiment mais ont consenti, compte tenu de la situation, à remiser leurs petits différends pour faire front commun. Le chef de l'unité d'anesthésie est également de la partie. Les cardio interventionnels sont tous présents. Chacune des autres unités a envoyé son chef et éventuellement un autre médecin. C'est à ce titre et, je l'espère, celui de futur professeur, que j'ai été convié. Guy, le chef de service de chirurgie, prend la parole et expose ses arguments. Après quelques formules de remerciements d'une ennuyeuse platitude, il attaque le vif du sujet. Lui et ses collègues souhaiteraient que les dossiers de valve aortique soient tous réellement discutés, comme préconisé par les recommandations, en réunions pluridisciplinaires, avec cardiologues, chirurgiens, anesthésistes, gériatres. En gros, il veut remettre un peu la main sur le processus de décision pour garder un flux de patients vers ses blocs opératoires. Il demande également à ce que ses jeunes collègues puissent se former à ces fameuses interventions TAVI, d'une part pour diversifier leur activité, d'autre part pour gonfler leur CV en vue d'une installation future. Il me fait presque pitié. C'est un peu le vieux mâle alpha. Celui qui, il y a quelques années, nous terrorisait, nous les jeunes cardiologues, quand on lui présentait les dossiers des patients à opérer. On avait vraiment l'impression de passer un grand oral. Et maintenant, il vient presque se mettre les quatre pattes à l'air, en présentant ses parties intimes. Le chirurgien roi déchu quémande une place dans le monde de la cardiologie interventionnelle.

Jean-Jacques, le chef de service, responsable du secteur valves et coronaires, a visiblement préparé ses réponses. Il n'arrive même pas à masquer un petit sourire, témoignant de sa jubilation intérieure. Il prend une grande inspiration et… le défonce, pendant cinq longues minutes. Le grand jeu. Il lui parle de sens de l'histoire et de marche vers le progrès. Sous-entendu, les chirurgiens sont complètement passés à travers. D'un autre côté, il n'a pas complètement tort. A l'arrivée de la technique, ils s'étaient montrés assez hautains et dédaigneux, fort de leur expérience de plusieurs décennies. Il embraye avec l'impératif de respect de la volonté du patient, plus séduit par une intervention via un petit trou dans l'artère plutôt qu'une grande chirurgie thoracique forcément plus invasive. Il finit par un petit rappel historique sur le courage des cardiologues (comprenez, lui), qui n'ont pas hésité à se lancer vaillamment dans l'aventure. Bon, c'est surtout les patients qui avaient pris des risques, même si on devait lui concéder un évident feeling qui avait fait de notre CHU l'un des leaders à l'échelle nationale et même internationale. Sur la défensive mais n'ayant que peu de cartes en main, Guy fait valoir le fait que les chirurgiens sont toujours présents en cas de complications survenant lors de nos interventions, ce qui est vrai. Que sa spécialité séduit de moins en moins, également vrai. Que les jeunes internes sont moins enclins que leurs ainés à passer sept ou huit ans à alterner gardes et astreintes tous les trois jours et qu'il faut donc trouver des moyens pour les attirer. Pas faux. Qu'on aura toujours besoin d'eux pour nombre de chirurgies qui ne pourront pas se faire en interventionnel. Toujours vrai. Malicieusement, Jean-Jacques lui fait remarquer qu'il se dit en rupture sur le rythme de travail, mais nous demande de lui "donner" une partie de notre activité. Le vieux chirurgien, acculé, se résout à lancer son ultime argument.

- Nous allons demander un poste de praticien hospitalier en plus pour faire tourner les tableaux d'astreintes dans des conditions plus raisonnables. Nous souhaiterions que dans ce projet d'activité, soit actée notre participation aux implantations de TAVI. Vous êtes les premiers à qui on en parle, mais j'aimerais porter ce projet de poste rapidement au directeur du CHU.

Anton se redresse sur son siège et lève le bras avec véhémence pour demander la parole. Jean-Jacques l'arrête d'un geste de la main en souriant.

- Je vais répondre à la place de mes jeunes collègues, un peu fougueux et qui j'en suis sûr, peuvent s'emporter. Votre requête n'est pas simple à accepter. J'entends vos difficultés en ressources humaines, mais avouez que c'est un peu difficile pour nous de perdre une partie d'une activité que nous avons investie à la force du poignet. Après vous, qui seront les prochains ? Les gériatres, qui nous servent de cautions morales pour valider les implantations. Pourquoi pas après tout. S'ils ne signent pas la feuille de concertation pluridisciplinaire, comme les anesthésistes d'ailleurs, on ne peut pas implanter. Une petite formation accélérée, Anton ou Paul derrière eux pour les guider et dans trois mois, ils peuvent prétendre venir opérer !

- Jean-Jacques, restons sérieux. Je ne vais pas nier que vous avez les cartes en main. Vous nous avez écoutés et je vous en remercie. Maintenant, discutez-en tranquillement, en gardant en tête le bien du patient, de l'institution et la pérennité de notre collaboration.

La délégation chirurgicale quitte la pièce. Anton prend la parole.

- C'est quoi cette blague ? Ce mec, ça fait quinze ans qu'il nous traite comme de la merde. Je me souviens, quand on était interne, il nous mettait plus bas que terre. Il s'amusait, cet enfoiré, à nous interroger sur les films de valve à opérer quand on allait lui présenter des dossiers. Quand tu te plantais, il te déboîtait devant tout le monde. Idem quand il te manquait un détail dans les antécédents, comme s'il ne pouvait pas se bouger le cul et interroger lui-même le patient. On aurait dit qu'on demandait une audience à Versailles. Et maintenant qu'il est dans la merde, il vient pleurer pour qu'on lui file des patients ? Qu'il aille se faire mettre bien profond. Moi, je le veux pas dans mes pattes. Le TAVI, c'est la cardio. Comme vous l'avez très bien dit, c'est nous qui avons monté tout ça, grâce à vous, Monsieur. On s'en est tapé, des réunions, des dossiers pour vendre le projet à l'administration, pour convaincre les industriels de nous faire confiance en nous faisant intégrer les premières vagues de centres implanteurs. On n'a quand même pas fait ça pour rien.

Le Boss se penche vers moi et me glisse à voix basse.

- Tu vois, Anton, il est un peu con, mais c'est un tueur. Un mec qui se laisse pas emmerder. Tu devrais en prendre de la graine…

Je ne réponds rien.

Jean-Jacques sourit et reprend la parole.

- Anton, je comprends ton énervement. Mais tu vois, la différence entre un jeune loup comme toi et un vieux sage comme moi, Jacques ou Victor, c'est que nous avons quelques coups d'avance. Nous en avons déjà discuté tous les trois et nous allons répondre favorablement à leur requête. Tss tss tss, laissez-moi finir. On va leur laisser quelques miettes de TAVI. De toute façon, d'ici quelques années, on va crouler sous les indications. Même avec un praticien de plus, ils ne pourront y consacrer qu'à peine une demi-journée chacun. Ils ont leur programme de chirurgie classique qui, quoi qu'on en pense, n'est pas près de disparaître totalement. Et puis comme il l'a dit, il y a les tableaux d'astreintes. Les petits nouveaux dans la filière, même s'ils ont un peu plus de testostérone que nos jeunes internes en cardio, ils ne vont pas vouloir indéfiniment opérer les lendemains d'astreinte en ayant dormi deux heures. Je ne suis pas inquiet. Ils n'auront jamais une force de frappe suffisante pour empiéter sérieusement sur notre activité. En revanche, on va les coincer et les niquer en allant leur piquer leurs créneaux de bloc opératoire.

Il se tourne vers Victor et le Boss en souriant. Les trois ont l'air très satisfait. Il reprend.

- On va les laisser exposer de manière officielle leur problématique. Ils perdent des patients, leur activité décroît, la nôtre explose ? OK, on leur donne une dizaine de patients par semaine. Peanuts pour nous.

- Quinze mille balles en secteur privé…

- Anton ta gueule. Tu parleras quand j'aurai fini.

- Pardon, Monsieur.

- Donc, on leur file de quoi regonfler leur secteur privé pour continuer à amener bobonne et les enfants au ski en Suisse ou en Autriche. Par contre, une fois qu'ils auront publiquement admis que leur activité est en berne, je demanderai à ce que nous puissions investir une partie de leurs créneaux de bloc. Une demi-journée pour chacune des sessions que nous leur octroierons. Je pense qu'ils ne pourront pas refuser.

Anton éclate de rire.

- Et au-delà, on vendra cette association médico-chirurgicale aux correspondants. C'est très porteur, les *heart teams*. On rajoutera les gériatres et les anesthésistes.

- Il faudra aussi une infirmière, un arabe et un pédé, pour la diversité !

- Très drôle, Anton. Bon, pour fêter cette future petite victoire, on vous propose d'aller prendre un verre au Mojito Bar. C'est sur la note de l'association.

On se retrouve au centre-ville. Une table nous a été réservée. Paul a hérité de la carte bancaire et s'occupe des tournées. Il a visiblement bloqué sur l'une des serveuses et met de plus en plus de temps à revenir avec les consos. L'ambiance est festive. En héros, les trois patrons savourent. Jean-Jacques a enlevé sa cravate et après trois cocktails, raconte les histoires de cul du temps de leur internat. Le Boss est en face de moi et me jette de temps en temps un regard amusé. Je repense à sa phrase sur Anton. Un mec qui a des couilles. On finit à une heure. Les quelques planches de charcuterie n'avaient aucune chance d'éponger la quantité de Mojito, Get 27 et autres vieux rhums. Je rentre à la maison dans un sale état. Je souris bêtement, satisfait et rassuré d'appartenir à un groupe solide. Un groupe de gagnants.

Chapitre 11

Quelques semaines plus tard, Paris.

Je jette ma valise sur le lit de la chambre du Hilton. La clim est à fond, il fait dix degrés. J'ai rendez-vous avec Malika dans une heure à Bastille. Je récupère mon portable, mon portefeuille, et ressors. Il faut que je trouve une supérette ouverte à cette heure pour acheter des capotes. Que je devienne autonome. Au moins pour ça.

Sur le chemin, je passe un coup de fil à Marie pour lui dire que je suis bien arrivé. Elle s'étonne. En général, je prends l'un des derniers trains pour finir ma journée de bloc et n'arrive qu'à vingt-deux ou vingt-trois heures sur Paris. Cette fois-ci, j'avais réservé en fin d'après-midi, prétextant une rencontre avec l'équipe du laboratoire pour préparer d'autres réunions. Pipeau…

J'arrive au Franprix. Je n'ose pas prendre seulement la boîte de préservatifs. J'embarque aussi une bouteille d'eau pétillante et deux plaques de chocolats. Le vendeur s'en fout. Il ne me regarde même pas. Je jette immédiatement le ticket pour ne pas le laisser traîner dans une poche. J'ai le cœur à cent à l'heure, chaud à la tête. C'est complètement débile. Je me déteste. Je passe ma vie dans le cœur des gens avec leur vie entre mes doigts et je ne peux pas acheter une boîte de capotes. Je ne sais pas si c'est le poids de l'héritage judéo chrétien ou juste une tare personnelle…

Je remonte à l'hôtel, passe sous la douche, me lave les dents et descends prendre un taxi. Je récupère le reçu que je donnerai à Marc pour me faire rembourser. Ça n'est pas totalement clean. Mais ça passera crème. Tout le monde fait ça. Le labo n'est pas très regardant. Vu le nombre de boîtes d'anticoagulants que je prescris mais surtout, qu'ils espèrent faire prescrire aux médecins invités à m'écouter, ils auraient pu affréter un jet privé. J'ai retiré deux cents euros de cash pour ne pas avoir de ticket de carte bancaire compromettant. La place de la Bastille est noire de monde. Je prends mon portable et appelle Malika. J'ai enregistré son numéro à Marie K société DEFCO. Ça ne fait pas trop sexy et j'ai des centaines de contacts de ce type dans mon répertoire. Je supprime simplement l'historique de nos appels pour éviter toute catastrophe à la maison. Je ne pense pas que Marie fouille mon téléphone en cachette, mais je préfère rester prudent.

On se retrouve quelques minutes plus tard, un peu empruntés. C'est notre première rencontre en dehors du CHU et de ses extensions. C'est incontestablement plus officiel. Pour le resto, après réflexion, voire calculs interminables, j'ai choisi un italien. Ça fait un peu romantique, il y a plus de veau que de porc (je ne sais pas si elle est pratiquante même si j'en doute) et ça me paraissait stupide de viser un étoilé ou un gastro. Je ne voulais pas jouer au cardiologue blindé qui étale son fric. Il faut également avouer que je ne voulais prendre aucun risque de croiser une connaissance, confrère ou commercial. Je flippais déjà suffisamment sans en rajouter. Même si à Paris, la probabilité est raisonnablement proche de zéro.

On échange à peine trois mots sur le trottoir bondé. Le voyage, le monde, le resto pas loin. Je n'ai pas proposé de lui tirer sa valise. Je garde mes mains dans les poches de mon blouson, ça règle la question de prendre la sienne. On pénètre dans la trattoria. On s'installe en silence. Le serveur nous donne les cartes. Elle se plonge dans l'étude du menu.

- Bon, c'est moi qui invite…

Elle lève la tête et me regarde ironiquement.

- Ah oui, tu es l'homme, le cardiologue. Tu ne vas pas vouloir que je paie ma part, c'est ça ?
- Ben, oui. Déjà que tu as payé le trajet et que pour moi, tout est gratos…
- Tu vas te faire rembourser le repas ?
- Non, c'était pas prévu.

Silence.

- Bon alors, cette réunion demain. Tu vas parler devant combien de personnes ?
- Bof, une centaine, j'imagine.
- Et alors, pas de trac ?
- Non, c'est en français, c'est un sujet de rythmo pure et je pense qu'il y aura essentiellement des cardiologues lambda et peut-être des médecins généralistes. Ils n'y pipent pas grand-chose et moi je fais ça toute la journée. Pas trop d'enjeux.
- C'est quoi le sujet ?
- Peut-on arrêter les anticoagulants après une ablation de FA ?
- Et alors ?
- Ben non… voilà. Mais je vais meubler pour que ça dure quinze minutes.

- Allez, vas-y, fais-moi un petit résumé. Je sais pas en… trois minutes !

Je lui fais un petit topo. Elle a mis les coudes sur la table et le menton sur ses mains entrecroisées. Elle me regarde par-dessous en souriant. Je ne sais pas si ça l'intéresse, si elle me teste ou si elle ne sait pas quel autre sujet aborder. Je me surprends à analyser son visage. Mat, avec du fond de teint, peut-être à peine trop, notamment au niveau d'une imperfection sur sa pommette. Quelques paillettes. Les yeux rehaussés de noir. C'est ce qu'on appelle le Khôl ? Je vérifierai sur mon smartphone quand je serai seul. Rouge à lèvre beige. En continuant à parler, je me fais un peu honte à détailler son cou, ses lobes d'oreilles. Ses cheveux tirés en arrière laissent quelques mèches rebelles qu'elle enroule régulièrement avec son index. Le T-shirt blanc avec un gros "cosmic" gris argenté se tend lorsqu'elle se laisse aller contre le dossier de sa chaise. Je réfléchis à la dernière fois où j'ai dévisagé Marie. Est-ce que je ne l'ai jamais fait… probablement si. Les premiers jours où nous sommes sortis ensemble. Le jour de notre mariage évidemment. Mais après... en tout cas, pas depuis un très long moment.

Le serveur propose l'apéritif. Je prends une bière, elle un Martini. Elle ne doit pas être pratiquante, c'est noté. On enchaîne les sujets bateau, mon boulot, les ablations, les défibrillateurs, les patients. Je lui pose quelques questions sur son service, ses collègues, mais elle dévie systématiquement la conversation sur moi. Le repas s'étire, je vide mes assiettes sans faire attention. Elle a l'air de se régaler. Le chianti n'est pas mal, le limoncello offert par la maison sans intérêt. Je règle l'addition avec mon cash, sous ses yeux un peu interloqués.

On sort à vingt-trois heures. Elle m'embrasse sur la joue en me remerciant. Je propose :

- On va boire un verre ?
- Allez ok, mais c'est moi qui invite.
- Non allez c'est bon, tu ne vas pas faire ça.
- Allez, au moins le premier verre ! On m'a conseillé un endroit sympa, pas loin.

Elle me prend la main. Quelques pâtés de maisons plus loin, on entre dans un club latino. On laisse blouson, manteau et valise au vestiaire. Deux heures, fin de partie. La musique s'arrête, les lumières s'allument. Nous sommes en nage.

- Bon, cette fois on rentre. Tu as une conférence à donner demain.
- OK, on va prendre un taxi.
- Ah ouais ? Pas le métro ?

- Euh… J'ai pas trop l'habitude à Paris.

Retour à l'hôtel. On n'a quasiment pas échangé un mot. La chambre est réglée pour une personne. Ça me fait stresser. C'est con. Je n'ai jamais vu un gardien d'hôtel de luxe demander à un client le numéro de sa chambre, et encore moins vérifier si elle a été réservée pour une ou deux personnes. On arrive devant la porte. J'ouvre avec la carte magnétique. On entre. Je me retourne vers elle à peine le pas franchi et l'embrasse. Elle me pousse jusqu'à nous faire tomber sur le lit.

Sept heures trente, le réveil sonne. Je plane à dix mille kilomètres. Je mets un petit moment à réaliser où je suis, que ce n'est pas Marie qui dort à côté de moi et qu'il faut me grouiller pour prendre une douche, avaler un petit déjeuner et me rendre en salle de conférence. En sortant de la salle de bain, je la trouve habillée, en train de mettre ses boucles d'oreilles devant la glace de la chambre.

- Tu ne veux pas te doucher tranquille et partir quand tu veux ? Si tu veux, descends prendre un petit déjeuner et mets-le sur la note de la chambre.
- T'inquiète, je vais chez ma sœur. J'y passe quelques jours.
- Ah, tu ne me l'avais pas dit…
- Non, c'est vrai. Mais tu sais, avec un salaire d'infirmière, le voyage à Paris pour vingt-quatre heures c'est un peu du gâchis. Alors j'optimise, tu comprends ?
- Oui, évidemment… Bon, on descend ensemble alors.
- Peut-être pas, non ? J'imagine qu'il y a des collègues qui sont au courant que tu n'es pas en couple avec une rebeu de dix ans de moins que toi !
- Dix ans ?
- Oui, j'ai dit ça pour être gentille ! Tu as quarante piges, non ?
- Oui à peu près…
- Eh bien moi j'en ai un peu moins de trente. Bon, on parlera état civil et crème anti rides une autre fois. Tu vas être en retard… prends l'ascenseur, je prendrai le suivant.

Je l'embrasse maladroitement, prends ma valise, mon ordinateur et me dépêche pour m'engouffrer dans la cabine d'ascenseur qui vient de s'arrêter à l'étage. Une fois dans le hall, je me dirige vers le restaurant où sont servis les petits déjeuners. Je donne le numéro de ma chambre et m'installe à une table isolée. J'allume l'ordinateur et pendant qu'il chauffe, me dirige vers le buffet pour me servir expresso, jus d'orange et viennoiseries. Je revois rapidement les quinze diapos en essayant d'ignorer les souvenirs de la nuit.

- Salut !
- Ah, Fred, salut, ça va ? J'ai vu que tu planchais aussi. Assieds-toi !

Fred bosse en clinique dans une grande ville de province. Il est rythmologue, comme moi. On se croise régulièrement dans ce genre de réunion. Il fait office de vitrine scientifique pour son groupe d'associés et a dans son emploi du temps plusieurs journées dédiées "pour la science". La rémunération par le labo ne fait probablement pas le poids par rapport à ce qu'il gagnerait en restant au bloc, mais la notoriété n'a pas de prix. C'est assez courant. Ça attire les jeunes qui sortent du CHU et qui sont soucieux d'intégrer un groupe dynamique, voire de poursuivre leurs activités de recherche. Certaines structures ont même développé un petit business en embauchant des attachés de recherche clinique s'occupant de faire rentrer des patients dans les études pilotées par des industriels. Les montants par inclusion sont assez incitatifs.

- T'as l'air défoncé mon pote. T'es monté faire la bringue à la capitale ou quoi ?
- Pas trop non, mais j'en chie un peu en ce moment.
- Pars dans le privé ! Qu'est-ce que tu te fais encore chier à l'hosto ? Je peux te dire que je me félicite tous les matins de ne pas être resté dans le public. Je bosse quatre jours à fond, comme un chacal. A côté de ça, j'ai tous mes jeudis. Je fais un max de sport, mes papiers administratifs peinards alors qu'avant, j'étais à la bourre tout le temps. Je vais même chercher mes gamins à la sortie des classes comme un papa modèle ! Et pour la thune, je ne te fais pas un dessin… Le crédit de la baraque, c'est peanuts. On ne se prive de rien et pour tout te dire on cherche même à acheter un appart dans le Pays basque pour les week-ends et les vacances.

Il a l'air très fier de lui. J'avais oublié qu'il aimait autant se faire mousser.

- Ouais, ouais, j'y pense moi aussi. Mais tu sais avec les contrats, je ne suis pas trop à plaindre quand même. Et puis je suis en course pour passer prof. Ça mettra du beurre dans les épinards.
- Fais gaffe, les contrats, ça va pas durer mille ans. T'as vu l'affaire Médiator ? Je peux te dire qu'on a un gros point rouge sur le front et qu'à un moment, ça va être une boucherie. Moi, j'hésite à tout arrêter. Faire le guignol pour mille cinq cents balles en montant à Paris alors qu'en restant *at home* je me fais quatre ablations de FA peinard, ça va bien un moment. Surtout si les patients commencent à regarder si t'es maqué avec telle ou telle boîte. Ils vont finir pas dire que tu les

ablates pour faire plaisir à tes potes de l'industrie qui t'arrosent. Tu ferais mieux de te casser, c'est un conseil d'ami.

- Bon allez, on file, on va être à la bourre.
- Ouais t'as raison. Mais réfléchis. Tu fais combien de FA par semaine ?
- Je sais pas. Quatre, cinq, à peu près… des semaines un peu plus…
- Ben calcule ce que ça te fait en privé et tu te rendras compte que tu te fais enfler sévère par ces petits enfoirés de l'administration !

On rejoint la salle de conférence de l'hôtel. Ça commence dans quinze minutes. Je donne ma clé USB pour vérifier que le diaporama passe correctement.

Ma présentation se déroule sans encombre. Je réponds aux quelques questions, sans intérêt.

A midi, je me retrouve avec quelques collègues cardiologues, dont Fred.

- Dans mon centre, on est passé à la vitesse supérieure. J'essaie de faire au moins deux ablations de FA par demi-journée de bloc. Ça m'en fait huit par semaine. J'ai arrêté toutes les interventions merdiques où tu te fais chier, tu prends des rayons et t'es payé que dalle. Ça, je le laisse aux hôpitaux publics !
- Huit par semaine, c'est chaud ? Tu trouves le recrutement où ?
- Les médecins généralistes, les cardio correspondants… après je dois te dire qu'avec ce qu'autorisent les nouvelles recommandations, je ne me prends pas la tête. J'explique aux patients que la FA ça fait des AVC, que les médicaments marchent à cinquante pour cent et qu'il existe une technique qui permet de régler le problème. Je peux te dire qu'ils n'hésitent pas. Après, je leur sors le baratin sur l'anesthésie générale, qu'ils ne verront rien, que je fais tout sous échographie trans-œsophagienne donc qu'il n'y a presque plus de perforations.

Il est coupé par un collègue plus âgé connu pour ses positions frileuses sur les questions techniques.

- Ouais… c'est un peu un raccourci. S'ils se renseignent un peu, ils verront bien que c'est les anticoagulants qui réduisent les AVC, pas l'ablation.
- Alors oui, je peux te dire qu'ils regardent internet ! Mais la plupart, ils retiennent que FA égale AVC et dans leur tête, si on enlève la FA, ils ne feront pas d'AVC, c'est aussi simple. Je te le répète, c'est presque eux qui me demandent une date d'intervention. Et tout le

monde est content. Même, les médecins généralistes, parce qu'ils sont moins emmerdés.

- Et tu proposes l'ablation direct, après le premier accès de palpitations ?

- Bien sûr. En plus, pour les taux de succès c'est nickel. Dans le groupe, on a une secrétaire qui gère le suivi des patients. Elle les rappelle à trois, six et douze mois pour voir s'ils palpitent encore et elle leur prépare les enregistrements holters sur trois jours à chaque fois. Tu fais de la FA bien pourrie, persistante depuis plusieurs mois sur des patients lourds, tu as un max de chance qu'il y ait une récidive, c'est statistique. Par contre si tu ablates après le premier accès, les taux de succès explosent. Moi je suis à quatre-vingt-quinze pour cent à un an.

- Ouais, enfin, si ça se trouve, tes patients sont tellement peu malades qu'ils auraient mis plus d'un an avant de refaire une autre crise. C'est un peu facile…

- Mais tout le monde s'en branle ! Avec la direction de la clinique, on va diffuser nos taux de succès et de complications. On est en train de voir avec nos avocats. Je peux te dire que les patients, ils vont préférer venir se faire ablater chez nous plutôt que dans un CHU où vous drainez toute la merde du monde. Attention, moi, je dis respect pour ce que vous faites. C'est hyper intéressant. Mais je préfère me faire des FA toutes gentilles de bons patients qui vont prendre les médocs comme il faut, qui auront tout compris, plutôt que de faire du social. Ça prend deux fois moins de temps qu'une FA ancienne de deux ans, chez un cassos de banlieue ou de la cambrousse, qui a dix fois plus de chance de se compliquer. En privé, c'est vite réglé. Tu ne peux pas te le permettre.

Les topos reprennent. Je m'éclipse rapidement avant la fin pour prendre mon train. Je me cale contre la vitre, mets mon réveil au cas où et somnole une heure, réveillé par les cris d'un gamin, le passage du contrôleur et l'arrivée de mon voisin à la gare suivante. Je finis par prendre mon téléphone et glandouille jusqu'à l'arrivée.

Je rentre en taxi à la maison. J'échange trois banalités avec Marie avant le repas. On se retrouve tous les quatre à table, beau score. C'est lasagnes surgelées. Margaux fait la gueule. Elle ne veut plus manger de viande.

- C'est ouf, vous travaillez tous les deux soi-disant pour la santé, on bouffe de la viande presque tous les jours et Papa roule en gros 4X4.

- Et oh ! tu te calmes. Si tu ne veux pas polluer la planète, tu lâches ton IPhone, tu restes à la maison au lieu de nous accompagner aux Antilles ou au Maroc et tu ne renouvelles pas ta garde-robe tous les mois !

- Allez c'est bon, vous me faites trop chier…

Elle se lève, part dans sa chambre et claque la porte.

- Vous êtes pas cool…

- Oh Aurore, tu ne vas pas t'y mettre ! On bosse avec ta mère pour avoir une vie agréable et quand on se fait un peu plaisir, on se fait rembarrer par mademoiselle écolo. Elle n'a qu'à aller faire un stage sur le Larzac à garder des moutons si elle veut être proche de la nature. Mais là c'est un peu facile.

Le reste du repas est un peu tendu. Visiblement Aurore a faim car elle n'a pas suivi sa sœur. On discute un peu de sa journée de cours.

Je débarrasse et file dans le bureau. C'est définitivement la pièce de l'appart où je passe le plus de temps éveillé. Je lis mes mails. A vingt-trois heures, je rejoins la chambre. Marie regarde une série sur son ordinateur portable.

Je me couche. Je tombe de fatigue mais mon cerveau est en surchauffe. Je fais semblant de dormir, le bras enroulé sur ma figure. Marie éteint au bout d'un moment. J'attends quelques minutes avant d'entendre sa respiration se calmer. Je me relève doucement, récupère mon portable et quitte la chambre. Je navigue sur les sites d'info pendant quelques minutes, visionne une vidéo sur les plus beaux buts de Zinedine Zidane. A une heure trente, j'hésite à m'allonger sur le canapé mais pour ne pas faire louche, je retourne dans la chambre conjugale. Conjugale ? Le terme me laisse songeur.

Chapitre 12

Le lendemain, réveil au radar. Le patron est déjà là quand je pousse la porte de la salle de staff. Il a apporté des viennoiseries, du jus d'orange et sur la table, trône la couverture du *Point* avec le classement national des hôpitaux et cliniques.

- On est bon, Boss ?
- On est plus que ça. On est premier sur les ablations. Ça fait dix ans que j'attends ça. Et la clinique de la thune, on les défonce. Ils sont vingtième dans le classement privé. Ça, c'est une bonne journée qui commence. On va organiser une petite sauterie avec les équipes du service et du bloc, question de team-building. C'est important, le team-building. On va taper dans la caisse de notre association et je demanderai aux labos de renflouer. Je m'occupe du lieu. Je pense au Fumoir. On privatisera, ils ne peuvent pas refuser.

Les collègues et internes arrivent. L'ambiance est au beau fixe.

- Vous savez Boss, j'ai bouffé hier à Paris avec un collègue rythmologue dans le privé. Ils attaquent sévère, question recrutement. Ablation systématique en première intention. Ils envisagent de mettre en avant sur le site de la clinique leurs taux de succès et leurs complications. Et vu le type de patient qu'ils sélectionnent, ça va être canon…
- Les salauds… c'est sûr qu'en ablatant des culs dorés qui ont palpité une fois dix minutes, ils ne prennent aucun risque. C'est clair que ça va leur faire des bonnes stats, même s'ils sont mauvais.
- Évidemment. Et je peux vous dire que le Fred, il ne se défile pas. Il assume sans souci, complètement décomplexé. Le pire, c'est qu'il dit que les patients sont ravis.
- Ça me fait peur. Vu comme ça évolue, ces enfoirés d'en face, ils vont un jour ou l'autre faire la même chose et nous la mettre à l'envers. Déjà, ils font de la com en criant partout qu'ils font toutes leurs ablations, simples ou complexes sous anesthésie générale… et ça marche. J'ai eu plusieurs cardio qui m'ont dit que les cas les plus basiques, ils préféraient les envoyer en face. Nous, ils nous réservent les patients compliqués.
- C'est exactement ce que disait Fred. Le partage du boulot. Le privé qui fait du rentable facile et nous, du pas rentable difficile.

- Oui mais je peux te dire que quand je vais présenter le service en réunion de pôle ou au directeur général, ils s'en foutent qu'on fasse du social et des cas désespérés. C'est les chiffres et basta. Ils veulent voir une progression de notre activité de trois pour cent de plus chaque année, point barre. Alors ces FA faciles à deux balles, il nous les faut. On va organiser une réunion avec les correspondants. On ira franco et on glissera la une du *Point*. On leur montrera qu'on est les meilleurs et que pour leurs patients c'est une perte de chance d'être foutus dans les pattes de ces blaireaux. Je demande à un labo d'anticoagulants d'organiser ça. Ils ont du pognon en ce moment. On fait ça d'ici deux mois, le temps d'avoir les autorisations.

Après les quinze consultations de la matinée, je descends manger un bout au self. En remontant, je passe par l'unité de Malika en espérant pouvoir la voir deux minutes.

- Tu cherches Malika ? Me lance lorsque je franchis la porte une aide-soignante d'une cinquantaine d'année. Un des piliers du service, au sens propre comme figuré. Elle me regarde en souriant, l'air goguenard.

- Euh, non…

Je bafouille, elle rigole.

- C'est bon, te fous pas de moi, tout l'hosto est au courant que tu lui tournes autour. Elle ne bosse pas aujourd'hui. Il faut bien qu'elle s'occupe un peu de son fils. Je lui dirai que tu es passé !

Je ressors comme un imbécile. J'aurais pu lui balancer que je cherchais un collègue de l'unité, ou voir un patient… j'ai été mauvais.

Je monte dans mon bureau, m'affale dans mon siège, mets les pieds sur la table, croise les doigts derrière ma nuque et réfléchis. Qu'est-ce que je fais ? Si Marie apprend que j'ai ou ai eu une liaison, c'est les valises sur le palier. Le truc, c'est : est-ce que ça me pose un gros souci ? Actuellement, qu'est-ce que m'apporte ma vie de couple, voire de famille ? Je pense peut-être comme un gros connard égoïste, mais la question reste ouverte. On ne partage quasiment rien depuis que les gamines sont à peu près autonomes. En gros, on ne discute que de la vie quotidienne. Nos projets les plus fous se bornent à choisir le Club Med dans lequel on ira passer les prochaines vacances. A part le gros bordel que ça créerait à court terme dans la famille élargie, je ne vois pas trop en quoi une séparation pourrait ruiner ma vie… Les filles ? Je suis sûre qu'elles s'en foutraient. Si ça se trouve, en se voyant seulement les mardis soir et un week-end sur deux, on aurait plus de choses à se raconter. La grande question, c'est : est-ce que je vais avoir les couilles de provoquer quelque chose. Je suis interrompu par la sonnerie du téléphone. Mon premier patient de l'après-midi est installé.

Je descends au bloc, me change. Je m'approche vers le brancard, salue et explique la procédure.

- Vous avez une petite connexion en plus dans le cœur, entre les oreillettes et les ventricules. Vous connaissez, les oreillettes et les ventricules ?
- Oui docteur.
- Bien, parfait. Et donc de temps en temps, il y a comme un court-circuit entre la voie normale et cette connexion et ça vous donne des tachycardies.
- Et c'est dangereux ?
- Pas vraiment, mais c'est gênant. Actuellement, on a plutôt l'habitude de les enlever.
- Parce que vous savez, moi ça ne me dérange pas trop. Je m'y suis habitué.
- Oui, enfin si vous êtes ici, c'est que vous voulez qu'on vous en débarrasse de ces palpitations ?
- Ben vous savez, c'est mon cardiologue ! Je suis allé le voir parce que j'ai senti une paire de fois le rythme du cœur qui s'emballait. Alors il m'a fait le holter. Après, sa secrétaire m'a rappelé en me disant que j'allais être convoqué par votre secrétariat pour faire une intervention. Mais je ne l'ai pas revu depuis.
- Ah, oui, effectivement. Mais vous savez, vous serez quand même mieux si on peut vous enlever ce foyer. C'est pas grand-chose. Et on fait très attention pour ne pas prendre de risque par rapport à la pile…
- Une pile ? Mais je n'en veux pas, moi, de pile !
- Mais oui, c'est ce que je vous explique. On a toutes les techniques pour limiter au maximum ce petit risque. Notamment celui d'être obligé de mettre la pile. Vous verrez, dans six mois quand vous n'aurez plus fait de crise, vous vous direz que vous avez bien fait !
- Bon, ok docteur. De toute façon, moi je n'y connais rien. Je vous fais confiance.
- C'est bien. Allez, on va vous faire un petit calmant pour vous détendre. Mireille, tu fais deux milligrammes d'Hypnovel s'il te plait. Et rajoute deux milligrammes de Sufenta, pour pas qu'il ait mal.

Cinq minutes plus tard, il est assoupi. Je ponctionne la veine, monte les cathéters dans le cœur et commence l'exploration. Merde… c'est pas ce que je lui ai expliqué… c'est un autre mécanisme, avec une voie de conduction anormale située dans la partie gauche du cœur. Rare quand il n'y a pas d'anomalie à l'ECG, surtout à son âge. Il va falloir, passer par l'artère. Je ne lui en ai pas parlé, fait chier. Je soupire.

- Monsieur, vous m'entendez ?

Je tourne la tête. Il ouvre vaguement les yeux et me sourit. Il est complètement *stone*.

- On va être obligé de mettre un autre cathéter dans l'artère, au niveau du pli de l'aine. Je vous refais un peu d'anesthésie locale et rajoute un peu de morphine pour que vous n'ayez pas mal pendant que j'irai brûler la connexion.

Il marmonne un truc incompréhensible. Dix minutes plus tard, je suis sur un site correct et commence à appliquer l'énergie. J'espère que je ne vais pas lui coller un AVC... Je suis à dix kilomètres des voies de conduction normales. Aucun risque de pile. Par contre dans les cavités gauches, il ne faut pas qu'un caillot ou une bulle d'air partent dans la circulation. Le premier carrefour en sortant du cœur, c'est les artères qui montent au cerveau. S'il se réveille aphasique ou hémiplégique, ça craint… Le faisceau disparaît au bout de quelques secondes d'application. La pression tombe un peu. J'attends quinze minutes avant de retirer les cathéters au cas où il y aurait une récupération précoce. Je vais faire le compte-rendu et reviens vers le patient :

- Monsieur ! C'est fini, réveillez-vous, ça s'est bien passé. Par contre, vous resterez allongé jusqu'à demain, parce que je suis passé par l'artère. Il ne faudra pas bouger. Pour éviter un hématome. Vous avez compris ?

Toujours shooté et souriant, il me fait un signe, le pouce en l'air. En tout cas, il n'a visiblement pas fait un AVC. Je ne serai quand même rassuré que lorsque je l'aurais revu en fin d'après-midi et que tout sera OK. Je quitte le bloc, pas vraiment fier de moi. Pour le consentement éclairé, on repassera. Mais bon, il ne fera plus de palpitations et son cardiologue sera content. Je suis sûr qu'aucun des deux n'auraient apprécié que j'arrête la procédure pour tout expliquer et éventuellement reprogrammer l'ablation dans quelques semaines. C'est clair que je me serais fait allumer et il serait parti se faire ablater en clinique privée en bavant sur le manque d'efficacité du CHU.

Je croise le Boss dans les couloirs devant nos bureaux.

- Cédric, vous n'avez pas oublié la réunion ce soir. Ça va être tendu. *Breaking news*, l'hôpital est en déficit. On s'est fait défoncer en réunion de pôle sur les dépenses de la cardiologie. Avec Jean-Jacques et Victor, on a essayé de faire front commun, mais ce soir ça sera chacun pour sa gueule. Il va falloir montrer un peu les muscles.

- Non, non, j'ai pas oublié, Boss. On part sur quelle stratégie ?
- On continue comme ça. Nous, on est bon. On a réduit la durée moyenne d'hospitalisation, on a augmenté le taux d'ambulatoire pour les ablations. On ne peut quand même pas opérer les gens dans le hall de l'hosto pour réduire les coûts.
- Ok.
- Et puis je me ferai un plaisir d'évoquer le classement du *Point*. On est premier. Jean-Jacques ne peut pas en dire autant, même si ses coro et ses TAVI rapportent plus de fric que nos ablations.

Je souris. J'espère qu'il y verra une certaine marque d'admiration. Si ça pouvait l'attendrir un peu et faire avancer mes projets.

Le soir à la grande réunion de service de la cardiologie, c'est Jean-Jacques, qui prend la parole.

- Bon, l'autre jour à la réunion auprès du DG, ils ne nous ont pas ménagés. Ces enfoirés d'administratifs aux trente-cinq heures nous cassent les couilles parce qu'on dépense du pognon. Ils croient quoi ? Qu'on bosse quinze heures par jour pour soigner les gens avec un stéthoscope et un électrocardiogramme ? On est dans un CHU, bordel ! Alors oui, changer les valves sans ouvrir la poitrine, réouvrir des artères occluses depuis trois ans, faire des ablations complexes, ça coûte de l'argent. C'est comme ça, il n'y a pas à réfléchir plus loin. Bref, il va quand même falloir leur montrer qu'on se bouge le cul. Grosso modo, il faut continuer à réduire les durées d'hospitalisation pour pouvoir prendre plus de patients. C'est pas compliqué sur le papier, mais ça ne va pas se faire tout seul. Ça veut dire EPU à gogo pour aller draguer les médecins généralistes et les cardiologues de ville. Pour ceux qui peuvent, augmenter le nombre de créneaux de consultation. Évidemment, aucun refus de patient. On prend tout. Et on travaille sur l'aval. Aucun patient sauf complication ne doit rester plus de vingt-quatre heures après son geste. On se contrefout de leur situation familiale ou sociale. On n'est pas Mère Térésa. J'ai demandé au DG de resserrer les liens avec les structures privées de soins de suite et de rééducation pour qu'on puisse au plus vite dégager les patients. Et foutez la pression sur les internes pour qu'ils repèrent au plus vite ceux qui vont nous faire chier. Qu'ils mettent sur le coup les assistantes sociales pour qu'elles se magnent et trouvent des portes de sortie. A côté de ça, on ne lâche rien sur les beaux patients. On essaie de ne pas se faire niquer par le privé. Vous avez saisi le message ? Quantitatif et qualitatif. Je ne vous fais pas un dessin. Bon, maintenant, Victor va vous parler des publications et des études. Là-dessus aussi, on a des progrès à faire.

- Merci Jean-Jacques. Je voulais surtout vous parler du côté universitaire. Si on est bon, il y a aussi de l'argent à lever. Il faut absolument que toute thèse débouche sur un article publié dans une bonne revue. Il faut continuer à mettre la pression sur les internes. Sans pitié. On est déjà bien gentil de les former pour qu'ensuite, ils aillent s'en foutre plein les poches en privé. Alors, ils peuvent passer quelques soirées sur leur Mac pour sortir un article dans une revue potable. Ceux qui ont fait un travail de merde n'auront pas accès aux postes de chef de clinique. Pour ce qui est de la participation aux études de nos amis de l'industrie, aucune pitié. S'ils veulent que vous utilisiez leurs stents et leurs cathéters d'ablation, il faut qu'ils nous proposent des protocoles en continu. Regardez, cette diapo. Vous avez le nombre de patients inclus dans les études et les montants que cela représente en euro, surspécialité par surspécialité.

Jean-Jacques fait le beau :

- Ah, vous voyez. On dit que les coronarographistes sont des bourrins, mais même sur le versant recherche, on n'est pas mauvais !

Le Boss sourit de bonne grâce et répond :

- Mais oui, Jean-Jacques, on sait que vous êtes les plus forts. Je tiens quand même à faire un petit rappel historique pour les plus jeunes. L'industrie du stent a l'habitude d'arroser les hôpitaux et les cliniques depuis des décennies. Ça n'est pas le cas des boîtes de cathéter d'ablation qui sont arrivées beaucoup plus tard sur le marché. C'est dommage, les constructeurs de pacemaker avaient cette culture, mais aujourd'hui ils n'ont aucun budget.

Victor rajoute :

- Exact, et pour nous, c'est également devenu très dur. Fini le temps où il y avait dix statines qui se battaient pour qu'on les colle sur les ordonnances. Maintenant, tout est génériqué. Les labos s'en sont complètement désintéressés. Heureusement, il y a quelques molécules sur l'insuffisance cardiaque que je sens bien. Les premières études sont encourageantes. Si ça se concrétise, les vannes du pognon vont à nouveau s'ouvrir. Sinon, on est dans la merde.

- Bon, arrêtons de pleurer sur notre sort. Je sais bien qu'on ne reviendra pas aux années quatre-vingt-dix mais il y a encore des crédits à grappiller. Je compte sur vous pour faire le maximum.

Une heure plus tard, on finit la réunion. On a parlé d'argent et de parts de marché, comme d'habitude. Chacun regagne sa voiture pour se rendre au restaurant traditionnellement réservé par un représentant d'une boîte de médicaments ou de matériel médical. Aujourd'hui, c'est Ablator et ses cathéters d'ablation qui régale. Le commercial régional nous attend. Je lui claque la bise à l'arrivée.

- Merci pour l'organisation, Jean-Pierre, c'est sympa. Les autres arrivent.
- Avec plaisir Cédric. C'est pas le Pérou tu sais, avec toutes ces régulations. Mais je connais bien le chef et il nous a préparé un truc pas mal.

Le Boss arrive et jette un regard dédaigneux sur la salle.

- Ah Jean-Pierre ! Dire qu'il y a à peine cinq ans, tu nous invitais dans des trois étoiles... Tu nous aimes plus ou quoi ?
- Ne dites pas ça, monsieur. Je peux vous assurer que je me coupe en quatre pour vous trouver un menu correct.
- Mais oui, je sais Jean-Pierre, détends-toi. Je suis juste un peu nostalgique du bon vieux temps où ces enfoirés des ministères ne nous faisaient pas chier avec des lois à la con. C'est juste des petites fiottes frustrées qui ne peuvent pas vivre la vie qu'ils voudraient. Petite vie étriquée de merde à Paris. C'est sûr qu'eux, ils n'ont jamais fait le tour du monde dans des palaces et en première classe ! Et vos collègues du médicament étaient probablement un peu plus bandantes que leurs attachées parlementaires, quoique. Bref, on ne va pas revenir en arrière. Merci d'avoir organisé tout ça et à table !

Repas classique. Derniers résultats de sport, discussion autour des nouveautés automobiles, démontage en règles de l'administration hospitalière et ragots concernant les collègues dans les cliniques privées. La bouffe est bonne. Personne n'y fait attention. Les bouteilles tombent.

Je rentre à minuit à la maison. Marie ne dort pas.

- Ça a été la réunion ?
- On a parlé pognon et stratégie de recrutement, comme à chaque fois. Le resto avec Jean-Pierre était sympa.
- J'aime bien Jean-Pierre, il est vraiment gentil. Tu te souviens le congrès à Venise il y a trois ans. C'était lui non ?
- Oui, c'est ça.
- Il m'avait fait visiter pendant trois jours alors que tu étais au congrès. Je n'avais rien pu payer.

- Oui mais enfin ça, c'est fini. Même pour organiser un repas dans un resto minable, il faut vingt-cinq signatures.
- Tu viens te coucher ?

L'angoisse… je ne sais absolument pas ce qu'elle veut et ne me sens absolument pas capable de jouer le mari idéal.

- Je vais me doucher. J'ai sué comme un bœuf au bloc. Je suis dégueulasse.
- Allez c'est pas grave. Viens !
- Non vraiment, faut que je me douche. J'arrive dans cinq minutes.

Je reviens vingt minutes plus tard. Elle dort profondément. Enfin, il me semble… je m'allonge le plus discrètement possible et sombre rapidement.

Chapitre 13

Le lendemain matin en poussant la porte de mon bureau, je remarque au sol un papier plié. Je le ramasse, le déplie. Un téléphone est dessiné. Je souris, probablement bêtement mais je m'en fous, je suis tout seul. Je pose ma sacoche, me déshabille et enfile ma tenue blanche hospitalière. Je descends au bloc en passant par l'unité d'insuffisance cardiaque. En arrivant dans la salle de soins, je la trouve assise devant l'ordinateur. Elle redresse la tête et roule des grands yeux lorsqu'elle me voit. Elle se lève et s'approche :

- Si je te dessine un téléphone c'est pour que tu m'appelles ou que tu m'envoies un SMS. Pas que tu te pointes là… avec BAC +10, tu n'as pas compris la subtilité ?
- Désolé, je pensais que ça serait plus simple de passer.
- Alors il faut peut-être que tu arrêtes de penser. Ou que tu passes à une version plus perfectionnée ! Bon, tu as de la chance il n'y a personne. Je voulais te prévenir que ça commence à jaser dans le service. Alors pour moi, mais surtout pour toi et ta famille, il vaut peut-être mieux être discret.
- Oui, tu as raison, merci pour l'info. Et tu en penses quoi, toi ?
- Tu veux qu'on continue à se voir un peu ?
- Ben, oui, évidemment.
- Tu peux passer lundi soir à la maison ? On sera plus au calme que dans la chambre de garde ou dans une salle de soins, non ?

Je cherche une réplique pertinente susceptible de compenser mon manque de finesse. Idéalement, elle serait pleine d'humour. Au bout de deux secondes d'un silence gênant, je me contente d'un banal :

- Je vais voir ce que je peux faire.

Je descends au bloc et attaque ma première intervention. Un défibrillateur sous-cutané. Je pourrai faire ça en fermant les yeux, heureusement. L'intervention se déroule sous AG, l'infirmier qui m'assiste est un grand taiseux et l'anesthésiste est plongé dans une lecture d'article sur son ordi. Mes doigts sont en mode pilote automatique. Ça me permet de sous-peser tranquillement les différentes stratégies pour me libérer lundi prochain sans éveiller les soupçons de Marie. Qu'est-ce qui est le moins risqué ? Prétexter un EPU avec des médecins généralistes ? Une astreinte ou une garde non prévue ? Dans ce dernier cas, il faut que je passe la nuit chez elle. Je ne sais absolument pas si elle l'envisage seulement. Je me vois mal lui demander, mais ne veux pas me retrouver planté à minuit ou une heure dehors sans pouvoir rentrer chez moi. Ça demande également un gros travail de logistique. Notamment, la participation de l'équipe réellement de garde ou d'astreinte. Je choisis finalement la garde. Lundi prochain, c'est un chef de clinique de coronarographie qui est sur le planning. Un chaud lapin. Il sera solidaire. Marie n'a pas l'habitude d'appeler à l'hôpital. Mais on ne sait jamais. En cas d'urgence, il me couvrira sans trop de scrupule en prétextant qu'il était d'astreinte de coro, qu'il a dû revenir pour une urgence et qu'on s'est échangé les téléphones et que je la rappellerai dans un moment. J'espère juste qu'il gardera un minimum de discrétion avec les collègues.

Je passe la fin de la semaine et le week-end dans un état cotonneux. Impossible de me concentrer en dehors du boulot. Les conversations familiales me passent au-dessus de la tête.

Lundi soir, vingt heures, dans mon bureau. J'ai mis une tenue de rechange dans ma sacoche. J'ai l'impression de vivre dans un film d'espionnage. J'ai repéré l'adresse de Malika sur Google Maps. Elle habite dans une banlieue que je ne connais que de nom. On en parle parfois dans les journaux. Pas pour signaler l'inauguration d'une boutique Louis Vuitton. Je descends sur le parking, ouvre la voiture et m'installe au volant. J'ai les mains moites. Je m'arrête chez un fleuriste dont j'ai repéré l'adresse sur le trajet. Je suis persuadé que je vais croiser un collègue de l'hôpital. Finalement l'achat du bouquet de roses se passe sans encombre. Incroyable... Je m'arrête dans une supérette pour acheter une bouteille de champagne et la désormais classique boîte de préservatifs. Le vieux qui tient la caisse me fait un petit sourire, genre complice. Je ne relève pas. J'avoue que je me dégoûte un peu. J'arrive en bas de l'immeuble, gare mon X3 sur le parking. Merde… c'est la plus belle bagnole à la ronde. J'espère que je ne vais pas me la faire tirer. Avec un peu de chance, l'appart de Malika donne sur le parking et je pourrais jeter un coup d'œil. D'un autre côté, si je vois quatre jeunes en train de me la braquer, je serais comme un con. Je ne vais pas descendre les en empêcher, je ne vais pas appeler la police et j'imagine assez mal faire la déclaration de vol en indiquant comme localisation un parking de banlieue… Je sonne à l'interphone et sur ses instructions, monte au quatrième. Je suis presque étonné par l'odeur de propre dans le hall d'accueil et l'ascenseur. La porte est ouverte. Je la pousse doucement et entends Malika :

- Vas-y, entre, Cédric !

Elle n'est pas seule. Je pénètre dans le petit vestibule. Il donne sur la cuisine. Elle y est attablée avec une jeune femme, la trentaine. Une bouteille de vin rouge est ouverte, bien entamée. Je note également les toasts de pain de mie, une barquette de ce qui ressemble à du houmous et des olives. Je suis un peu désemparé. Malika éclate de rire tandis que son amie sourit gentiment. Elles se lèvent de concert.

- Cédric, je te présente Sandra, une collègue. On a fait le diplôme ensemble. Elle travaille pour une association d'aide aux réfugiés.

- Enchanté.

Je donne les fleurs à Malika et dépose sur la table la bouteille de champagne. Malika se lève et m'embrasse rapidement sur la joue.

- Merci pour les fleurs, elles sont magnifiques ! Et pour les bulles, j'adore ça ! Assieds-toi. On va peut-être ouvrir le champagne avant de finir le rouge. Je vais laver nos verres.

Sandra se lève et lui prend les verres des mains.

- Je m'en occupe Malika. Reste assise. Et puis, je vais peut-être vous laisser.

- Non, reste encore un peu ! Cédric, on discutait avec Sandra des interventions qu'on fait à la maison de quartier auprès des femmes, sur la prévention. Tu pourrais venir parler à une prochaine réunion. Ça serait classe. Un éminent cardiologue du CHU qui se déplace en personne pour expliquer les règles de base. Tu sais, comment prévenir l'obésité, le diabète, la nécessité de faire du sport… tous ces trucs, qui vont les tuer à petit feu dans quelques années et dont tout le monde se fout.

- Tu sais, moi, c'est pas trop mon truc la prévention et le dépistage des facteurs de risque cardiovasculaire. À part la rythmologie…

- Mais on n'a pas besoin d'un grand cours de cardiologie façon congrès aux États-Unis. Un petit topo de vulgarisation, simple et accessible. Bon, OK, ça te ferait un peu sortir de ta zone de confort, mais tu ne serais pas moins utile que dans un bloc opératoire !

Elle me fait un clin d'œil, rigole et enchaîne.

- Fais pas cette tête. Regarde, tu m'as expliqué que tu passes tes journées à faire des procédures de deux ou trois heures, qui permettent à une personne, une seule, de moins palpiter ou être moins essoufflée. Là, en deux heures, tu expliques à cinquante mères de famille comment mieux manger. Tu les incites elles et leurs gamins à bouger, à se mettre ou se remettre au sport. Ça t'évitera de les avoir dans ton service avec un infarctus dans dix ou vingt ans.

Je reste sans rien dire. Je ne m'attendais ni à la présence de la copine, ni au sous-entendu à peine masqué sur l'inutilité de mon boulot. Je décide de faire profil bas.

- Oui, on pourrait en reparler.

J'espère clore la discussion mais elle rembraye.

- Ça me rend malade de voir la façon dont les gens se nourrissent. Mon job, c'est de soigner des patients qui ont le cœur défoncé suite à des infarctus et quand je rentre, je vois quoi ? Des familles déjà obèses remplir leur caddie avec de la bouffe industrielle de merde, parce que c'est ce qu'il y a de moins cher et que ça inonde les prospectus et les rayons des supermarchés. Je ne comprends pas comment on peut laisser faire ça. Les gamins à trois ans sont déjà en surpoids. Imagine ce que ça donnera à quarante ans ?

Oui, c'est effectivement problématique. Il faut probablement s'en occuper. Mais bon, j'ai déjà un métier et j'ai pas fait bac + 12 pour jouer le rôle du Nutriscore sur les paquets de gâteaux. Je garde ces réflexions pour moi. J'essaie d'être aussi bienveillant que possible mais ne peux que percevoir le caractère trop professoral, voire paternaliste de ma réponse.

- Oui, c'est vrai, tu as raison. Après, on ne peut pas demander aux cardiologues d'aller expliquer à chaque Français les règles qui sont répétées en boucle vingt fois par jour à la télé et imprimées sur tout ce que tu achètes. A un moment, il faut que les gens soient responsables, notamment les parents. C'est quand même pas un scoop qu'il ne faut pas gaver tes gamins de chips, de Nutella et de Coca. Pas besoin d'avoir fait dix ans d'étude pour le comprendre. Non ?

Effectivement, vu sa tête, le ton n'était pas le bon. Et le contenu non plus.

- Tu ne peux pas dire ça ! Respecter les cinq fruits et légumes par jour, c'est peut-être valable dans ton quartier, où tout le monde doit consommer bio, surveiller sa ligne pour les vacances à la plage, où on a le recul, le temps et l'argent pour manger équilibré et empêcher ses enfants de boire du Coca devant les écrans. Pour info et en passant, ici, personne ne boit du vrai Coca, c'est trop cher. C'est plutôt cola générique.

Elle se lève en repoussant sa chaise, les mains plaquées sur la table, le buste penché en avant. Je suis comme un imbécile à l'entrée de la cuisine. C'est quoi ce plan foireux ? Je me fais chier à m'organiser pour passer un bon moment et je me retrouve à discuter santé publique en me faisant défoncer. Mon cerveau mouline pour trouver un truc intelligent à dire, ou plus prosaïquement une porte de sortie à cette discussion qui me dépasse.

- Les parents, c'est pas vraiment ce que je voulais dire…

Elle est nulle, mon gars, ta répartie. Elle renchérit d'ailleurs immédiatement, grands gestes à l'appui.

- Quand je vois tout le fric et l'énergie qu'on dépense pour soigner les maladies une fois qu'elles sont installées et la galère pour arriver à changer des modes de vie complètement aberrants, je me dis que ça serait quand même plus logique d'agir en amont, en préventif. Si tu as moins d'obèses, moins de diabétiques, moins de sédentaires, tu auras forcément moins de maladies, donc moins de soins secondaires, donc plus d'argent pour la prévention. Un vrai cercle vertueux. Je ne suis pas médecin ni décideur, mais ça me paraît assez limpide. Et je suis catastrophée que personne ne semble se pencher sur la question, ni les ministres, ni les médecins, en particulier ceux avec lesquels je bosse.
- Oui, je suis d'accord, mais on ne peut pas imposer aux gens un mode de vie sain. Je suis sûr que si tu interdis les sodas et le Nutella, c'est la révolution assurée.
- Non, c'est sûr, tu ne peux pas leur imposer. Par contre, tu peux promouvoir des politiques publiques pour réguler ces véritables poisons et parallèlement faire de l'éducation. Et pour ça, il faut des moyens et attaquer le mal à la racine, dès le plus jeune âge. C'est pour ça que nous, dans notre association, on cible les mamans, pour mettre en place des bonnes habitudes chez les tout-petits. Ensuite, malheureusement, les pauvres mômes tomberont dans les griffes des publicitaires. Et puis, il faut mettre des contraintes strictes aux industriels de la malbouffe. Ils se gavent en vendant des produits catastrophiques pour la santé, tu trouves ça normal ? Elle est où la politique de santé publique ?
- Bon, on le boit, ce champagne ?

Alléluia ! Merci Sandra… on va pouvoir repartir sur un truc plus conforme à ce que je m'étais imaginé. Sauf qu'on est trois et qu'on n'est pas vraiment partis sur les bases d'une soirée coquine.

- Mais oui ! Bien sûr, qu'on va le boire !

En deux secondes, les traits de Malika se détendent, elle se rassied, me fait un grand sourire et un clin d'œil.

- Bon docteur, vous l'ouvrez cette bouteille ?
- Oui, oui, bien sûr.

Soulagé de savoir enfin quoi faire, de mes dix doigts en particulier et de mon corps en général, je prends la bouteille. Sandra se tourne vers moi en me souriant.

- T'inquiète ! Elle est comme ça Malika. Une vraie pile !
- Oui j'ai vu.
- Ça va vous deux. Vous n'allez pas vous liguer contre moi. Sandra, je sais que tu es d'accord avec moi et Cédric, toi aussi. Mais tu ne le sais peut-être pas encore !

Elle rigole. Le bouchon saute. Je remplis les verres et on trinque.

- Et toi Sandra, ton boulot ? Tu bosses pour une asso ?
- Oui, sur l'accueil des réfugiés. On a trois immeubles sur l'agglomération. On y loge temporairement des familles. Je gère les problèmes médicaux et évidemment médico- administratifs.
- Ça a l'air intéressant.
- Oui c'est sûr. Après, c'est jamais des situations simples. Tu t'en doutes… Et de temps en temps, c'est l'enfer.

Où est-ce que je suis tombé ? C'est quoi ces discussions ? Les seules notions que j'ai sur le sujet viennent des sites d'infos rapides et des quelques cas reçus dans le service. Mon père m'a donné ses codes d'accès au *Monde,* mais je ne prends jamais le temps de lire les articles. Au mieux un survol des titres. Je suis complètement à la ramasse et vais être sec pour développer. Je ne tente pas et l'interroge naïvement. Elle m'explique rapidement le parcours migratoire, les démarches administratives et les galères pour accéder au système de soins, les difficultés avec certains professionnels de santé.

Malika intervient :

- Après t'être fait recruter comme le diététicien en chef des quartiers sensibles, ta deuxième mission si tu l'acceptes, c'est de devenir bénévole pour les réfugiés !

J'allonge mes jambes sous la table, baisse le regard et soupire :

- Oui, pourquoi pas. C'est super, ce que vous faites. Mais moi… il me faudrait vingt fois plus de temps. J'ai déjà du mal à faire quarante-cinq minutes de footing ou un basket de temps en temps. J'avoue qu'en sortant du boulot à vingt heures trente, je ne me vois pas faire autre chose que de rentrer chez moi me poser.
- C'est sûr que tu as des journées de malade… c'est quoi ton volume horaire par semaine ?
- Je ne sais pas, quatre-vingt-dix, cent heures. Ça dépend si j'ai une ou deux gardes dans la semaine. Et puis il y a tout le boulot que je

fais chez moi, pour la fac, notamment. En fait, je ne fais presque que ça!

- Ça ne doit pas être facile. C'est tout à ton honneur d'ailleurs de rester à l'hôpital public. J'entends parler les internes ou même les chefs de clinique. Quand on voit ce qu'ils gagnent lorsqu'ils partent en privé, c'est presque indécent. Je ne sais même pas ce qu'ils font de tout l'argent.

Sandra se lève.

- Bon je vous laisse, il faut que je rentre.

Elle embrasse Malika, me tend la main que je saisis maladroitement. Je m'étais avancé pour lui faire la bise. On se retrouve tous les deux, Malika et moi dans la cuisine.

- Elle est sympa, ta copine, mais plutôt tonique.
- Oui, je l'adore. Elle devait partir plus tôt mais je pense qu'elle avait envie de voir ta tête.
- Vous ne m'avez pas fait trop de cadeaux… mon boulot qui sert à rien, les cardiologues qui gagnent trop de pognon… j'ai été rhabillé pour l'hiver.
- Tu t'en es très bien sorti ! Un mélange d'humilité et de confiance en toi, j'ai kiffé ! Mais c'est vrai qu'on a peut-être été un peu dures. Tiens, pour me faire pardonner…

Elle fait passer son haut par-dessus sa tête et en deux mouvements de hanches fait descendre son pantalon. Elle fait un demi-tour sur elle-même qui me laisse entr'apercevoir le tatouage en bas de son dos. Elle s'approche de moi, saisit les deux pans de ma chemise, commence à la déboutonner, poursuit par le bouton et la braguette de mon pantalon. Quelques minutes plus tard elle m'entraîne vers la chambre à coucher. Avant qu'elle n'éteigne la lumière, j'ai le temps d'apercevoir sur la table de chevet et au mur plusieurs photos d'un petit garçon.

À cinq heures, j'arrive sur le parking. Le X3 est intact, j'ai flippé pour rien. Cinq heures trente, je suis dans mon bureau. J'envoie de ma messagerie pro deux mails pour le taf et un à Marie sur une promo pour un séjour aux Maldives. « Ça pourrait être sympa pour les prochaines vacances d'hiver à la place du ski ». C'est moche, plein de mensonges, ça va exploser notre budget vacances, mais si ça peut aider à sécuriser mon escapade nocturne…

Chapitre 14

Trois jours plus tard, je suis dans l'avion pour Atlanta avec mon pote Alban. C'est le congrès mondial de cardiologie. Des milliers de cardiologues venant des quatre coins du monde. Enfin, des trois coins seulement. Faux pas rêver, on n'y croise peu de cardiologues africains. Je dois présenter en session plénière la thèse d'un interne que j'ai coaché. L'article vient d'être accepté. Alban, lui, a plusieurs présentations sur le scanner et l'IRM cardiaques. J'ai réussi à le faire prendre en charge par la société Ablator. Elle ne fait pas de radiologie mais j'ai vendu au commercial le fait qu'il était probablement un futur référent national, voire plus, en imagerie cardiaque. C'est passé sans problème. On se retrouve tous les deux coincés dans nos sièges à bosser sur nos portables avant de prendre chacun un Stilnox pour tenter de dormir quelques heures. Le patron est à l'avant de l'avion en classe affaires. Les gars des labos savent que ce n'est pas la peine de l'inviter s'il doit voyager en éco. C'est à peu près le même topo pour l'ensemble des vieux chefs de service. Nos générations, en revanche, commencent à intégrer – de force certes – "les nouvelles restrictions budgétaires". Ça reste encore raisonnable. Je ne connais ni le prix des billets d'avion, ni celui de l'hôtel où nous logerons. Ni celui de l'entrée au congrès et encore moins celui des différents extras sur place, à savoir resto, éventuelles sorties touristiques etc.

Quelques heures plus tard, on arrive à l'hôtel. Il est vingt-et-une heures à Atlanta, trois heures du mat' en France. Jean-Pierre, le commercial est chaud comme la braise pour enchaîner direct. On rentre à deux heures, heure locale, après quelques bouteilles et plusieurs mojitos. À cinq heures, jet-lag oblige, je suis réveillé et fixe le plafond de la chambre, yeux grands ouverts. Les trois jours vont être difficiles. Heureusement, je ne fais mon topo que le lendemain. Je prends la navette de six heures trente qui m'amène directement de l'hôtel au site du congrès. Je m'étais inscrit à un petit déjeuner table ronde sur la mort subite. À huit heures trente, je suis en mode radar. Je vais quand même assister à la première présentation d'Alban. La salle est petite mais bondée. Je l'écoute avec admiration, comme souvent. Le mec est hyper à l'aise en anglais. Il se permet même de faire rire l'assistance en balançant sur les cardiologues qui ne comprennent rien aux outils radiologiques. Il est chaudement applaudi après avoir répondu aux quelques questions. Il descend de l'estrade et me rejoint au fond de la salle.

- Bravo, belle présentation.
- Ah, merci. C'était pas trop dur, vous êtes tellement nuls sur le sujet ! Bon, écoute, je suis fracassé. Je te propose qu'on rentre à l'hôtel, on fait une petite sieste, on revient au congrès et ce soir, on repart pour une bonne bringue.

Ce mec est décidemment un génie. À vingt heures, notre groupe se réunit dans un restaurant sélect de la périphérie. A table, Jean-Pierre et quelques cardiologues de la région. Aucun n'a mis les pieds au congrès. Ils sont allés visiter le musée Coca-Cola. Arrêt dans un resto à viande. Tous frais payés, évidemment. Ils ont l'air satisfait de leur journée. La belle vie... Après le repas, on part en meute boire des bières dans un pub. On rentre à l'hôtel achever la soirée avec quelques cocktails. Les vieux finissent par monter se coucher. On reste enfin seuls, Alban et moi.

- C'est pas la belle vie mon gars ? Aux States, peinard, dans un pur hôtel, le tout gratos ! J'aurais dû faire cardiologue. Heureusement qu'on s'est battu pour garder l'IRM et le coroscanner[10]. Ça permet de profiter de vos grandes messes. Dis mois, tu crois qu'avant il y avait aussi des putes dans les chambres ?
- Tu demanderas au Boss.
- Dès que je le croise !
- Dis, faut que je te parle d'un truc.
- Yes man, je crois aussi. Ça a pas l'air de tourner rond.
- Je crois que je me suis fourré dans un gros merdier.
- T'as trouvé une poule ?
- En fait, ouais.
- A l'hosto ?
- Ouais...

Il grimace en s'enfonçant dans son fauteuil.

- Alors là, tu déconnes vraiment. Tu connais la formule ? No zob in job. Bon, je sais qu'elle n'est pas valable dans le milieu médical, mais fais gaffe, les news vont vachement vite. T'as intérêt à être discretos...
- Je sais.

---

[10] Coroscanner : scanner avec injection d'iode, centré sur la sphère cardiaque, permettant de visualiser les artères coronaires. C'est un examen moins invasif que la coronarographie.

- Et c'est qui ? Je la connais ?
- Non je ne pense pas. C'est une infirmière d'insuffisance cardiaque.
- C'est elle que tu as chauffée à votre dernière soirée ?
- Comment tu sais ?
- Je te dis, ça va vite, très vite. Je crois qu'on en a parlé au dernier foot. Elle a l'air bonasse ! Petit coquin ! Si on m'avait dit que Cédric, le gendre idéal, le mari bien rangé avait les testicules qui le titillaient et se tapait une nana en douce !
- Arrête, c'est pas drôle.
- Bon, et alors, quoi maintenant ? Tu l'as baisée ? Deux trois fois, c'est ça ?
- Euh, ouais, grosso modo.
- Et tu veux un conseil ?
- Ben, ouais, si t'as une idée de génie, je suis preneur.

Il me regarde en souriant. Après quelques secondes, il reprend :

- Et ben comme ça là, à chaud, maintenant, je lui dirais que c'était hyper sympa, que tu la trouves carrément canon. Tu peux rajouter aussi marrante, hyper intelligente si ça lui fait plaisir, mais que tu as une femme et deux gamines et que tu ne peux pas continuer. Et j'espère qu'elle ne te cassera pas les couilles…
- C'est toi qui dis ça ? Alors que tu dragues en non-stop ?
- Oui, mais moi, au cas où tu ne l'aurais pas remarqué, je suis ce qu'on appelle un célibataire. Soit, dans nos sociétés, un mec qui peut effectivement copuler avec tout ce qui bouge, éventuellement en passant pour un salopard mais sans risquer de ruiner sa vie. Toi, si tu te fais toper et que Marie demande le divorce, tu vas te retrouver en string ! Pension alimentaire et tout ça.
- Ça je n'y avais pas pensé…
- Ben tu devrais. Moi je mets des capotes pour ne pas me faire niquer avec un marmot neuf mois après une partie de jambes en l'air. Chacun doit faire attention où il fout les pieds. Pourquoi t'es pas allé chercher ailleurs ?
- Ben d'abord, je cherchais pas. Et ensuite, au cas où tu ne l'aurais pas remarqué, à part le taf, je ne fais pas grand-chose. Tu veux que j'aille choper dans les vestiaires du foot ? Les grands bruns poilus, c'est pas ma came.
- Bon, et alors tu fais quoi ? Faut la dégager, cette petite. C'est peut-être triste, mais t'as pas le choix.
- C'est plus compliqué…

- Déconne pas ! Me dis pas que tu es "amoureux".
- Ben non… mais ça me fait un peu réfléchir sur ma vie
- Oh, non ! La crise de la quarantaine… Écoute, tu ne peux pas te permettre de tout foutre en l'air. Tes gamines sont encore petites, ou en tout cas pas trop grandes. Les âges des marmots, c'est pas mon domaine… Pour le taf, t'es pas encore fixé et faut rester focus. C'est vraiment pas le moment d'aller fourrer ta bite à droite à gauche. Même si ça me fait plaisir de savoir qu'elle marche encore !
- Va te faire foutre…
- Allez, ça va, je rigole. Mais c'est clair que Marie, elle est jolie, mais elle ne fait pas bander. J'imagine qu'elle ne te suce pas tous les soirs ?
- C'est pas ce que je lui demande…
- Ah, parfait, tu la défends. C'est bon signe, tu n'as pas trop vrillé !
- J'ai rien à lui reprocher.
- Oui, mais sans être un spécialiste des questions de couples de long terme, c'est un peu léger comme argument pour finir vos vieux jours ensemble, non ?

Je préfère ne pas répondre. Je fixe mes mains jointes.

- Le problème, c'est que niquer à l'hosto, c'est vraiment le piège à neuneu. Si tu veux, on se fait quelques week-ends de bringue pour que tu décharges ton trop plein de liquide corporel. Mais incognito. Et le dimanche soir, tu rentres tranquillou à la maison, une tisane, un bisou sur le front et dodo.

Il s'arrête, attend peut-être que je réponde et finit par continuer.

- Qu'est-ce que tu lui trouves à cette nana ? Elle est bonne au pieu ?
- Pas que ça…
- Tu la connais depuis combien de temps.
- Quelques semaines. On a un peu discuté. Clairement, elle a un truc. Elle ne me fait pas chier, elle s'intéresse à moi, elle réfléchit à des trucs qui me passent à dix mille et qui finalement sont pas plus cons que mes publications scientifiques ou la future destination de nos vacances. Et puis oui, on baise. Ça change…
- Oui, enfin ça va. Pour discuter, il y a les potes, pour s'intéresser à toi, il y a aussi les potes et pour niquer…
- … il y a les putes ?

- Ouais ! Tu comprends vite ! Mais non, ducon, pas la peine d'aller voir les putes ! Quelques petites soirées bien organisées et c'est plus marrant, moins cher, quoique, et surtout moins dégueu !
- ...
- Bon écoute, gars, il est deux heures, on présente tous les deux demain, il va falloir aller se pieuter. On discute de ça plus tard. Je vais réfléchir au caractère désespéré de ta situation en relisant mon PowerPoint.

Le lendemain. Ma présentation s'est bien passée. J'ai évité le pire, à savoir la question du texan ou de l'indien que tu ne comprends pas, même après l'avoir faite répéter trois fois. Alban a été brillant, comme d'habitude. On se retrouve à midi. Tous les deux accoudés à la balustrade intérieure du troisième étage de l'immense palais des congrès, on mastique un infâme sandwich en contemplant les allées et venues des congressistes. Escalators, buvettes, stands des différentes boîtes de matériel médical et de médicaments, espaces des posters commentés où les jeunes cardiologues font leurs premières armes d'orateurs en hurlant pour couvrir le brouhaha ambiant. Les plus chanceux ont un auditoire. Des collègues venus les soutenir et quelques curieux dont certains semblent essentiellement concentrés sur la mayo qui déborde de leur hamburger ou hot-dog. La comparaison avec l'ambiance solennelle des salles de conférence n'est pas très flatteuse. Ça fait vraiment deuxième division. Une chance que j'aie passé ce cap. Silencieux, je fixe l'extrémité de ma cravate qui repose sur la barre métallique ceinturant l'immense patio. Je me penche un peu. La courbure principale s'accentue et s'éloigne de ma poitrine. Le tissu glisse doucement. Il y a quoi ? Vingt mètres, trente mètres ? La sensation vertigineuse me comprime les tibias et m'attire vers le vide. Je me redresse alors doucement et la ramène en arrière sans la faire tomber. J'essaie de trouver le point de rupture sur chaque versant. Pas facile. Trop souple, le tissu. Peut-être qu'avec un matériau plus rigide, ça serait plus stable. Du bois, comme le nœud pap d'Alban ?
- On est quand même tous un peu con.

Je me retourne vers Alban. Ma cravate vient se plaquer contre ma chemise. Je baisse la tête, constate la chute et lui lance.
- Tu fais chier. J'essayais de faire tenir ma cravate en équilibre.
- J'ai vu. T'avais l'air débile. T'en étais presque à tirer la langue.

Je souris et retourne à mon observation du microcosme du rez-de-chaussée. Je vois du coin de l'œil qu'il me fixe un moment, hésite puis reprend.

- Tu sais que la tentation, c'est un déséquilibre ? Un choix à faire pour sauter, ou pas, vers une situation nouvelle, bonne ou mauvaise.
- Pourquoi tu me dis ça ?
- Parce que ça fait dix minutes que tu mastiques ton sandwich sans rien dire en jouant à faire tenir ta cravate en équilibre sur un bout de métal. Parce que tu te penches en avant alors que je sais que tu as le vertige. J'émets l'hypothèse que tu penses à ta belle infirmière et au fait que tu ne sais pas s'il faut continuer ou pas.
- Non.
- Ah…
- Pourquoi tu me parles de tentation et de déséquilibre ?
- Parce que tu es en plein dedans. Et c'est normal que tu te sentes mal. Tu n'as jamais vécu ça. C'est comme un vertige. Ça te fait peur, mais tu te sens malgré tout attiré.
- C'est con, ton histoire. Tu me parles de déséquilibre et de vertige, mais je te rappelle que j'ai déjà sauté.
- Oui, mais tu n'as pas encore atterri ! Et tu as encore le choix. En fait, tu es en déséquilibre en pleine chute. Faudra que j'y réfléchisse. Finalement, t'es assez original.
- Va te faire foutre.
- Et au fait, la cravate, elle est tombée de quel côté ? Le bon ou le mauvais ?

Je ne réponds pas. Mais c'est peut-être une question pertinente. Ou pas. Elle est tombée, c'est tout. Enfin non. On pourrait dire qu'elle est tombée du côté le moins haut. Celui de la sécurité. Pas celui du grand saut. Mon esprit s'évade. Le plus contrariant, peut-être, c'est que la décision n'est pas venue de moi. C'est l'intervention d'Alban qui a précipité la conclusion du mouvement. Trop passif… Je tourne la tête. Il me regarde bizarrement.

- Ça va, Cédric ?
- Ouais, ça va. Tu disais quoi ? Qu'on était con ?

Il me regarde, incrédule. Il semble sur le point de dire quelque chose, puis se ravise et poursuit sa réflexion sur notre connerie. Il y a visiblement long à dire sur le sujet.

- Pas que nous. Regarde en bas. Ces milliers de petits bonshommes. Tous habillés pareil. Costume noir, costume gris, costume noir, costume gris. Oh, mate le mec dans les escaliers. Il en a un bleu foncé. Waouh ! un vrai rebelle. Bon, il a quand même la chemise blanche et la cravate qui va bien. En plus, lui ne joue pas avec comme un gogol.

Il me regarde, me fait un clin d'œil et continue.

- Et puis, belle diversité ! Cinq pour cent de femmes à tout péter, quelques asiat, renois ou rebeu. Ça doit être des saoudiens, d'ailleurs. On parle de congrès mondial, mais que dalle. C'est plutôt congrès de la thune. Et nous, on contribue à faire tourner ce cirque. En fait, je retrouve en cardio tout ce qui me débecte dans les congrès de radio. Après, je suis peut-être naïf d'avoir imaginé que ça serait différent.

D'un geste évasif, il embrasse la foule au-dessous.

- Vise tous ces petits mâles blancs déguisés en pingouin, à la queue-leu-leu. Ils vont tous dans la même direction. Au sens propre comme figuré. Même en dehors du congrès. Tu vois les files qui convergent et divergent, matin et soir, sortant et rentrant dans des vans Mercedes, noirs, vitres teintées. Y'en a un sur dix qui aura un regard pour le chauffeur en costard qui les emmène à l'hôtel ou l'aéroport. Alors que si ça se trouve, il souffre d'arythmie ou d'hypertension. Genre, c'est pour lui qu'ils devraient bosser, pas pour leurs auditoires en costume Armani. Mais pas le temps de s'abaisser à regarder le peuple. Focus. Et dans leur tête, *one way track*. Toujours plus d'innovation et de progrès. Aucun sens critique. Ils sont persuadés d'appartenir à l'élite intellectuelle internationale.

Il soupire.

- Je crois que je peux plus les blairer. Les voir s'auto congratuler à la fin de chacune de leurs interventions. Le plus gros scandale, c'est dans les symposiums payés par l'industrie. T'es invité, tu prends en plus mille cinq cents euros pour dix minutes de tchatche. Sur un sujet qui a déjà été fait et refait des dizaines de fois. Franchement, ça te prend à tout péter une heure. Peut-être deux si tu es très consciencieux. Ça commence à faire un bon tarif horaire. Et à la fin de tes dix minutes, clap, clap, clap, applaudissements. Non, mais c'est à mourir de rire.

- T'es dur. Moi, je trouve que c'est quand même intéressant, ces congrès. Ta session sur l'imagerie, j'ai appris des trucs.

- Ouais, si tu veux, il y a peut-être cinquante pour cent des interventions qui valent le coup. Les autres, c'est de la redite. Du réchauffé. Avec toujours les mêmes têtes. Les gars du sérail. Eux, on leur attribue toujours d'office deux ou trois interventions par congrès. Et nous, les petits jeunes, il faut se casser, soumettre tes recherches en espérant être sélectionnés. Se contenter des miettes, fermer notre gueule, et attendre que les vieux partent à la retraite pour prendre leur place… sauf que, quand ça sera à notre tour, on sera devenu vieux et déconnecté du monde. Et on fera probablement pareil, comme pour nous venger d'en avoir chié. Le système est pourri.

- T'as peut-être pas tort.

- Bien sûr que j'ai raison. Et le plus marrant, c'est que ces mecs, ils donnent vraiment l'impression qu'ils vont sauver le monde. Regarde, ils sont hyper sérieux. Ils y croient à fond. Quand on voit la masse de publications, le nombre de conférences par an, l'humanité devrait aller beaucoup mieux. Et bien non. J'ai lu qu'aux USA, la super puissance, la mortalité repart à la hausse. C'est pourtant là qu'on trouve toutes les grosses boîtes de médocs et de matériel médical. Bizarre, non ? Ça veut bien dire que les avancées technologiques ne peuvent pas tout, face à d'autres variables. J'ai entendu dire que pour faire de la bonne médecine, il valait mieux connaître le code postal de ton patient plutôt que son code génétique. Ça fait un peu réfléchir, non ?

- Et alors, on fait quoi. On arrête la recherche et on ferme l'INSERM ?

- Mais non, pas du tout ! Par contre, il faudrait l'évaluer de façon rationnelle.

- Elle n'est pas rationnelle ?

- Ben, non. Je pense pas. Regarde les publications internationales en cardio. Je m'y intéresse un peu maintenant que suis obligé de bosser avec vous. Franchement, c'est toujours les mêmes sujets. Vous testez des nouveaux cathéters tous les quatre matins, qui font dans le meilleur des cas à peine mieux que les précédents, sans que ça ne change fondamentalement rien sur le plan général. Vous cherchez des molécules contre le cholestérol qui coûtent un bras sans vous poser la question du problème de l'obésité. Pareil pour vos stents. Ça serait quand même plus malin d'agir en amont pour éviter que les artères ne s'encrassent plutôt que de dépenser des millions en recherche et en matos pour les déboucher. Dans les dernières grosses études, les stents ne font pas mieux que les médocs. Personne n'en parle alors que ça sort dans les plus grandes revues internationales. Et regarde Jean-Jacques, tu as l'impression que lui et ses putains de ressorts soutiennent l'ensemble du système de santé français. Quelle perte de temps, d'énergie et encore une fois de fric… et pendant ce temps, la recherche manque de crédit pour trouver une solution au palu qui fait des ravages. Mais bon, c'est pas à Paris, ni à New-York, ni à Tokyo…

Faudra que je lui présente Malika. Ils vont bien s'entendre.

- Bon, on y retourne. Je veux absolument voir un topo sur la génétique.
- T'as qu'à dire que tu me trouves chiant !
- Mais non ! Mais je ne sais pas quoi te répondre. Qu'est-ce que tu veux que je fasse ? Repasser l'internat pour faire de la microbiologie et faire avancer la science sur les maladies infectieuses ?
- Allez, laisse tomber. Va sauver le monde en décryptant les mystères de la génétique.
- Va te faire foutre.
- Oui, moi aussi je t'aime. A toute.

Dix-sept heures. On se retrouve à la sortie du congrès. On tombe sur Jean-Pierre.

- Eh les gars, j'allais vous appeler. J'ai pris des places pour le match de basket ce soir.
- De NBA ?
- Ouais, contre Washington. Je ne sais pas trop ce que ça vaut, mais les autres sont motivés.
- Allez, OK, c'est cool.
- Par contre, il faudra me rembourser, je ne pense pas que ça passe.

Il a l'air tout gêné.

- T'inquiète, il n'y a pas de problème

On se retrouve au match, entourés d'un public visiblement là autant pour les stands de bouffe que pour le match. Les gens entrent et sortent quelle que soit l'évolution du score, y compris lors des ultimes instants de la partie, serrée, qui voit l'équipe locale s'imposer. Peu de ferveur, à part chez le speaker qui s'époumone.

Un cardio d'un centre périphérique sort en même temps que nous. C'est un de nos correspondants. Il doit avoir l'âge du Boss et nous envoie pas mal de patients.

- Pas mal, mais ces ricains, ils ne savent pas regarder un match. En France, au foot, au rugby ou même au basket, personne n'oserait se casser à deux minutes de la fin quand le score n'est pas acquis. C'est vraiment donner de la confiture aux cochons. Parce que ça joue…
- C'est clair, tu as vu la mobilité des gars. Deux mètres au moins et des reprises d'appuis de folie. Même les pivots. Il y a dix ans, c'étaient des gros géants patauds qui attendaient le ballon sous les paniers. Maintenant, ils traversent le terrain en deux secondes. Mais bon clairement, cent trente dollars pour aussi peu d'ambiance, c'est

vraiment cher. Dire qu'il y a quelques années, les labos nous auraient offert la place…

- Oh, vous savez, nous en radio, on a pas tout ça. Il n'y a que chez vous les cardio, que tout est à l'œil !
- Tu rigoles ! Va voir les orthopédistes, les uro ou les ophtalmos. D'un autre côté, c'est pas l'État qui nous paye nos formations, alors on se tourne vers les labos. Logique. Moi, si mon hôpital me finance le congrès, ça me va très bien !
- Vous avez raison.

On le laisse prendre un peu d'avance dans la file pour les taxis.

- Il est tranquille, le mec. Il râle que son hosto ne lui finance pas le congrès et depuis deux jours qu'il est là, il n'y a pas foutu les pieds. C'est pas comme si on repartait demain soir.
- *Welcome in cardiology* !

Jean-Pierre nous rejoint.

- Les gars, voici l'adresse du resto. Vous m'excusez, je ne monte pas avec vous, mais vous me gardez le ticket, pour qu'on vous rembourse.

En gros, les vieux cardio ne conçoivent même pas de sortir la carte bleue, même s'ils peuvent se faire rembourser ensuite…

Le restaurant est chic. Cuisine moderne, d'inspiration française avec, dans la langue de Molière, la“sole meunière”, le “tournedos Rossini” et les crêpes “Suzette”. En vin, quelques Châteauneuf, bourgognes et bordeaux hors de prix. Globalement, tout est au moins cinquante pour cent plus cher qu'en France. Soit les gens du labo sont complètement imbéciles, soit ils ont estimé que le cardio français de base ne supporterait pas de manger autre chose que de la bouffe bien de chez lui. Je penche pour la deuxième solution… A table, ça discute voiture.

- La Tesla, c'est incroyable ! Les accélérations mon pauvre…
- Mouais, mais ça reste moche. Franchement, on dirait une voiture Playmobil. C'est une insulte à tous les designers européens des cent dernières années. Prends une belle berline allemande ou italienne. Tu mets un peu plus de pognon et là, tu as de la ligne et de la belle mécanique. Ma bagnole, c'est pas un ordinateur !
- Tu verras, dans dix ans, on roulera tous en Tesla.
- Tu te la joue écolo, toi ?
- Non, je m'en branle ! Ce que je veux dire, c'est que Musk, il a tout compris. Les écolos veulent de l'électrique ? Il leur sert de l'électrique ! Trois tonnes, grand luxe, un zéro à cent indécent. Je peux

te dire qu'en ville les vélos que je croise ne font pas les marioles ! Ces enculés de bobos.

- Moi, c'est pareil, j'ai envie de les défoncer. T'as les nanas qui zigzaguent avec leur panier de courses, les livreurs Uber Eats qui font n'importe quoi et les jeunes branleurs ambiance fac de lettres avec leurs vélos pourris. Ils respectent rien, ils grillent les feux, ils prennent les sens-interdits. Dans les petites rues, ils font exprès de rouler au milieu pour ne pas qu'on les dépasse. Quand je peux, je fais exprès de les raser de près, pour les faire flipper et qu'ils se rendent compte qu'ils sont pas tout seul sur Terre.
- T'as raison, ils font chier. Moi, je vais quitter le centre-ville en partie pour ça. Tu ne peux plus rouler. Tu te fais rayer ta bagnole dès que tu sors, ils ferment des voies pour faire des pistes cyclables alors que le centre est déjà saturé. Moi ça me fait chier. Avec Françoise, on cherche en périphérie. Un coin sympa, deux garages, piscine et pas d'HLM avec de la racaille qui viendra t'emmerder.
- Clair… et toi Cédric, tu habites en ville ?
- Oui, mais j'ai deux garages et vu mes horaires, je ne suis pas trop ralenti par la circulation.
- Et toi qui est jeune, tu t'es mis à la Tesla.
- Non, moi je suis encore classique. J'ai un X3.
- C'est pas mal… Moi, j'avais le X6. Une vraie navette spatiale ! Mais là, je suis passé chez Audi. Le Q7, c'est vraiment topissime pour le confort.
- Pour le prix, tu aurais pu aller chez Porsche.
- Non, non. Porsche, ça sera une 911 ou rien. Et pour le moment, on a besoin d'un peu plus de place dans le coffre. Je vous rappelle que Maserati et Jaguar parlent sérieusement de se mettre au SUV. Ça va pas être inintéressant.
- Au fait les intellos, c'était bien le congrès ? Vous nous ferez un résumé ?

On se regarde avec Alban. Je finis par répondre.

- On a fait nos présentations, mais on n'a pas vu grand-chose de passionnant…
- C'est toujours comme ça. En plus en anglais, moi je ne pipe rien. Je préfère bien en profiter sur place et en rentrant, je lis les résumés dans *Cardio Pratique*. Ça me prend une heure, peinard, dans mon bureau.

- Ouais, moi je fais pareil mais je zappe *Cardio Pratique* ! De toute façon, à deux ans de la retraire, je ne vais pas prendre le risque de me faire une fracture neuronale.
- En fait, c'est Jean-Pierre qui te paye ta préretraite !
- Exactement ! D'un autre côté, vu le nombre de pace et def que j'ai fait implanter depuis trente ans, j'ai aussi largement contribué à son salaire. C'est un échange de bons procédés. Pas vrai JP ?
- Oh que oui ! D'ailleurs, mes amis, que diriez-vous d'un petit digestif avant de partir ?
- Envoie plutôt une autre bouteille, on ira prendre les digeos ailleurs.
- Comme vous voulez. On prend un Côtes du Rhône pour finir ? J'ai vu qu'ils avaient du Cairanne. C'est pas mal. Bien puissant !
- Ouais, ça vaut pas un Châteauneuf mais les temps sont durs, hein ?
- Oui, ça risque d'être hors budget pour la boîte. Il y a dix ans, ça serait passé crème, mais maintenant…
- No problemo. On n'est pas compliqué, nous. Fais péter ton Cairanne !

Une heure du matin, on finit nos cocktails au bar de l'hôtel. Les vieux rentrent se coucher. Alban est encore d'attaque.

- Eh gars, je suis allé tchatcher avec le portier de l'hôtel. Le grand black, chauve. Il m'a indiqué un bar-boîte avec de la musique de ouf, selon lui. Genre funk déjanté. Ça doit être de la balle.
- Je ne connais pas trop.
- Justement ! Et moi, ça me gêne de quitter les States sans avoir fait un petit trou à mon compte en banque ! Jusque-là, je n'ai rien payé. Vous n'êtes vraiment qu'une bande de gros parasites. Dire que c'est mes impôts qui vous payent vos sorties labélisées formation médicale continue…
- Ça n'a rien à voir, c'est les labos qui raquent.
- T'es con ou quoi ? Tu crois que c'est les actionnaires d'Ablator qui se saignent pour payer ta nuit d'hôtel ? Mon pote, ouvre les yeux. Ça doit être direct répercuté sur le tarif qu'ils factureront à l'hosto lors du prochain marché de def !
- Ouais, peut-être… enfin, de toute façon, moi je ne pourrais pas me payer tout ça, alors le jour où ça s'arrête, je me casse en privé.
- J'ai l'impression que tu trouves une bonne future raison de te casser à chaque fois qu'on se voit. Penses-y vraiment une bonne fois pour toutes !

- C'est pas le moment. Si ça se trouve, dans deux ans je suis PU. Ça serait con de lâcher l'affaire maintenant.
- Si ça se trouve, dans deux ans, on sera au même endroit avec la même discussion et tu auras juste perdu… deux ans !
- …
- Mon pote, j'ai vu ta gueule tout à l'heure. L'autre connard t'a zappé complet quand tu lui as dit que tu avais un X3 ! Un X3, *my dear* ? *shocking* ! mais mon brave, comment pouvez-vous vous mouvoir dans ce trou à rats ambulant ? T'aurais dû te voir, t'étais blanc.
- C'est un connard…
- Oui, mais encore une fois, c'est des mecs comme ça que tu croises en permanence. Et beau papa, si je me rappelle bien, en rajoute une couche à chaque fois que bobonne vous invite pour le poulet rôti dominical, non ?
- Ça c'est vrai. Je ne le supporte plus…
- Faut que tu te poses et que tu réfléchisses au lieu de faire des conneries. D'ailleurs, à propos de conneries, on bouge ?
- Si tu veux… on zappe le congrès demain ?
- Ça dépend, si on trouve un bon deal de coke à sept heures du mat, on enchaîne. Mais le plus probable, c'est qu'on rentre se pieuter trois, quatre heures avant de rendre la chambre.

Le taxi nous dépose devant le bar. On se positionne au bout de la queue. Le couple devant nous entame la conversation avec Alban. Mon niveau d'anglais me permet de suivre mais sans prétendre participer. Je les entends évoquer Omaha Beach. Le père du gars y était. Alban raconte son grand-père qui dirigeait un groupe de résistants dans le maquis. On rentre dans le bar. Je ne m'attendais pas vraiment à ça. J'avais imaginé un lieu immense avec des boules à facettes partout et de grands podiums où défileraient des mannequins avec des coupes afro, des chemises à fleurs et des vestes en vinyle. L'endroit fait plutôt club de jazz, en vieux bois sombre. Les tables sont arrangées en demi-cercle, surélevées par rapport à ce qui doit être la piste de danse. Sur la scène, une chanteuse d'un certain âge chante sans accompagnement « Sunny » puis enchaîne sur « My baby don't care ». Elle est visiblement connue des spectateurs qui l'applaudissent avec force et crient son nom régulièrement. Paul, le fils du GI, nous propose de boire un verre à la victoire des alliés sur les forces de l'Axe. Un groupe prend la place de la diva locale. Plus jeune, trente ans environ, visiblement eux aussi connus du public car plusieurs spectateurs montent sur scène pour les saluer pendant qu'ils s'installent et accordent les instruments.

Les pintes rapidement vidées, Alban commande une bouteille de champagne pour continuer à entretenir les relations transatlantiques. Cent cinquante dollars ! Effectivement, après la première partie du séjour *all inclusive*, il se rattrape. Paul le tient par le cou en rigolant. Frances, sa femme, se trémousse et hurle en direction de la scène. Je fais un peu tache. Pas assez à l'aise pour prendre part à la discussion mais ne sachant pas où aller. Je me tourne vers les musiciens. Le bassiste claque quelques notes, aussitôt applaudies. Crâne rasé, cent trente kilos pour un mètre quatre-vingt-dix. Tu n'as pas envie d'aller l'embêter. Quelques minutes plus tard, une voix au micro annonce le nom du groupe. Dès les premières notes, la salle se remplit rapidement d'une bonne centaine de personnes qui se massent devant la scène. Je ne suis pas un grand spécialiste, mais c'est incontestablement du gros son. Ça groove. Le public est visiblement venu avec l'intention de faire monter la température. Alban se lève :

- Je vais chercher une autre bouteille.
- Ben c'est peut-être à moi, non ?
- Laisse, c'est ma soirée, je le sens !

Il revient dix minutes plus tard, accompagnées de deux filles que je n'ai jamais vues, sa main gauche sur l'épaule de l'une, la droite tenant par le goulot deux bouteilles de champagne. Ça fait un peu chasseur ramenant ses proies au campement. Je ne sais pas comment il arrive à faire ce genre de chose. Ça suppose quand même, en moins de dix minutes, de les avoir abordées, qu'elles ne l'aient pas rembarré ou simplement ignoré, d'avoir discuté un minimum et d'avoir osé établir un contact physique. La première étape me paraît déjà insurmontable.

- Hey, Cédric, je te présente Vanessa et Marie. On s'est rencontrés au bar, par hasard. Je ne pouvais pas rester insensible aux charmes de la langue française dans un endroit pareil. Elles sont là pour le congrès, comme nous. Leurs potes viennent de leur faire faux bond. Faut pas prévoir des soirées avec des vieux !
- Salut. Vous êtes cardio ?
- Non, non, on bosse pour les labos Medio.
- Ah, cool !

Alban fait les présentations avec nos amis américains et fait tinter les deux bouteilles.

- Je voulais changer mais finalement, j'ai repris du champ'. Comme on est plus nombreux, j'en ai pris deux.

Logique... La vie peut parfois être tellement simple.

Marie et Vanessa étant visiblement très à l'aise en anglais, je laisse la conversation évoluer sans y apporter la moindre contribution. Sur scène, le chanteur est rejoint par deux choristes. Les fameuses boules à facette, non allumées lors de notre arrivée, sont bien présentes. Le son est maintenant très fort. Alban me prend le bras, m'attire vers le groupe et lance :

- On va danser ? *Let's dance* ?

Paul nous fait signe d'y aller sans eux. On se dirige à quatre vers la piste. Pas difficile de commencer à bouger, vu l'énorme section rythmique qui fait bourdonner la structure.

Alban s'approche de mon oreille.

- Tu veux la métisse ou la blonde ?
- Arrête tes conneries…
- Bon, il paraît que tu as déjà fait dans le post colonial, alors je prends la métisse et je te laisse Vanessa, deal ? En plus, ça va te bloquer de te taper une autre Marie.

Il me fait un clin d'œil et s'éloigne vers sa proie, à moins que ce soit elle qui l'ait pris dans ses filets. En quelques secondes, ils s'enlacent et se mettent à danser. Vanessa s'approche de moi. Je fais une synthèse de la situation. Alban va choper Marie, ou inversement, je me retrouve avec une fille qui n'est ni Marie, ma femme, ni Malika, sur le dance-floor d'une boîte américaine, un niveau linguistique bien insuffisant pour retourner discuter avec nos amis américains. On pourrait parler de piège à con. Vanessa me sourit. On danse face à face mais à distance raisonnable. Sur un morceau un peu plus lent, c'est elle qui finit par poser la main sur mon épaule. Quelques minutes plus tard, je tente quelques passes de rock, souvenir des cours pré mariage et entretenu au gré des soirées anniversaire et nouvel an. Alban et Marie reviennent vers nous. Ça me soulage un peu. Je me laisse emporter par la douce euphorie éthylique, musicale et thermique. Je me détends, libère mes articulations, cervicales, coudes et genoux. Je ferme les yeux. Le groupe est vraiment bon. Les musiciens transpirent. Le chanteur a ouvert sa chemise à paillettes. Le funk et le disco s'enchaînent. On alterne danses et stop à la table pour finir la bouteille puis attaquer les tournées de mojitos, caïpi et gin fizz. Il me semble en avoir payé deux, comme tout le monde. Ça doit faire une bonne dizaine. Vanessa m'a pris la main à l'occasion d'un énième aller-retour hydratation. Je ne l'ai pas retirée. J'ai bien conscience de profiter en passager clandestin des talents de dragueur de mon pote. On échange en hurlant trois banalités sur nos vies professionnelles, sur la ville et la musique. C'est dommage, elle a l'air marrante. Dix décibels de moins, on aurait peut-être pu avoir une conversation structurée. Alban fait le show. Il n'est pas ridicule à côté des afros qui chauffent la piste.

Deux heures plus tard, on se retrouve dehors. Alban échange ses coordonnées avec Paul, qui lui promet de venir le voir en France aux prochaines vacances.

- Bon, les filles, on vous ramène à votre hôtel, où vous venez boire un dernier verre au bar du nôtre ? Eh taxi !

Alban monte à l'avant. Il se retourne.

- Alors ?

Marie se jette en arrière contre le siège et lâche, l'air blasé

- Vous savez, c'est probablement mon dernier congrès US. La prochaine fois que ça sera mon tour d'accompagner vos petits amis cardiologues, ça sera pour une réunion dans un sombre bled français. Alors c'est parti, *let's have fun* !

Le silence qui suit est interrompu par la voix de basse au fort accent afro-caribéen du taxi-driver, dont j'aperçois le sourire dans le rétroviseur central.

- Ouais, *let's have fun*. Vous avez bien raison !

Alban ne laisse bien évidemment pas passer l'occasion de nouer le dialogue.

- Vous parlez français ?
- Mon ami, quand tu vois un taximan, noir comme la suie qui tourne dans ces rues à cinq heures du matin, il y a de grandes chances qu'il ait vu le jour en Haïti. Reginald, pour vous servir.
- C'est Joe le taxi, pouffa Vanessa
- Qu'est-ce que vous avez dit mademoiselle ?
- Elle a rien dit, elle est bourrée.
- Si, si, Joe le taxi c'est bien. La belle Vanessa Paradis !
- Et Vanessa, c'est son nom !
- Mes amis, de Haïti au Québec jusqu'à Atlanta ! Tout ce parcours pour enfin rencontrer la belle Vanessa !
- Et moi je suis Johnny Depp, ça vous va ?
- Plutôt Johnny Hallyday, non ?

Tout le monde éclate de rire. On arrive. Alban règle en laissant un gros pourboire.

- Tiens mon pote, de la part de Johnny Depp, de Johnny Hallyday même si cet enfoiré ne paye pas ses impôts et surtout au nom de l'amitié entre les continents !
- T'es incroyable, toi ?

- Eh ouais, Marie, j'aime mon prochain. J'aime tous mes frères, surtout en fin de nuit quand je suis avec mon meilleur pote, un peu bourré et que j'ai réussi à ramener à mon hôtel les plus belles représentantes de l'agence Elite !
- Et qui te dit que les soi-disant plus belles représentantes en question vont accepter de finir dans ton lit ?
- Rien, et c'est ça le plus beau ! Le doute jusqu'au dernier moment, témoignant de la fragilité de la condition masculine face à la toute-puissance du charme et des caprices féminins.
- Bon il est bourré. Très fort, mais quand même bien bourré !
- Pas du tout ! Enfin, pas trop et d'ailleurs, au lieu de vous proposer vilement d'aller vider mon minibar, je vous offre, en tant que chevalier, ce qui sera peut-être notre cocktail d'adieu.

Au bar de l'hôtel, Marie s'assied sur les genoux d'Alban. Vanessa se glisse contre moi. Elle fait un mouvement de tête en direction de ma main gauche posée sur mon genou.

- C'est une alliance si je ne me trompe pas.
- En quelque sorte, oui. Tu ne la vois que maintenant ?
- Non !
- Et toi, tu es mariée ?
- C'est nul comme conversation !
- J'avoue… mon pote est plus fort en beau parleur.
- Ça oui. Lui, il n'a pas d'alliance ! Il est en chasse permanente, non ?
- Euh, je peux mettre un joker là-dessus ?
- T'inquiète. Marie ne cherche pas vraiment dans ce genre de soirée l'homme de sa vie. Ton pote, c'est un chaud lapin, c'est marqué sur son front. Sa voix pue le sexe et en plus, il est drôle. Le coup d'un soir parfait !
- Pas comme moi !

Elle me fait un clin d'œil, recule la tête, me regarde avec un sourire narquois. Puis elle s'approche lentement de mon visage, le prend dans ses mains et m'embrasse. Son haleine sent l'alcool. La mienne doit être pire.

- T'as pas oublié la carte de ta chambre ?
- C'est pas mon genre.
- On reste là ou on monte ?

Un quart d'heure plus tard, on est dans ma chambre d'hôtel. On se déshabille en s'embrassant juste derrière la porte d'entrée.

- Tu as des capotes ?

Trop drôle, le comique de répétition.

- Euhhh…. Ben, non…
- Trop mignon !

Elle fouille dans son sac, sort un préservatif et tourne la tête vers moi l'air hilare.

- Faut faire gaffe, j'en ai qu'un.

Je me réveille quelques heures plus tard, le nez dans l'oreiller, la bouche pâteuse avec un fond de mal au crâne qui appelle vite une dose de caféine. Je me retourne dans le lit. Vanessa est assise dans le fauteuil, enroulée dans une serviette de bain.

- Je t'ai emprunté la salle de bains et une serviette.
- Tu as bien fait. Il est quelle heure ?
- Neuf heures. Il va falloir que je rentre pour récupérer ma chambre.
- Attends deux secondes ! On va se prendre un p'tit dej. Je passe dans la salle de bain et j'appelle pour nous faire livrer deux trois trucs. J'imagine que ça ne te pose pas de problème de rester plutôt incognito ?
- T'es vraiment un malin !

Quelques minutes plus tard, je récupère les jus d'orange et les croissants. Je fais couler le café dans la Nespresso de la chambre. Vanessa s'est assise en tailleur au milieu du lit. Je dépose le plateau devant elle, prend une tasse, un verre et m'installe sur le bureau. Distance de sécurité. Ne sachant pas trop quoi dire, je me contente de boire à petites gorgées. J'ai bien conscience que le stratagème a ses limites. Vingt ou vingt-cinq centilitres.

- Alors, tu fais souvent monter des inconnues dans ta chambre pendant les congrès ?
- Non, c'est la première fois. Et toi, tu montes souvent dans la chambre d'inconnus ?
- Non, pas souvent, mais c'est pas la première fois !
- C'est bien ce que je me disais.
- T'as qu'à dire que ça fait pute ?
- Non, c'est pas ce que je voulais dire.
- Je sais bien ! Mais tu sais, j'ai moins l'impression de faire la pute ici que toute la journée dans les couloirs des hôpitaux et des cliniques à mendier un rendez-vous auprès de tes charmants collègues.
- C'est vrai qu'on est pas hyper cool avec vous… mais je dois t'avouer que vu les horaires que je fais, j'ai un peu de mal à perdre trois fois un quart d'heure dans la journée à entendre parler du médicament X, Y puis Z en sachant qu'ils sont tous à peu près identiques.

- Tu as complètement raison. De toute façon, je pense que le métier est voué à mourir. Il y a quelques années, on avait un peu de latitude pour adapter notre discours. Même si le but était de vendre le produit, on pouvait être critique. Mais maintenant, les managers nous font passer des PowerPoint tout faits. Et il est strictement interdit de s'écarter de la ligne officielle.
- C'est un peu la Corée du Nord !
- Non, ça n'est pas la Corée du Nord, c'est l'héritage des méthodes des anciens nazis dans le New Public Management.
- Tu exagères un peu, non ?
- Pas du tout. Tu te renseigneras. Les écoles de commerce allemandes dans les années soixante, soixante-dix ont recyclé les anciens SS passés à travers les mailles du filet de la dénazification. Bon, les mailles étaient assez larges. Il ne fallait pas trop perdre de forces vives face au bloc soviétique. Bref, et ces charmants intellectuels, leur théorie, c'était de faire peser la responsabilité d'un éventuel mauvais résultat sur l'individu tout en lui laissant l'impression d'être "libre" sur les méthodes à choisir pour y arriver. Par exemple, écraser ses collègues ou ses subordonnés, bosser vingt heures par jour ou répondre à ses mails en vacances... à côté de cela, impossible de dévier de la ligne directrice élaborée par des mecs, je dis bien des mecs, qui sont totalement hors sol. Au bout du compte, en bout de chaîne, on passe pour des connes, et certains cardio ne se privent pas de nous le faire sentir. Je m'y suis intéressée parce que j'étais en train d'exploser. Il fallait que je comprenne et surtout que je me rende compte que le problème ne venait pas de moi. Maintenant, j'ai compris le process, même si ça ne change pas grand-chose.
- Waouh ! Ça a l'air sympa ce job…
- Tu t'étais imaginé autre chose ?
- Euh, non, enfin, je n'y avais pas trop pensé, c'est pas trop cool…
- No souci. Chacun gère au mieux ses problèmes. Et pour le reste… Je ne pense pas toute la journée aux pauvres livreurs Uber Eats en situation irrégulière qui m'amènent ma bouffe quand j'ai la flemme de cuisiner, ni au gars qui mendie en bas de chez moi.
- Et, tu n'envisages pas de faire autre chose ?
- J'aimerais reprendre mes études de psycho. Je m'étais arrêtée au milieu de ma licence pour rentrer chez Medio. J'ai fait une demande pour un congé formation. Je pense qu'elle va être acceptée. Il n'y a pas de raison. Ça va les arranger de dégraisser une vieille de dix ans d'ancienneté !

- Et pour faire quoi ?
- Ben, psychologue ! Écouter la vie des gens toute la journée et essayer de les aider à régler leurs problèmes. Tu sais, je passe déjà ma vie à écouter la vie des cardiologues, ça ne pourra pas être pire. Mes médocs, ils s'en foutent. Alors ils me racontent leurs vacances au ski ou aux Seychelles, les derniers restos qu'ils ont faits. Ils me détaillent leur dernière intervention de A à Z ou pire, ils me déroulent avec un petit sourire sadique la liste des patients qui ont eu des effets indésirables avec mes produits. J'avoue que je commence à saturer.
- Je comprends…
- Je ne sais pas trop pourquoi je te raconte ça.
- Probablement parce que tu t'es déjà barrée, au moins dans ta tête.
- Oui, probablement… et toi, ton boulot, ta vie, ton œuvre ?
- Bof, ça va plutôt bien. J'ai clairement un boulot hyper intéressant. Je n'ai pas à me plaindre. Après, pour le reste…
- Pour le reste, tu te fais entraîner par ton pote à monter des filles d'un soir dans ta chambre d'hôtel !
- Oui, c'est ça. C'était pas trop dans mes habitudes, mais ma vie est en train de changer un peu. Ça doit être la quarantaine. Ça fait vingt ans que je fonce dans la même direction, que ce soit au niveau perso ou professionnel. J'en arrive à un stade où je commence à me poser des questions.
- Tu veux faire une petite séance de psychothérapie gratos ou on en reste là ?
- J'ai peur d'en avoir besoin d'un peu plus qu'une… On va en rester là.
- Bon, ben, je vais y aller. J'ai pas trop d'affaires à prendre !

Elle se lève et se dirige vers la porte. Je la suis. Elle se retourne et me sourit.

- T'es marrant, toi. On monte le soir pour un plan cul, on concrétise et le matin c'est débrief façon coach de vie. C'est pas forcément que je m'attendais à ce que tu me sautes dessus pour me faire sauvagement l'amour sur la moquette pendant des heures, mais tu es quand même un cas assez rare. Bon, je ne te laisse pas mon numéro de téléphone. Juste le parfum de sueur et de clope dans la chambre !

Elle m'embrasse sur la joue. Je ne sais pas quoi faire. Elle sort et je reste comme un imbécile face à la porte qui s'est refermée.

J'ai deux heures avant que la navette ne vienne me chercher devant l'hôtel. Je fais ma valise, descends faire le check out et me pose au bar de l'hôtel avec mon ordinateur.

- Alors, c'était bien ?

Alban s'installe tout sourire à côté de moi dans le bus. Je ne tourne pas la tête. Il reprend.

- Moi, c'était vraiment pas mal. Et vous, vous avez fait un Trivial Pursuit ?
- Ouais, c'est exactement ça… on en parlera plus tard, si tu veux bien, ok ?
- Oh, ça va, il n'y a personne de connu à l'horizon. Tes potes sont dans l'autre navette. Quelque chose me dit que ce petit séjour américain t'aura fait le plus grand bien ! Je te laisse une petite semaine de réflexion et on débriefe de tout ça dans un bon resto. C'est moi qui t'invite. Tu n'oublieras pas un petit cadeau pour les membres de la famille à l'aéroport !
- Laisse tomber. Je ne le fais jamais. Ça va faire trop chelou. T'es pas toujours de bon conseil, mon pote. Il va falloir t'améliorer, si tu comptes driver ma vie sans la foutre en l'air.
- C'est peut-être pas faux. En tout cas je te félicite de rester vigilant. *The New Cédric is coming* ! Bon alors, vous avez baisé ? Elle a passé la nuit avec toi ?
- Oui et oui.
- Top ! Tu vois, c'est parfait ! Bon pour le moral, bon pour ta prostate, pour ta santé physique et mentale et totalement indolore pour ta vie familiale et notamment de couple. Je ne suis que radiologue, mais si j'avais un médicament avec autant d'effets positifs et si peu d'inconvénients, je déposerais direct un brevet !
- J'ai peur que tu ne simplifies un peu trop la vie en général et la mienne en particulier…
- Tut, tut, tut ! On en reparle dans une semaine, pas avant.

Chapitre 15

Je débarque à midi dans l'appartement vide, pose mes affaires, file prendre une douche et pars pour l'hôpital. Je n'ai quasiment pas dormi dans l'avion. J'en suis au dixième café d'une journée qui a commencé la veille. A quatorze heures, j'attaque ma consultation. Dans un élan d'optimisme béat et imbécile, je ne l'avais pas annulée. Je finis à dix-neuf heures, passe voir les patients programmés au bloc le lendemain et rentre enfin à la maison.

- Salut !

Marie est sur le canapé. Je l'embrasse sur le sommet du crâne.

- Alors, ce congrès, c'était bien ?
- Ça va. Fatigant.
- Vous êtes beaucoup sortis ?
- Oh, tu sais, c'est Jean-Pierre, le délégué d'Ablator qui nous amenait. Donc oui, pas mal de bars, comme d'hab. Après, Alban et moi, il fallait qu'on soit en forme pour nos présentations, donc on n'a pas fait les fous. Par contre, impossible de dormir dans ce put.. d'avion. Je suis mort…
- Tes présentations se sont bien passées ?
- Oui, ça va. J'ai géré l'anglais. C'était le seul challenge.
- Trop fort !

Le repas se passe dans le calme. Les filles sont un peu plus loquaces que d'habitude et me questionnent sur les USA.

- Alors Atlanta, c'est comme New York, Papa?

On y avait passé dix jours il y a deux ans avec les parents de Marie. Ils avaient invité toute la famille. On était dans un bel hôtel en plein centre de Manhattan. Beau papa avait dû casser sa tirelire car il alignait également pour les restos et les entrées aux musées. Les filles avaient évidemment adoré, ce d'autant qu'au programme, il y avait eu quelques après-midi shopping et une virée dans le Nord pour voir les baleines.

- New York, c'est pas vraiment les États-Unis. C'est un gros mix mondial avec encore une petite touche européenne. Atlanta, c'est le Sud, le vrai. Un centre-ville moche, des buildings climatisés, pas mal de gens très pauvres. Bref, rien de bien intéressant. Si on retourne aux

USA, on fera plutôt la Côte Ouest, les Parcs etc… mais il faudra partir au moins trois semaines et ne pas râler si on fait de la voiture.

- Cet été ?
- Euh, peut-être pas. Je te rappelle que je travaille pour l'hôpital public, que ta mère rembourse encore sa pharmacie et que le budget vacances n'est donc pas illimité.
- Pourtant, tu m'as envoyé un lien pour des séjours aux Maldives !

Marie sourit. Je me sens mal à l'aise.

- Ah, oui, c'est vrai. Mais c'était en fin de garde. Après une nuit blanche, je me voyais plus me reposer sur une plage que faire des milliers de kilomètres à travers les États-Unis.
- Oui, mais ça reste à peu près le même budget, non ?
- Je vais étudier ça. Si tout le monde est motivé pour explorer la Californie, on devrait pouvoir s'en sortir sans avoir à manger des pâtes toute l'année.

J'élude la question sournoise de l'empreinte carbone à laquelle les filles sont attachées quand ça les arrange pour poursuivre ce moment de communion familiale. On évoque ensuite l'Australie et les safaris africains tandis que je lutte pour garder mes yeux ouverts.

- Papa, tu t'endors. Va te coucher !
- Oui chéri, tu tombes de fatigue.

Je quitte la table, pars dans la chambre et m'écroule sur le lit. Je ne saurai jamais quand Marie m'a rejoint.

La semaine se déroule sans encombre. J'ai pensé plusieurs fois à Vanessa. Surréaliste. Je me transforme en un mec qui couche avec plein de nanas. Adolescent, j'aurais adoré. Mais là, ça me met en surchauffe. Ou alors, c'est parce que je suis en surchauffe qu'un truc doit se passer. Je ne suis pas sûr d'y être vraiment préparé. Je n'ai pas le moindre signe de Malika, ne cherche d'ailleurs ni à en avoir ni à lui en donner en retour. Je finis par la croiser dans les couloirs le lundi suivant.

- Ça va, doc ?
- Oui, et toi ?
- Ça va. Tu es en pleine introspection sur ta vie ou tu es débordé ?
- J'étais aux States pour un congrès. J'avais quelques présentations à faire et j'ai pris une petite charge entre le jet lag et les quelques soirées organisées.
- Ah oui, dur…
- Et toi ?
- La routine, auto-boulot-dodo.
- On se voit un de ces quatre ?

- Chez toi ?

Je ne relève pas le ton ironique.

- Euh… ça va être un peu compliqué… on ne peut pas retourner chez toi ? Je m'arrangerai pour récupérer l'astreinte.

Elle pose les poings sur les hanches, marque une pause et me balance :

- Et bien figure-toi que pour moi, la gestion des plans culs extra-conjugaux ne se limitent pas simplement à changer mon nom sur un planning d'astreinte ! J'ai quelques contraintes qui ne me permettent pas toujours de pouvoir t'accueillir en nuisette sur le pas de la porte quand "el professor" a une dispo.

Elle sourit en coin. Heureusement…

- Excuse-moi, je suis trop con.
- Non, tu n'es pas trop con. Tu es juste dans la norme. Tu t'occupes de tes problèmes et c'est juste compliqué de voir plus loin.
- Écoute, je vais voir pour organiser un truc. Je te tiens au jus.

Je retourne dans mon bureau et lance sur le moteur de recherche « congrès cardiologie rythmologie ». Pas grand-chose de simple à organiser rapidement. Je finis par appeler Marc.

- Comment vas-tu, poulet ?
- J'ai un service à te demander.
- Vas-y, je ferai le max.
- Tu n'aurais pas une réunion où tu pourrais me faire parler rapidos, en France ? Assez loin pour dormir sur place mais pas trop pour que ça soit accessible en voiture. Je ne prendrai aucun honoraire.
- Poulet, ça sent la coucherie !
- Ouais… je t'expliquerai quand ça sera moins compliqué.
- Bon, écoute, ça ne me regarde pas. Tu es un grand garçon. Laisse-moi passer deux coups de fil et je te rappelle.

Dix minutes plus tard.

- Poulet ? C'est Marc. Bon, écoute, j'ai un plan pour jeudi prochain. C'est les gars de la clinique qui devaient y aller mais ils ont annulé. C'est pour des généralistes. Peut-être quelques cardiologues libéraux mais pas sûr. On s'arrangera pour le contrat en te marquant une formation ou une biblio plus tard. Que tu puisses te faire payer. Je connais un appart-hôtel très sympa. Je te réserve une chambre. Personne pour vérifier si tu es seul ou accompagné. Ça me paraît complètement approprié !
- T'es un chef, merci. Tu sais que je ne t'oublie pas quand je fais mes ordonnances.

- Oui, je sais poulet, j'ai les chiffres. Mais tu sais que même sans ça, je le ferais de bon cœur !
- Ouais, je sais mec, t'es vraiment un pote.
- Au fait, si un jour tu veux prendre un verre pour me raconter deux trois trucs sur ta vie, c'est avec plaisir.
- Je te dirai dès que ça sera un peu plus clair dans ma tête. Merci encore.

J'envoie un sms à Malika.

« Dispo jeudi prochain ? »

« Oui »

« EPU à une heure et demi de voiture. On dort sur place à l'hôtel, ok ? »

« Pour le boulot ? »

« Oui »

« C'est quoi le programme »

« Départ dix-huit heures, présentation à vingt heures, ensuite je mange rapide un bout avec les cardio et je devrais être sorti vers vingt-deux heures »

« Ah… »

C'est clair que c'est pas vraiment excitant… je me sens stupide, encore…

« Mauvaise idée, peut être… »

Je relance :

« Je vais essayer de trouver mieux »

« Non, c'est bon, je viens »

« Cool !!! »

Chapitre 16

Le lendemain matin, coup de fil d'une des secrétaires.

- Cédric, il y a un livreur pour toi avec un carton. Je signe pour toi ?
- Oui, oui. Tu sais d'où ça vient ?
- D'un caviste. Les caves de l'Horlogerie. C'est le beau magasin sur la place centrale. Ça doit être du bon vin !
- Fais-le mettre dans mon bureau.

Je remonte, prends le paquet et ouvre la carte.

« Cher Docteur A,

Lorsque vous aurez ce carton entre les mains, je ne serai plus de ce monde. J'ai remis à ma femme et mes enfants une liste de tâches à accomplir. L'une d'entre elles consistait à vous témoigner ma gratitude, d'abord pour les soins que vous m'avez prodigués et ensuite pour l'écoute et l'intelligence humaine dont vous avez su faire preuve lorsque je vous ai exposé ma volonté de ne pas aller plus loin au vu des perspectives peu reluisantes que m'offrait la science médicale (la faute revenant moins à ses limites techniques qu'à mon mode de vie, j'en suis pleinement conscient). Vous trouverez un assortiment de vin et de champagne. Vous aurez compris que j'ai un faible pour les bourgognes tant en blanc qu'en rouge. J'ai également mis deux bouteilles de champagne car il y a toujours quelques évènements heureux à fêter. Si vous pouvez penser à moi à l'ouverture de chacune de ces quelques bouteilles, j'en serai ravi même si je doute d'une quelconque suite à mon histoire une fois que mon cœur aura cessé de battre. Poursuivez tel que vous êtes, d'autres vous remercieront.

Cordialement

Jacques Henry »

J'ouvre le carton. Deux Pulligny Montrachet, deux Hautes Côtes de nuit et deux Dom Pérignon. Eh bien…

Je prends une bouteille de champagne, ressors et vais dans le bureau des secrétaires.

- Mesdames, si vous avez bientôt une occasion à fêter, voici un cadeau posthume de Monsieur Henry. Attardez-vous un peu quand vous goûterez, c'est un Dom Pérignon. Je n'en ai jamais bu.
- Cédric, il ne faut pas, c'est pour toi.

- Oh, tu sais, il m'en reste cinq et en plus, je n'ai rien fait. J'ai juste foiré mon implantation de multisite. Je l'ai écouté me dire qu'il voulait arrêter les frais et mourir et empêché des collègues de lui mettre une assistance contre son gré. J'aurais été bon, c'est lui qui serait en train de boire toutes ces bonnes bouteilles.

- C'est vraiment adorable. Tu es un chou. J'espère que tu ne vas pas partir, toi. On t'interdit d'aller en clinique. Ou alors tu nous prends avec toi !

- Ouais… je ne sais pas. Mais ne vous inquiétez pas, si ça doit arriver, je vous ferai signe et j'essaierai de vous trouver une place.

A midi à l'internat, je raconte l'affaire aux collègues.

- C'est un seigneur ton gars.

- Moi, je trouve qu'il a raison. Il a dû bien profiter de la vie et quand ça commence à être trop compliqué, bye-bye, ciao et me cassez pas les couilles avec vos machines !

- T'es un peu extrême, non ?

- Non, pas du tout ! Moi, je serais pour qu'à l'annonce d'un diagnostic grave, on te file une pastille de cyanure. Et quand tu en as marre, crac, tu la croques et terminé.

- Ouais, et ben si c'est certains vieux médecins qui te font l'annonce, je peux te dire que tu bouffes ta pastille direct en sortant de la salle de consultation, même si tu venais pour un panaris.

- C'est clair. Tu te souviens les visites avec le Vieux ? il rentrait dans la chambre, se foutait derrière le lit sans dire un mot, sans même regarder le gars dans le lit. Direct il lui demandait s'il fumait. Là, en général c'était oui. Alors, il se retournait vers les externes et balançait. « 1953 ! 1953 ! Ça fait depuis 1953 qu'on connaît les dangers du tabac. Et tout le monde s'en fout ! Vous ne saviez pas, vous, que c'était mauvais ? ». Ensuite il enchaînait sur les ravages de la clope, parlait de mauvais pronostic, de taux de survie. Le pauvre gars se ratatinait dans son pieu sans oser rien dire. Il a eu de la chance de pas tomber face à un mec un peu vénère qui lui aurait foutu son poing dans la gueule. Et ça n'aurait pas été un scandale…

- C'est vrai que c'était un vrai enfoiré. Les visites, c'était un calvaire. J'avais honte pour lui. J'avais tort, il le vivait bien…

- Moi quand je suis passé dans son service, je trouvais ça pas mal. Je réconfortais les petites externes traumatisées par l'affreux vieux chef de service

- Le pire, c'est qu'il ne faisait pas pareil avec ses patients privés.

- C'est clair. Eux, il fallait les bichonner. D'ailleurs quand il fallait leur faire une écho, ils dégoulinaient sur ce bon professeur, si gentil, si compétent… ça me débectait. Une fois j'ai eu son cousin. Il me sort un truc genre, quelle chance vous avez d'apprendre au côté d'un tel maître. Tu parles. Je lui ai répondu que de toute façon je ne comptais pas faire de coro, que j'avais déjà quasiment tout appris avant d'arriver et que son cousin, il n'était pas souvent là dans son service ! Je m'en foutais, c'était en fin de stage. Mais le Vieux, il ne m'a pas dit bonjour pendant un moment, même quand on se croisait de près. Je pense que le cousin avait cafté.

A quatorze heures, je rejoins la réunion équipe médicale vs paramédical. L'ambiance est tendue, notamment aux soins intensifs. Il faut dire qu'ils bossent en permanence sous pression. Ils doivent récupérer les entrées directes par les urgences, le SAMU, les hôpitaux et les cliniques de la région, mais aussi pouvoir libérer une place en urgence si un patient part en live dans une unité d'hospitalisation ou plus fréquemment dans un bloc de coro ou de rythmo. Ça fait un turn-over de folie. On s'est même fait rappeler à l'ordre par l'administration car les patients n'y passaient parfois que quelques heures avant d'être "éjectés" dans une autre unité. Financièrement, le séjour n'est valorisé pleinement qu'au-delà de vingt-quatre heures complètes. La cadre a du mal à conserver les infirmières et les aides-soignantes qui partent en général au bout de quelques années vers des cieux plus sereins, avec moins de pression, moins d'heures sup et moins de week-ends.

- Vous comprenez messieurs les professeurs, les équipes n'en peuvent plus. Il y a trop d'entrées, pas assez de personnel. Je fais face à un arrêt de travail par semaine, du somatique, du psychosomatique et de plus en plus de burn out !

Le Boss lui coupe la parole.

- Ça c'est nouveau, le burn out. Tout le monde en parle. Mais moi, je suis désolé, un truc qui vient fraîchement de sortir alors que l'humanité travaille depuis des millénaires, j'ai un peu de mal à d'emblée m'attendrir. On vit dans une société pourrie. Dégénérée, même. L'homme préhistorique, quand sa famille avait faim et qu'il faisait froid, il ne venait pas pleurer sur le fait qu'il était peut-être fatigué ce matin ou que ses collègues ramenaient parfois moins de gibier que lui, ou sur la question du bien-être animal. Il prenait sa bite et son couteau et il se bougeait le cul. Donc si le burn out, c'est l'excuse pour moins travailler, vous irez expliquer ça aux patients qui font leurs infarctus dans la rue et au DG qui a un putain de déficit à combler et qui nous demande à chaque réunion d'augmenter l'activité, si possible en réduisant les dépenses. Alors si vos équipes ont des idées pour résoudre cette quadrature du cercle, qu'elles me le fassent savoir. Je me ferai un plaisir d'appliquer leurs théories.

- Monsieur, je pense que le personnel paramédical est prêt à beaucoup de sacrifices mais qu'il y a des limites. Leur investissement n'est quand même pas très bien valorisé. On ne peut pas leur demander de faire des heures sup, très mal payées, en permanence.

- Des heures sup ? Vous voulez qu'on en parle ? Du niveau de salaire, aussi ? Prenez Cédric, PH temps plein, cent heures de boulot hospitalier par semaine. C'est à peu près ça Cédric, non ?

Je me ratatine au fond de mon siège sans savoir quoi répondre. Il reprend :

- Cent heures, plus les cours, plus les réunions de ce type, celles plus intéressantes sur les projets qui font que demain les patients seront mieux soignés, plus les articles qu'il fait le soir chez lui pour l'université. Bref, trente-cinq heures tous les deux jours et demi, plus les gardes. Et vous savez combien il gagne, ce con ? Même pas cinq mille balles… le double d'une infirmière. Allez, peut-être un peu plus, pour trois à quatre fois le volume horaire et dix ans d'études. Et quand ça beurre dans son bloc ou en réa, quand un patient décède, qui fait quoi ? C'est vous ou une de vos infirmières qui appellent la famille, qui ruminent dans un coin de sa tête qu'on aurait peut-être pu faire mieux, ou différemment, qui en cas de plainte, se demande si ça va finir au pénal ? Et petite pensée pour nos "amis" du privé qui sont en première ligne en cas de soi-disant erreur médicale. Et quand une intervention s'est mal passée, on pense à quoi ? À notre feuille de salaire ? Au prestige de la fonction ? Aux RTT ? Et bien non, on pense au patient, à sa famille, et on remonte au front ! Alors, vous enviez nos salaires ? Et bien prenez-les, mais aussi tout le reste. On va voir s'il y a beaucoup de candidats.

- Ce n'est pas ce que je voulais dire, Monsieur. Je ne voulais absolument pas monter le personnel paramédical contre les médecins.

- Mais je m'en fiche que vous les montiez contre nous. Ce qui m'importe c'est que vous ne montiez rien contre les patients et le système qui permet de les soigner plutôt correctement. On a la meilleure médecine du monde. Et c'est en partie grâce aux sacrifices de personnes qui, comme vous et moi, croient au service public. Bon, on ne va pas épiloguer. On ne peut pas refuser de patients. Par contre, on vous soutiendra pour demander du personnel supplémentaire à l'administration.

- Merci monsieur. Je pense que ça sera vraiment apprécié par les équipes.

On repart tous les deux vers le service.

- Vous avez vu cette connasse de syndicaliste ? Je ne les supporte plus. Enfin, je l'ai bien enfumée. Qu'elle aille réclamer du personnel en plus, elle verra ! Elle peut toujours se brosser avant d'avoir quoi que ce soit. Par les temps qui courent et vu le déficit dont on nous a parlé, ils ne lui lâcheront pas une heure de plus.

- Vous avez quand même été un peu dur !

- Faut pas vous laisser attendrir. D'ailleurs, venez dans mon bureau, on va causer.

On entre dans son bureau.

- Asseyez-vous. Un petit café ? Moi j'en prends un.

- Avec plaisir.

Il me tend la tasse de Nespresso. Il s'installe en face de moi, clique sur sa souris pour rallumer l'écran de l'ordinateur. Il s'attarde deux secondes sur un mail, puis s'enfonce dans son fauteuil, croise les mains et me sourit.

- Il y a des bruits de couloir.

- Ah…

- Bon, très clairement, c'est pas mes oignons sur le principe, mais en pratique, ça le devient. Grosso modo, je me contrefous de la vie sexuelle de mes collaborateurs. Vous pouvez aller avec une plume dans le cul dans des soirées échangistes, ça ne me fait ni chaud ni froid. Que vous couchiez avec une petite infirmière d'un service qui n'est pas le mien, c'est vraiment, mais alors vraiment pas un problème.

Il s'arrête et me regarde en souriant, puis redevient sérieux.

- Le seul hic, c'est que ça ne vous ressemble pas. Et que si vous êtes en train de partir en vrille, je vais me retrouver avec un gros bordel sur les bras. Et franchement, j'ai autre chose à foutre.

Je le regarde en agrandissant les yeux sans trouver de répartie.

- Ça fait plus de dix ans que je mise sur vous, que je vous soutiens pour que vous ayez votre agrégation et qu'on puisse récupérer un poste universitaire en plus en rythmologie. Après, je pourrais partir la tête haute. OK ?

J'acquiesce en silence.

- Vous allez voir où je veux en venir. Si vous continuez à choper votre infirmière, je vois trois solutions. Un. Vous êtes très malin, solide sur vos appuis et elle, elle n'est pas chiante. Genre, elle vous suce de temps en temps dans votre bureau ou en garde et vous l'amenez dans des congrès pour lui faire voir du pays sans vous griller à la maison. Le renouveau dans votre vie sexuelle vous fait faire des miracles en termes de publications, vous avez l'air tellement épanoui que les correspondants vous assaillent de patients et tout va bien.

Il me regarde en souriant :

- Mais ça ne va pas se passer comme ça. Et si vous n'êtes pas trop con, vous le savez aussi. Donc scénario deux. Votre femme apprend d'une façon ou d'une autre que vous avez une liaison. Elle vous dégage de la maison, vous empêche de voir vos gamins. Elle vous pompe votre pognon. Vous devenez malheureux. Avec votre spleen, vous gavez la nouvelle qui se casse avec un mec moins chiant. Scénario trois. Comme vous êtes vraiment amoureux, vous demandez le divorce, votre femme vous empêche de voir vos gamins, vous devenez malheureux etc. Dans les deux derniers cas, vous arrêtez de vous laver, les patients et les correspondants trouvent que vous puez, vous commencez à picoler, foirer une ou deux interventions mais on est obligé de vous garder car l'hôpital public, c'est un peu le Secours Catholique. On se tape votre boulot, la notoriété du service en prend un coup et ce pour quoi je me bats depuis trente ans part en cacahuètes.

Je réfléchis à cent à l'heure pour intégrer ce que je viens d'entendre et imaginer une réponse adaptée. Échec.

- Bref, vous mettez votre bite où vous voulez, mais n'oubliez pas que vous êtes un sentimental. Qu'Anton se tape toutes les nanas du service de cardio et au-delà, c'est très bien pour tout le monde. Sauf peut-être pour les maris cocus mais j'en ai rien à foutre. Par contre, vous, vous n'êtes pas fait pour ça. Organisez une thérapie de couple avec votre femme, achetez-lui des sous-vêtements coquins ou ce que vous voulez, mais faites attention à ne pas faire de trop grosses conneries. OK ? Allez, cassez-vous. Digérez-moi tout ça et vous réaliserez vite que j'ai raison. Au fait, j'ai mis votre nom pour l'étude sur les sondes qu'on a faite avec la société Defco. Vous serez en premier sur la publi. Ça ne peut pas faire de mal à votre CV. Ils vous feront relire l'article pour la forme comme d'habitude. Il faudra présenter tout ça sur les prochains congrès. Ça vous laisse un peu de temps pour décider qui vous amènerez.

Je tente un semblant de sourire et sors sans avoir rien dit. C'est quand même un gros connard…

Je marche dans les couloirs, comme un condamné. Je suis bien dans la merde. Alban disait quoi au sujet de la tentation ? Une instabilité, un vertige ? Je l'avais envoyé chier parce que je pensais avoir déjà sauté dans le vide en couchant avec Malika cette fameuse nuit de garde. Que tout s'était joué à ce moment. Mais en fait non. Le plus dur, c'est maintenant. C'est maintenant qu'il va falloir que je fasse des choix. Et c'est ce connard de Boss qui m'y oblige. Je soupire. Je retournerai bien en arrière. Jusqu'où ? Franchement, sans y réfléchir mille ans, je dirai fin de première année. Concours en poche, roi du pétrole, champ des possibles quasi infini. Ça veut dire quoi ? Ça veut dire avant Marie, avant les filles. Il n'y a pas que le Boss qui est un vrai salopard...

Chapitre 17

Le jeudi, je passe prendre Malika à un arrêt de métro. Je klaxonne. Elle se retourne, grand sourire, me fait un signe de la main et s'approche en tirant sa valise. Elle ouvre la porte arrière, la jette énergiquement sur le siège, et s'installe à côté de moi. Elle a l'air radieuse.

- Waouh, monsieur le cardiologue, quelle belle voiture !
- Petit plaisir… ou caprice, comme tu veux. Ma fille dit que ça pollue.
- Ah oui, je vois. C'est clair que sauver la vie des gens de huit à vingt heures pour aggraver le réchauffement climatique qui va tuer des millions de personnes dans vingt ans, c'est un peu paradoxal !

Elle rigole et reprend :

- Mais on a bien compris que vous les hommes, vous avez besoin de ça pour exister et rassurer votre ego. Comparé aux techniques pour allonger le pénis, c'est moins dangereux, mais ça pollue plus !
- Je n'avais pas vu ça sous cet angle…
- Tu y réfléchiras à tête reposée.
- J'ai l'impression qu'en ce moment, tout le monde réfléchit pour moi.
- Alors comme ça tu as une fille ?
- Deux, treize et seize ans.
- Alors, c'est sympa, ? Tu es leur Papa super-héros ?
- Bof, on n'est pas vraiment proches… j'ai dû louper un truc à un moment.
- Tu bosses trop ?
- Oui, probablement… ça fait vingt ans que je ne me suis pas posé. Depuis le lycée.
- Depuis le lycée ? Quelle tristesse. Par choix ou sous la contrainte ?
- Un peu des deux. Mon père était prof de maths, alors il m'a un peu mis la pression.
- Ah ouais ?
- Oui, j'avais un dossier parfait pour les classes prépa. Il trouvait que c'était du gâchis de faire juste médecine. Comme j'étais un bon fils,

j'ai bossé et j'ai eu dix-huit en math et en physique au bac. Ça m'a jamais servi…

- Juste médecine ! Tu es modeste. Moi, j'ai stressé pour avoir mon diplôme.

Je m'engage sur le périph, arrête de parler pour me concentrer sur le trafic. Elle reste silencieuse, les mains croisées sur ses genoux.

- Tu as toujours voulu faire infirmière ?
- Pas du tout. J'étais littéraire. Plutôt bonne. Après le bac, je suis partie en droit, pour faire avocate mais il y a eu un petit accroc dans ma ligne de vie qui m'a obligée à changer mes plans…
- Oui ?
- J'étais en licence, je comptais m'inscrire au CAPA et puis, et puis…

Sa voix se casse, son visage se ferme. Elle s'essuie le coin de l'œil avec la tranche de sa main, se force à rire et prend une grande inspiration. Je la coupe :

- Tu n'es pas obligée de me raconter ta vie, on ne se connaît peut-être pas assez.
- Il n'y a rien de secret. Mon mari, Abdelkader, s'est tué en voiture une nuit en rentrant de soirée. Il ne buvait pas mais conduisait vite. On avait notre petit qui avait deux ans.
- Outch, je ne sais pas quoi dire…
- Il n'y a rien à dire, tu sais, c'est comme ça. Ça arrive. Sauf qu'on n'imagine jamais que ce genre de catastrophe puisse sortir des journaux pour venir te percuter dans ta petite vie.
- Tu faisais tes études avec un enfant ?
- Ma mère et ma sœur m'aidaient. Abdel aussi, même s'il bossait beaucoup, au garage. La grossesse n'était évidemment pas prévue… mais je gérais. Et puis tout s'est arrêté. Le concours d'avocat, qui n'est pas vraiment évident, les premières années d'exercice où tu dois bosser pour faire tes preuves sans compter tes heures… Ça m'a paru tout à coup complètement inaccessible. Et ça l'était probablement, au moins à ce moment. Il a fallu que je trouve un truc plus adapté à ma situation, plus rapide mais qui reste concret. Je me suis dit qu'infirmière, tu aides les gens, tu es à leur contact. C'est pas le genre de boulot où tu te regardes dans la glace tous les matins en te disant que le monde irait tout aussi bien si tu restais dans ton lit. Et ça semblait pas trop mal pour éviter de penser à Abdel sans arrêt.

Je hoche la tête sans rien dire. Après un silence, elle reprend.

- Pour revenir à mes études initiales, j'hésitais beaucoup, après le bac. J'aurais bien fait prof de français. J'adorais lire. Mais avocat, c'était la défense des plus précaires, des victimes, des réfugiés. Je n'aurais pas fait du droit fiscal pour permettre aux plus riches de payer moins d'impôts ! Mais bon, après l'accident, je ne me voyais pas retourner à la fac où tout le monde connaissait mon histoire… C'était juste pas possible. J'ai passé le concours d'infirmière, je l'ai eu. Je faisais des rempla d'aide-soignante pour ramener un peu de fric. J'ai eu de l'argent après l'accident. Sans rien me dire, Abdel avait pris une assurance-vie pour moi et pour le petit. Les conseils de son père. Mais je n'y ai pas touché. Je le garde pour ses études, plus tard. Les parents d'Abdel m'ont aussi aidée. Ils ont ensuite déménagé en banlieue parisienne pour se rapprocher de leurs deux filles mais ils m'envoient de l'argent tous les mois, officiellement pour Enzo. En pratique, quand je leur dis ce que j'ai acheté, ils me disent que ça ne les regarde pas. Qu'Abdel aurait fait la même chose sans me demander de compte. Ils sont cool, je les aime bien même si c'est compliqué quand on se voit. On ne parle plus beaucoup d'Abdel. On s'est déjà un peu tout dit. On ne parle pas non plus de ma nouvelle vie. Enzo est au centre de tout, mais au bout de trois jours c'est pesant. Je leur amène ou ils viennent le chercher pour quasiment la moitié des vacances. Il a un cousin et une cousine à peu près du même âge. Et puis, ils lui parlent de son père, de son enfance, tout ça. C'est bien pour lui de pouvoir s'appuyer là-dessus. Bon, ça serait mieux si c'était Abdel qui lui racontait lui-même son enfance, mais c'est comme ça…
- Je sais pas quoi dire… Je sais vraiment pas quoi dire. C'est horrible comme histoire. Tu racontes ça si calmement.
- Je la raconte souvent, j'ai un petit peu l'habitude.

Elle sourit tristement, se baisse vers son sac pour prendre un mouchoir.

- En fait, non, je ne la raconte pas tant que ça. C'est juste que ça commence à faire un moment. Alors même en sélectionnant les gens qui comptent, ça fait un peu de monde.

Nouveau sourire. Elle doit faire un sacré effort. Ou alors, c'est la seule façon de ne pas fondre en larme. Sacrée fille…

- Encore une fois, tu n'es pas obligée.
- C'est plus simple comme ça. Je n'ai rien à cacher.
- Et quand je suis venu, t'avais fait garder ton fils ?
- Oui. Ma mère me le garde quand je veux. Depuis sept ans, j'ai refait quelques fois un peu ma vie, vite fait. Rien de super stable très

longtemps. Tout le monde est OK là-dessus. Mes parents, comme ceux d'Abdel. Ils sont assez relax pour des gens de leur génération. Aucun n'est très religieux. Il n'y a que mon père qui fait le ramadan, et encore.

- Et ton fils, il le vit comment ?
- Le décès de son père ou ma vie sentimentale ?
- Je suis désolé, je suis lourdingue.

Toujours le sourire triste.

- C'est pas grave. Je lui dis que je sors avec des ami-e-s, des copains, copines. Après, je ne me suis jamais fixée avec quelqu'un pour de bon. Tu vois, tu n'as pas grand-chose à craindre. Je ne vais pas faire exploser ton mariage. J'ai d'autres soucis à régler avant.
- Je ne suis pas sûr que tu puisses être tenue comme la seule responsable de mon mariage qui part un peu en couilles.

Silence.

- Vous êtes ensemble depuis longtemps ?
- Plus de vingt ans. On s'est connus au lycée.

J'hésite un peu. Je me sens obligé de m'exposer un peu pour faire le contre point.

- J'avais un an de plus. On s'était tournés un peu autour à une soirée de fin d'année. Ensuite, juste bonjour dans la rue et au bahut. On était tous les deux très bons élèves, timides. On est sortis ensemble à la fac quand on s'est revus à une soirée médecine. J'étais en fin de troisième année, elle venait de louper son concours pour la deuxième fois et partait en pharma. Ça a roulé d'emblée. Je l'ai soutenue pendant qu'elle bossait son concours. Elle a toujours été hyper reconnaissante. C'est vrai que j'aurais pu continuer à faire le con avec les carabins et me bourrer la gueule tous les soirs. Mais en fait, c'est pas trop ma came. Donc, on travaillait ensemble. Ça m'a permis de me lancer pour l'internat que j'ai bien réussi. Et après comme on est gentils tous les deux, il n'y a eu quasiment aucun souci. Mariage, achat de l'appartement, arrivée des filles. Du grand classique, même si Margaux était un peu prématuré. Et maintenant, on se retrouve là, sans que je ne comprenne vraiment comment on a pu passer toutes ces années en ayant si peu de points communs. Je veux dire, personnel, genre le sport ou je ne sais quoi, la musique, l'alpinisme, la photo ou n'importe quel sujet dont on pourrait discuter le soir. Actuellement, on gère ensemble la paperasse, les impôts, les économies pour la retraite et de temps en temps la destination des vacances.

Je ne suis pas sûr d'avoir déjà énoncé une tirade aussi longue à propos de mon mariage. Ni même d'y avoir simplement réfléchi aussi longtemps. Mettre des mots dessus est effrayant.

- Vous avez votre histoire. Ce que vous avez construit. Vos deux filles. C'est pas rien quand même, non ?

- Ça va paraître nul de dire ça, mais honnêtement, je flippe presque de rentrer à la maison. Mes filles ne me parlent plus. Pas parce qu'on est fâché. Ça serait presque mieux. On pourrait se réconcilier. Là, c'est juste qu'elles font leur vie et que je n'y apparais plus depuis maintenant plusieurs années. Elles sont dans leur chambre. Quand elles sortent, c'est le nez sur leur téléphone, Instagram et compagnie. Je ne sais pas ce qu'elles écoutent comme musique. Je ne regarde pas de série, je n'ai pas le temps. Je n'ai pas de compte Instagram et elles ne sont pas sur Facebook.

- Arrête de lui faire des appels de phares. Il ne va pas se jeter sur la rambarde ou se rabattre sur le camion !

- Non, mais il aurait pu accélérer ou attendre que je l'aie doublé pour dépasser.

- C'est toi qui roules à cent cinquante ! Lui, il respecte les vitesses à cent vingt. Pourquoi il devrait freiner et rester derrière le camion à quatre-vingt-dix ?

- Rouler à cent-vingt, j'y arrive pas.

- Tu es pressé d'arriver ? Tu ne veux pas qu'on se raconte nos vies ? Tu as raison, c'est un peu chiant !

Elle me regarde en souriant. Je rougis.

- Désolé, je n'ai pas réfléchi. Tu dois penser à l'accident de ton mari…

- Je le dis aussi pour maintenant. J'ai gardé la voiture qu'Abdel m'avait trouvée. Une petite Nissan. Une Micra, si tu connais. Mais elle vieillit et je peux te dire que ça n'est pas drôle de se faire coller par un gros 4X4 quand tu es déjà à fond pour doubler un camion !

Elle s'arrête, se tourne vers moi. Je vois son sourire en coin dans le rétroviseur central.

- Et puis c'est dingue cette impression de supériorité qu'ont les mecs avec des belles voitures. Si tu marches plus vite que moi dans la rue, te connaissant, tu ne vas pas me bousculer ou me pousser du trottoir. Parce que tu es bien élevé. Eh bien, on te met dans ta BMW et là tu deviens Mr Hyde. Presque un danger public, alors que tu es tout mignon ? C'est vraiment bizarre. Après rassure-toi, Abdel faisait pareil. Mais lui, il avait un Bac Pro en mécanique. Les voitures, c'était sa passion. Toi, tu es cardiologue. Tu pourrais quand même arriver à gérer la frustration de rester à cent-vingt derrière une voiture qui double, non ?

Je double la fameuse voiture et mets le régulateur à cent-vingt-cinq.

- C'est mieux ?
- Oui ! Ça va m'éviter de me stresser sur mon siège et grosse catastrophe, on va arriver cinq minutes plus tard. Je sais qu'il faut que tu impressionnes ta nouvelle conquête mais tu sais, il y a des jeunes dans la cité qui font des rodéos nocturnes. Si j'ai envie de sensations fortes en voiture, je peux aller leur demander de me faire faire un tour !

Je me sens con.

- C'est pas pour t'impressionner…
- Alors, c'est pire !

Je laisse passer quelques minutes. Je finis par lâcher.

- Je peux être honnête avec toi ?
- Oui, c'est mieux !
- C'est marrant, je ne comprends pas pourquoi tu sors avec moi. Je suis marié, avec des gamins et j'ai l'impression que tu te moques un peu de tout ce que je fais. Mon taf qui ne va pas sauver la planète et qui coûte du pognon, ma voiture qui pollue, le fait que je ne suis engagé dans aucune des causes que tu défends… Tu ne trouves pas que je suis un gros con ?

Elle rigole.

- Toi, tu as mal vécu la rencontre avec ma copine Sandra. C'est sûr qu'elle, c'est une extraterrestre. Elle fait toujours dix mille trucs. On se sent un peu nul quand on parle avec elle. En plus elle est calée questions infos, politiques et tout et tout. Si tu n'es pas d'accord, tu as intérêt à être solide et avoir réfléchi à ton argumentaire parce que sinon en deux secondes, elle t'a mis KO !
- Tu ne réponds pas à ma question.
- Ah… Non, tu n'es pas si nul. Sinon, je ne serais pas là.
- Et donc ?
- Tu veux que je te flatte ?
- Pas vraiment.
- Bon, c'est un bon départ. Alors disons que tu as du potentiel.
- C'est pas vraiment suffisant, surtout à mon âge…
- Mais si, c'est déjà très bien ! Tu es un très gentil garçon, avec plein de qualités un peu sous exploitées. En plus, t'es plutôt beau mec, plein de thunes et en progrès sur le plan sexuel !

Je rougis.

- Je suis désolé…
- Ça fait la dixième fois que tu le dis ! Il n'y a rien de grave. On a des histoires différentes, des conditions de vie, des familles, probablement aussi des cercles d'amis très différents. C'est pour ça que c'est bien de ne rouler qu'à cent-vingt. On apprend à se connaître. Après, on a commencé sur les bases d'un plan cul. Ça n'a pas beaucoup évolué, tu es d'accord ?
- Oui.

Elle me caresse les cheveux

- Allez beau brun, regarde la route. Bon, je mets de la musique. NRJ, cool ! Ça te va ?
- Parfait.

Je sens comme un léger malaise après cette séquence déballage de vie perso. Je me concentre sur la route, la laissant dans son rôle de DJ.

On arrive à l'hôtel largement à l'heure. Je sors mon ordi pour rejeter un coup d'œil à ma présentation.

Elle s'allonge sur le lit et sort un bouquin.

- C'est bien ?
- Oui. C'est un polar danois. Tiens, regarde le nom de l'auteur. Je n'arrive ni à le retenir, ni à le prononcer. Tu connais ?
- Oh, tu sais, je pense que je dois lire un livre tous les deux ans, et encore… Mes parents m'ont offert une liseuse, il y a quelque temps. Je dois avoir dix mille livres dessus et je ne suis pas sûr d'en avoir lu la moitié d'un.
- Faut pas lire sur la liseuse ! Un vrai livre, c'est charnel. Tu le prends, tu l'ouvres, tu cornes une pages, tu soulignes une phrase. Tu vois la fin approcher. Parfois, tu as envie que ça finisse, parfois tu voudrais prolonger, mais tu sens sous tes doigts que c'est les dernières pages qui s'égrènent. Bref, comme on dit maintenant, c'est une expérience !
- Tu parles bien. Faudra que je réessaie. Mais le soir en rentrant, je suis défoncé. En plus il y a cette putain d'agrég qui n'en finit pas.

Je m'arrête.

- Enfin, on s'en fout. On n'est pas là pour parler de mon plan de carrière. Bon, je dois y aller.

Je range l'ordinateur, enfile ma veste et l'embrasse avant de sortir.

- Tu me raconteras ton vrai bouquin, ça me donnera peut-être envie de m'y remettre.

Je rentre vers vingt-deux heures trente. La réunion s'est passée sans encombre. J'en avais un peu rajouté, question de justifier ma venue improvisée au dernier moment. Le délégué commercial était aux anges. Je suis resté jusqu'au café, après avoir répondu à toutes les questions de l'auditoire.

Je frappe avant d'introduire la carte magnétique et d'ouvrir la porte.

Je ne dirais pas que je m'attendais à ce qu'elle m'attende en sous-vêtements sexy sur le lit, mais une pointe de déception me pique en la voyant au même endroit, sur le lit, avec son bouquin. Je me ressaisis et lance :

- Ça te dirait d'aller boire un verre dans un bar ? Un petit cocktail dans une ambiance sympa.

On se retrouve assis dans les fauteuils club d'un bar d'hôtel du centre-ville. Musique jazzy. Le cocktail de la maison pour tous les deux. Beau jaune pâle dans des verres coniques, surmontés d'un petit parasol. Classe.

- Alors, ce bouquin ?
- Pas mal ! Ça se passe dans une banlieue populaire de Copenhague. C'est sur fond de montée de l'extrême droite avec des crimes de migrants, le racisme dans la police, l'indifférence des habitants, les médias qui s'emparent du sujet en le détournant.
- C'est gai…
- Oui, mais c'est la vraie vie ! On parle toujours des banlieues françaises. "Nos" banlieues, avec les arabes qui posent problèmes, les pauvres qui vivent sur le dos de la société etc. Alors moi, j'aime bien voir ce qui se passe aussi ailleurs. Le Danemark, la Suède, l'Allemagne, c'est des pays qui font rêver la social-démocratie française. Les riches de l'UMP pensent que tout marche bien droit, dans le respect des règles. Peu de délinquance, des gens bosseurs qui ne font pas grève à tout bout de champ, qui traversent aux passages piétons. A côté de ça, tu as les bobos, qui pensent que tout le monde s'y déplace en vélo, en mangeant vegan, paie ses impôts avec le sourire et que les immigrés sont accueillis à bras ouverts avant de se fondre miraculeusement dans le roman national. Ou que les enfants apprennent à lire, compter puis faire des intégrales et des dissertations philosophiques sans même s'en rendre compte. Bref, tu as compris. Et en fait, quand tu lis quelques articles ou un bouquin comme celui-là, tu te rends comptes que rien n'est parfait. Il y a du racisme, du sexisme, de l'alcoolisme, de la drogue, de la violence, comme partout.
- Je suis allé en congrès à Copenhague. J'avais visité un hôpital. Le chef de service nous avait conseillé quelques endroits sympas, un peu décalés.

- En plein centre-ville j'imagine.
- Oui, évidemment. On n'avait pas pris les trains de banlieue, c'est sûr.
- C'est le côté un peu en toc du tourisme. Moi, je n'ai jamais voyagé à part les quelques fois où je suis rentrée en Algérie avec mes parents puis avec Abdel. Mais quand j'écoute les gens raconter leurs vacances aux quatre coins de la planète, je me demande ce qu'ils en retirent. Hôtels club, visites guidées des monuments les plus connus… mais ça, tu vas sur internet et tu l'as déjà. Il paraît que tu peux maintenant te balader en virtuel dans certains musées. C'est quoi le bénéfice d'aller faire dix heures d'avions ? Tout ça pour avoir une idée tellement fausse du pays. Viens avec moi en Algérie, dans ma famille. Tu verras comment ils vivent vraiment, loin des quartiers branchés d'Alger où tout le monde veut faire comme en France ou en Californie. Mais pour ça, il faut rester un mois. Pas une semaine avec trois visites par jour. Non, tu te poses, tu discutes avec mon grand-père en prenant le thé, tu vas dans les champs d'oliviers avec mon oncle et mes cousins. Le soir, tu goûtes aux plats, tu prends le temps. Et au bout d'un mois, tu commences à comprendre comment ça marche. Les rêves, les limites infranchissables, la dureté de la vie, les liens entre les gens. Et ça, c'est une famille, d'un village, dans un tout petit bout du nord de l'Algérie. Et les gens te disent : moi, je connais vraiment bien le Mexique, la Thaïlande ou les USA. Ah ben ouais, tu y as passé dix jours. Tu t'es fait balader d'attrapes touristes en monuments qu'en trois clics tu aurais pu voir sur ton téléphone, sans la foule autour. Tout ça pour quelques selfies à poster sur les réseaux sociaux et à montrer à tes amis en rentrant. En fait, je me dis que je suis bien chez moi et tant pis si je n'ai pas assez d'argent pour visiter le monde.
- Tu as probablement raison. Nous, on n'en est même pas là. On va au Club Med. En général, on ne fait même pas les excursions proposées.
- Mais je préfère ! Au moins, tu assumes. Et tu ne vas pas faire en rentrant un grand cours magistral sur tel ou tel pays. Tu vas au soleil, tu en profites pour toi, perso et pas pour frimer auprès de tes collègues.
- Le Club Med, c'est pas pour frimer, c'est presque "normal". Et je peux te dire que ça hurlerait de rire si je racontais que j'ai passé deux semaines au camping, comme on faisait avec mes parents. De toute façon, ni Marie, ni les filles ne le supporteraient.
- C'est dommage, elles loupent quelque chose. Moi, gamine, j'aurais adoré partir en camping l'été. Pour changer des vacances

imposées en Algérie. Trois semaines avec mon père et cinq de plus avec ma mère. On n'allait jamais à la mer alors qu'il faisait quarante degrés. On restait au village où on connaissait tout le monde. Ado, je tournais un peu en rond. J'adore mes cousins et cousines du bled, mais en grandissant, j'aurais voulu voir autre chose.

- Comme les touristes !
- Ouais, j'aurais voulu aller au camping du bord de l'océan, ça m'aurait fait kiffer. Aller aux auto-tamponneuses, aux toboggans, sortir en boîte. Bronzer à la plage sans que ça pose problème parce que tu es en bikini, comme tout le monde. Avec des copines que je me serais faites depuis quelques jours. À se raconter tout et n'importe quoi, sans filtre, en s'en foutant parce qu'on ne se reverrait pas.
- Et tu aurais dit en rentrant que tu connaissais les Landes, ou la Bretagne alors que tu n'aurais fait que traîner à la plage et dans les fêtes de village !
- Avec la nuance qu'à quatorze ans, tu fais rarement du tourisme culturel. Et aller aux fêtes de village et à la plage, c'est vivre comme les locaux !
- Tu retournes souvent en Algérie ?
- Non, pas depuis le décès d'Abdel. Mes grands-parents sont décédés et je me suis éloignée de mes cousins et cousines. La société reste très conservatrice. Je ne pense pas qu'ils auraient bien vécu le fait que je continue à vivre normalement en étant veuve. Le mot m'effraie encore… et puis, certaines cousines sont voilées. Tu as vu comment je suis habillée ? Et je picole un peu. Alors je pourrais jouer le jeu quinze jours par an, oui. Mais franchement, qu'est-ce qu'Enzo en penserait ? J'attends qu'il soit plus grand. Je lui expliquerai.
- Il n'a jamais été en Algérie ?
- Si, petit, plusieurs fois, mais pas depuis au moins… quatre ou cinq ans.
- Ça lui manque ?
- A priori, non. Il m'interrogera sur ses racines un jour, mais pour le moment, il n'est pas demandeur. Même vis-à-vis de son père, il n'est pas dans le questionnement. Il continue à dessiner des familles à trois. Il regarde les photos de nous, mais pas plus. Je lui ai expliqué l'accident, son Papa qui nous aimait et qui nous aime toujours. Pas facile quand tu es athée. Pour un croyant, c'est plus simple, il y a le Paradis. Pour un enfant, c'est une sorte de pays mystérieux et c'est rassurant de savoir que ceux qui sont morts y ont trouvé refuge. Alors je dois t'avouer que je lui ai dit que son Papa était au Ciel, avec les étoiles. Je pense que ses

grands-parents lui ont dit à peu près la même chose. Peut-être qu'un jour, ado, son esprit rationnel lui soufflera que tout ça, c'est du vent.

- Ou pas… même adulte, on a parfois besoin de sa bulle imaginaire.

- Oui, bien sûr. Disons que je me prépare au cas où un jour, il vienne me sortir que c'est faux, son père n'est pas au Ciel, mais en train de pourrir dans le carré musulman de la commune. Je pense que je fondrai en larmes malgré tout, mais bon, ça sera peut-être moins dur de l'avoir anticipé…

Elle regarde son Mojito en souriant.

- Bon, j'ai bien plombé la soirée.

- Non, non, c'est bon, je suis content que tu m'en parles. Mais bon, pour ça, tu dois aussi avoir tes copines et ta famille.

- Mes copains, aussi ! Mais en fait, pas tant que ça. C'est pas un sujet tabou, tous mes proches connaissent l'histoire. Mais après, j'évite d'évoquer Abdel à tout bout de champ. En me retrouvant seule à vingt et un ans, je ne voulais pas sombrer dans l'image classique de la veuve malheureuse et me faire cataloguer. Il y avait la tristesse, bien sûr, mais j'avais encore envie de vivre. Pour Enzo, mais aussi pour moi. Il fallait qu'il y ait la possibilité d'un avenir heureux, même joyeux. Vingt et un ans, tu imagines ? Tu te rappelles tes préoccupations à vingt ans ? J'étais une gamine. Enfin, la grossesse m'avait fait sortir de l'âge adolescent sans ménagement. Mais là, c'était une montagne à franchir pour retrouver la force de continuer. J'ai beaucoup pleuré. Mais au fond de moi, je savais que j'avais suffisamment d'énergie pour remonter la pente. Ou plutôt prendre une voie différente, car tu ne remontes jamais la pente par le même chemin, c'est impossible.

Elle s'arrête, fait plonger les glaçons dans le reste de cocktail avec la pointe du petit parasol. Je préfère ne rien dire. Elle reprend :

- Le break professionnel m'a aidée. Je me suis retrouvée en cours à l'école d'infirmière avec des filles de dix-huit dix-neuf ans, qui ne me connaissaient pas. J'ai suivi le mouvement. Un peu de loin, car il y avait Enzo. Mais ça me donnait une excuse lorsque je ne voulais pas aller aux soirées. On ne me posait pas de question et je restais intégrée au groupe. Et puis progressivement, c'est reparti. J'ai fait les bonnes rencontres. Avec de belles personnes. Je suis probablement plus devenue moi-même avec elles que si j'étais restée avec Abdel. C'est con, ce que je dis…

Elle rigole, boit une gorgée et poursuit :

- Intellectuellement, je veux dire. Des filles comme Sandra, hyper politisées. Elles ont toujours lu et vu plein de trucs, des bouquins, des articles, les films et les reportages qui vont bien. J'étais probablement déjà sensible à tout ça, mais ils et elles m'ont guidée dans ma prise de conscience des problèmes sociaux, dans mes choix littéraires, artistiques. Dès qu'Enzo était couché, je me gavais de tout ça.
- Pour rattraper le temps perdu ?
- Ah non, pas du tout ! Le temps n'est jamais perdu, grand principe de la maison. Il ne faut rien regretter. Tu vois, si on prend le côté intello politique pur, mon enfance, mes quelques années de vie avec Abdel, ça pourrait apparaître comme du temps perdu. Pas de conversation philosophique, pas de discussion autour des grands problèmes politiques. OK. Mais je peux te dire que tout ce que j'ai vécu, vu, appris, me donne une vision, un point de vue qu'il manquera toujours aux fils à Papa qui ont fait l'ENA. Ils ont plein d'avis sur la pauvreté, sur les inégalités, sur le service public. Mais tout ça, ça sort de leurs fiches ! Moi, je considère que j'ai une légitimité qui n'est pas la leur, que je ne trouve pas dans des diplômes prestigieux, mais qui n'est pas moins pertinente.
- Messieurs dames, on va fermer
- Oui, oui, pardon. On y va.

On part en marchant côte à côte. Elle a pris ma main. On ne dit rien. On entre dans la chambre.

- Bon, avec nos discussions tristes, j'ai pas trop la tête au Kama Sutra…
- T'inquiète, moi non plus. En plus il est tard. Réveil dans cinq heures pour être à l'hosto à huit heures

Je ne sais pas si je dois me foutre à poil, mettre un boxer… elle règle la situation en enlevant ses sous-vêtements et en se glissant sous la couette.

Je la rejoins, éteins la lumière. Elle se colle contre moi.

- Doc, je crois que vous avez une érection !

Merde, quel con…

On se retrouve tous les deux sur le dos après quelques minutes d'une version simplifiée du dit Kâma-Sûtra.

- C'est quoi le tatouage que tu as dans le dos ?

Elle rigole.

- Vous seriez pas un peu indiscret, Doc ?
- Si, désolé.
- Mais non, c'est bon, tu as le droit de savoir. Tu veux le voir ?

- Ben, ouais !

Elle allume la lumière, sort du drap, se tourne vers la fenêtre et s'assied, dos vers moi.

- Alors ?
- C'est joli. Ça veut dire quelque chose ?
- Oui. Tu n'as pas une idée ?
- Je sais pas… l'oiseau, c'est la liberté. C'est ça ?
- Pas tout à fait.
- Ça t'irait plutôt bien pourtant.
- Trop facile !
- Je sèche…
- C'est le Phénix, ou plutôt la Phénix, même si ça sonne bizarre. On trouve des légendes où il y a un mâle et une femelle.
- C'est vrai que les yeux font féminins, comme maquillés.
- C'est ça.
- Et la légende du, pardon, de la Phénix, rafraîchis-moi la mémoire, c'est quoi ?
- Tu connais pas ? L'oiseau qui renaît de ses cendres.
- Ah, oui, forcément…
- Je me suis dit que même dans cinquante ans, ces quelques années de galère, j'en serai encore fière, quoi qu'il arrive entre temps. Et si le tatouage devient moche, je m'en fous. Là où il est, je ne le verrai pas.

Le lendemain dans la voiture, je l'interroge sur son boulot.

- Tu te plais dans ton service ? C'est pas trop lourd ?
- Non, j'aime bien. L'équipe est super, bien dynamique et on se serre globalement les coudes. Il y a beaucoup de jeunes, on se fait des soirées. Et puis, je suis l'une des rares à avoir un enfant, alors je suis un peu chouchoutée pour les vacances, les changements de planning au dernier moment. A côté de ça, quand Enzo a un truc, angine ou autre, c'est ma mère qui s'en occupe. Je n'ai jamais pris de jour enfant-malade.
- Et les patients ?
- Tu veux me faire dire qu'ils sont pénibles par rapport aux vôtres, en rythmo et en coro ?

Elle se tourne vers moi et me regarde malicieusement. Je ne réponds pas et fronce les sourcils.

- Non, pas du tout.
- Mouais, c'est ça ! Bon, je te réponds quand même. Alors oui, c'est plus lourd, physiquement et psychologiquement. Il y en a pour

lesquels les soins sont vraiment complexes. Quand ils sont en vrac, en insuffisance cardiaque avec un bas débit cérébral, des perfusions avec seringues électriques partout, et que les soins intensifs ne peuvent pas les prendre parce qu'ils sont complets, on gère un peu à l'arrache. Il faut en plus s'occuper correctement des autres, ceux qui vont pas mal et qui ont leurs examens programmés à la chaîne. C'est surtout compliqué le week-end quand on est en effectif réduit.

- Vous avez pas moins d'entrées, le week-end ?
- Ouh là ! La question perfide du méchant médecin allié de l'administration !
- Non, non, c'est pas ce que je dis.
- Passe voir un peu dans le service un week-end. Tu verras. D'abord, les patients qui restent sont les plus lourds. Et puis ok, on n'a pas d'entrée programmée, mais on prend toutes celles des urgences. Et il me semble que ça a été plus ou moins validé qu'il faut ménager les unités "techniques" pour qu'elles puissent accueillir sans problème les coronarographies ou ablations du lundi. Tandis que nous, si on a pris trop d'entrées un samedi, on appelle les patients prévus en entrée dimanche pour les décaler plus tard dans la semaine. Je peux te dire que certains râlent. A juste titre d'ailleurs. Il y en a qui sont essoufflés au téléphone, tu le sens bien. Alors quand tu leur dis qu'ils vont rester un ou deux jours de plus à la maison, ils ne le vivent pas très bien. Les familles non plus, d'ailleurs.
- Oui, c'est dur. Mais si on décale nos patients, ça met le Bronx dans les plannings opératoires.
- Je n'en doute pas. Mais en fait, le principal problème c'est la diminution globale des effectifs depuis dix ans, pas la répartition du travail et des patients entre les unités. Mes collègues plus âgées me racontent qu'elles étaient deux de plus par journée pour le même service, avec moins d'entrées et des patients qui restaient plus longtemps. Forcément, elles avaient le temps de s'attarder un peu plus longtemps dans la chambre de la mamie qui vit seule à domicile, de discuter avec le patient en attente de greffe qui sent bien qu'il n'aura jamais de cœur même si les médecins lui affirment le contraire et qui a besoin de te dire qu'il a peur, qu'il pense tout le temps à ses enfants qui devront probablement grandir sans leur papa. Nous, une fois qu'on a fini les soins, rempli la paperasse sur l'ordi, c'est souvent l'heure de faire la relève. Et encore, nos patients restent plus longtemps que les vôtres. Quand je vais faire les remplacements l'été, dans ton service, j'ai l'impression de travailler à l'usine. Tu vois à peine le patient en fin

d'après-midi pour son entrée, une autre infirmière lui donnera ses médicaments du soir, une autre ceux du matin, le tout en deux secondes s'il ne semble pas y avoir de problème. Et quand tu reviens le lendemain après-midi, pour peu qu'il soit passé tôt au bloc, il est déjà en train de faire ses valises et tu attends le suivant. Autant travailler en hôpital de jour. Au moins, tu fais des horaires moins à la con, pas de nuit et pas de week-end.

- Ça va, on ne fait quand même pas de l'abattage !

- Pas de l'abattage, le mot est un peu fort. Mais je suis effarée du nombre de patients qui viennent pour une intervention X ou Y et qui n'ont rien compris. Rien. Il y en a même qui doutent de l'intérêt du geste prévu mais qui n'osent rien vous demander. Tu as l'impression que leur dossier a été discuté entre leur cardiologue traitant et vous, qu'une décision a été prise sans qu'on leur ait demandé ce qu'ils en pensaient. Ensuite, ils reçoivent une date d'entrée, une notice d'information à signer avec toutes les complications possibles. Je n'en ai pas vu un seul qui ait refusé de signer. Ça veut bien dire que ça ne sert à rien. Qu'ils sont déjà pris dans un process qui les dépasse. Ils voient rapidement l'interne et le lendemain ils partent au bloc. C'est quand même un peu déshumanisant.

- Oui, enfin, on ne fait pas n'importe quoi. On suit les recommandations.

- Tu passes le temps qu'il faut avec tous les patients que tu opères ?

- Pas tous, c'est vrai… Ceux que je suis, oui, mais ceux qui ont été vus par un collègue, j'avoue que non. Sauf quand leur cardio est notoirement un gros blaireau qui n'y connaît rien ! Mais honnêtement, on ne peut pas faire ça pour chaque ablation ou implantation de défibrillateur. Il y en a trop. On n'a pas le temps. Je fais déjà des horaires de malade. Si en plus il faut que je passe vingt minutes avec chaque patient qui a déjà vu un cardiologue, qui a une indication formelle et qui a accepté de venir, je ne m'en sors plus. Je rentre chez moi à vingt-trois heures tous les soirs.

- Alors c'est qu'il y a un problème. Il faudrait peut-être que vous soyez plus nombreux.

- Oui, mais il ne faut pas rêver. Quand tu veux un poste de plus, il faut mettre une ligne de recette en plus sinon tu n'as aucune chance. C'est le ROI. Return Over Investment.

- Très poétique.

- Mais il n'y a pas que ça. Je pense vraiment que pour mes collègues qui bossent au CHU ou dans les grandes cliniques, ce que tu évoques, c'est complètement impensable. Ils vont te dire qu'ils n'ont pas fait dix ans d'étude, une surspécialisation en allant se former ailleurs un ou deux ans de plus dans des conditions de merde et qu'ils ne vont pas passer leur vie à suivre les avancées de la science pour aller faire un boulot de psychologue.
- Expliquer pourquoi tu fais un geste invasif à un patient, je n'appelle pas ça de la psychologie, mais juste du soin. C'est dommage qu'ils ne voient pas la différence. Et toi, tu la vois ?
- Moi ? Oui, oui, je comprends ce que tu dis. Mais en pratique, c'est infaisable. Matériellement, je n'ai pas le temps.
- Et c'est pas un combat qu'il est juste de mener ?
- Je sais pas. C'est peut-être surtout un combat perdu d'avance. Imagine un sondage demandant : « vous préférez : un : avoir accès à une médecine de qualité, à la pointe des dernières connaissances théoriques et techniques ou deux : une médecine dégradée mais avec plus de personnel pour discuter avec vous ». Je ne suis pas sûr que les gens voteraient majoritairement pour le choix deux.
- Oui, c'est sûr que si tu leur poses la question comme ça…
- Avec les contraintes budgétaires, c'est un peu comme ça qu'elle se pose, non ?
- C'est dommage… Bon arrêtons de parler de sujets déprimants. Musique ?
- Ça roule.
- Tu as des envies?
- Branche ton téléphone sur le Bluetooth et mets ce que tu aimes.
- La classe ! Moi dans la Nissan, j'ai encore des CD. Et encore, je l'ai changé car d'origine, c'était des cassettes. Tu aimes le rap des années quatre-vingt-dix ?
- Le rap ?
- Oui, tu sais, cette musique sortie des ghettos américains et qui a marqué notre adolescence.
- Je dois te dire que je suis un peu passé à côté.
- Tu écoutais quoi ?
- Du rock, du hard. Les grands groupes, U2, Queen, ACDC, Metallica.
- Et la bataille IAM vs NTM, ça ne t'a pas atteint ?
- Franchement, personne n'écoutait ça autour de moi. A part « le Mia »…

- Ah ouais ?
- Mais vas-y, fais-moi écouter. Tu préfères quoi, toi, entre les deux ?
- Je vais dire IAM pour le côté musical. J'aime bien danser ! Mais pour les textes, quand tu as la rage, NTM, c'est mieux.
- Et tu avais souvent la rage ?
- Non, j'étais plutôt cool. Allez, c'est parti pour la playlist IAM.

Je la dépose à sept heures et demie au métro. Dix minutes plus tard, je me gare sur le parking de l'hôpital. J'envoie un sms à Marie indiquant que je suis bien arrivé. J'ai oublié de le faire hier soir. Je lui dirai que j'étais à la bourre et que le repas a fini tard.

Chapitre 18

Je fais le point du matin avec les internes puis rejoins la consultation. Seize patients pour la matinée. Trop pour prendre le temps. Malika a raison… J'explique les mêmes choses à des patients qui posent grosso modo toujours les mêmes questions. Les pires sont ceux qui essaient de tout comprendre. Les profs et les ingénieurs, c'est en général top niveau. Si je ne finissais pas systématiquement trop à la bourre pour pouvoir manger en plus de dix minutes, ça me ferait bien marrer.

- Vous savez, j'ai bossé dans un laboratoire de physique nucléaire, j'aime bien comprendre.

« Magnifique, on a l'habitude d'utiliser la radiofréquence ou la cryothérapie pour ablater les zones anormales mais pour toi, puisque tu es un spécialiste, on va utiliser de l'uranium. Et puis corps humain et centrale atomique, ça a quand même sept lettres en commun, c'est probablement pas un hasard… pas vrai Einstein ? »

- Et moi j'étais prof de bio, alors la belle machine du corps humain, c'est un peu mon truc.

« Parfait ! Si je me rappelle mes cours, tu dois être incollable sur les roches volcaniques, la tectonique des plaques et les lymphocytes B…. Si l'intervention se révèle plus complexe que prévue, je demanderai à l'anesthésiste de te réveiller pour qu'on élabore ensemble une stratégie. On se sortira sans aucun doute de ce mauvais pas grâce aux cours de première ou de terminale »

Le bricoleur est pas mal aussi.

- En fait, vous faites un peu d'électricité. Moi, j'ai quasiment construit ma maison tout seul. Et aussi celle de ma fille.

« Super... À l'instant, c'est-à-dire midi et encore huit patients à voir, je me tape complètement de ta maison, et de ta fille aussi… ». C'est moche, mais à partir d'une heure de retard, je n'ai plus aucune empathie.

- Donc en fait, vous recherchez le court-circuit sur le tableau électrique, ensuite vous suivez les gaines et vous remplacez.

« Exactement, et le matin avant d'arriver, je fais un tour chez Leroy Merlin pour récupérer du matos pas cher… et les dix ans d'études, c'est pour les bringues et choper aux soirées infirmières, parce qu'avec un bon CAP et un peu de bon sens, on ferait aussi bien. La désertification médicale, c'est un mythe construit. Tu ramènes la durée des études médicales à trois ans au lieu de dix et tu intègres des cadors comme toi. Ça va régler une bonne partie du problème »

Il y a aussi les baba-cool, bio, naturopathie, fumette et compagnie.

- Docteur, il faut savoir que je suis vraiment anti médicaments.

« C'est pas grave, j'ai justement fait récemment une formation de traitements de la fibrillation auriculaire par imposition des mains. Le reste, c'est très surfait. Tu rajoutes quelques tisanes et de l'huile d'olive bio et tu seras à tous les coups centenaire… »

Ils me fatiguent… il y a aussi les sceptiques, qui font plus confiance à leur entourage qu'aux médecins.

- Ah, les anticoagulants que vous m'aviez prescrits ? Ma belle-sœur m'a dit qu'on lui en avait prescrit après son AVC et qu'elle saignait de partout. Alors j'ai eu peur et je ne les ai pas pris.

« Alors si ta belle-sœur le dit… quand, après son deuxième AVC, ta belle-sœur sera définitivement hémiplégique et surtout aphasique, elle ne te dira plus rien, et c'est peut-être pas un mal. Comme ça je pourrais commencer à te soigner correctement… »

Les écolos angoissés.

- Vous pouvez vérifier que le traitement dont vous me parlez ne comporte pas de dioxyde de titane ?

- Pardon ?

- Oui, vous savez, c'est probablement cancérigène. Il y en a plein, notamment dans les dentifrices. Je fais très attention aux sources de pollutions. Alors en prendre deux fois par jour dans un médicament prescrit à vie, ça ne m'enchante pas.

J'hésite à l'envoyer balader comme l'auraient fait quatre-vingt-dix pour cent de mes collègues mais dans un élan de bonté, je regarde la composition sur le Vidal.

- Oui, c'est vrai… Vous avez raison. Les autres molécules concurrentes aussi, d'ailleurs. Je regarde les plus anciennes. Ah voilà. Vous pouvez prendre de la Warfarine. C'est ce qu'on utilisait avant l'arrivée des nouveaux anticoagulants. Par contre, il faut faire des prises de sang et adapter la posologie pour avoir un taux correct dans le sang.

- Pourquoi ?

- Parce que si votre sang est trop fluide, vous risquez une hémorragie et s'il ne l'est pas assez, un caillot peut de se former.

- Et avec les nouveaux, c'est inutile ? C'est bizarre que le risque ne soit pas le même…

Je n'ose pas lui demander si elle est prof… C'est finalement plus simple avec les gens qui viennent chez le médecin comme ils amènent leur voiture chez Citroën. Ils prennent leurs ordonnances et ils se cassent sans te faire chier… après, est-ce qu'ils vont chercher les médicaments à la pharmacie et les prendre scrupuleusement ? Peut-être pas…

- C'est la marge thérapeutique qui est étroite pour les anciens et larges pour les nouveaux. Avec ces derniers, vous êtes sûr que le taux est dans la bonne zone quelle que soient votre alimentation ou les médicaments que vous pouvez prendre en parallèle. Tandis qu'avec les anciens, vous pouvez facilement vous retrouver au-dessus ou en-dessous.
- Ah… donc c'est soit l'intoxication au titane, soit le risque de faire une hémorragie ou un nouvel AVC ?
- En gros, oui.
- Et vous ne faites rien par rapport à ça ? En tant que professeur, vous auriez du poids, pour dire aux laboratoires de ne pas mettre ce genre de cochonneries dans leurs pilules.
- Oh, vous savez, je ne suis pas encore professeur. Mais si je le deviens, je ferai remonter l'info.
- Vous vous moquez de moi ?
- Pas du tout. Vous savez, j'ai des enfants, moi aussi. Mais il y a tellement de choses à améliorer qu'il est difficile de mener tous les combats de front.
- Oui j'imagine. Je vous comprends bien. C'est déjà très aimable à vous d'avoir pris le temps de faire cette recherche. Mon médecin généraliste m'a dit que c'était ridicule de s'attacher à ce genre de détails et que s'il n'y avait que des gens comme moi dans les laboratoires de recherche, l'humanité n'aurait pas découvert la pénicilline. Ou plutôt l'aurait abandonnée parce qu'à l'époque, on manquait de données fiables. Ça vous fait sourire ?
- Oui, un peu.
- Vous êtes d'accord avec lui ?
- Sur la pénicilline, oui. Sur le titane, j'avoue que je ne me suis peut-être pas assez penché sur la question. Mais je suis désolé, il va falloir qu'on avance. Sinon, les prochains patients vont me hurler dessus !
- Oui, je comprends docteur. Alors, qu'est-ce que vous me conseillez ?

- Écoutez, si vous faites attention sur tout le reste, je pense sincèrement que vous pouvez vous permettre de prendre quelques nanogrammes de substances douteuses.
- Merci, professeur. Je vais faire ce que vous me dites. Vous pouvez me faire une ordonnance et un bon de transport, je ne conduis plus depuis l'AVC.

Le pire, c'est quand même le mec qui arrive à la consultation en touriste.

- Alors, vous venez pour quoi.
- Ben, je sais pas, c'est mon médecin qui m'a pris le rendez-vous.
- Ah, OK, et il vous a fait un courrier ?
- Euh, je sais plus. C'était il y a un moment. Peut-être… mais dans ce cas, je ne l'ai pas pris avec moi.
- Ah… et vous aviez un problème ? Une douleur dans la poitrine, un essoufflement, le cœur qui battait vite ?
- Euh, non. Enfin, si, parfois, j'ai le cœur qui bat vite, quand je fais un effort.
- Mais, le rythme cardiaque s'accélère d'un coup, ou c'est progressif ?
- Alors, là, je ne sais pas… mais vous savez, ça ne me gêne pas trop.
- Et vous avez des antécédents médicaux ?
- Euh, non, ça va.
- Vous prenez des médicaments.
- Ah, ça, oui ! Une tartine.
- Et lesquels ?
- Je ne sais pas. C'est ma femme qui me les donne. Mais là, elle est hospitalisée. Elle a une grosseur au sein. Ils vont lui enlever.
- Ah. Et ces médicaments, c'est pour la tension ? Pour le diabète ?
- Oui, pour le diabète, probablement, j'en ai.
- Et vous ne connaissez pas le nom des médicaments.
- Non, il y en a un en forme de cœur, que je prends le matin avec deux autres comprimés ronds…

Je l'interromps.

- C'est quoi le nom de votre médecin traitant ?

Il le connaît. C'est déjà ça. Je cherche sur internet, trouve le numéro, appelle, tombe sur la secrétaire qui me dit qu'il est en congé cette semaine et que non, elle n'a pas accès au dossier. J'appelle la pharmacie du village qui accepte de me faxer la dernière ordonnance. Il est effectivement diabétique, hypertendu, avec du cholestérol. Je l'examine, prévois un examen de dépistage pour le risque d'infarctus. Le patient me remercie, s'excuse encore du fait qu'il n'ait pas pris son dossier, mais que sans sa femme, il est perdu sur les questions médicales. Je suis grave à la bourre…

Treize heures quarante-cinq, je finis mon dernier courrier quand le bloc m'appelle.

- Cédric, ton patient est prêt. L'anesthésiste va l'endormir.
- Tu me laisses acheter un sandwich au Relai H et j'arrive.

Je descends quatre à quatre au rez-de-chaussée, passe devant les quelques clients, demande au vendeur de me faire une formule sandwich-boisson. J'ai ma blouse, personne ne râle. Je remonte dans mon bureau en ayant quasiment fini mon parme-mozza-basilic sous plastique. Je bois mon Coca presque d'une traite et enfile ma tenue blanche pour rejoindre le bloc. J'ai mal au bide. Je rentre dans la salle. Michel, l'anesthésiste détourne la tête du scope pour me dévisager, l'air contrarié.

- Ça fait quinze minutes qu'il dort.
- Bonjour Michel. Désolé, je fais ce que je peux, j'ai à peine bouffé. Tu aurais dû attendre un peu avant de pousser tes produits.
- Oui, enfin, on a quand même plusieurs interventions en suivant. On ne peut pas rester à se tourner les pouces. Et puis, c'est sûr qu'en mettant vingt consultations par demi-journée…
- Pas vingt, mais j'ai eu des cas compliqués. Ça a pris plus de temps que prévu.
- Oui, et moi je n'avais rien à faire. En tout cas, rien de plus passionnant qu'attendre que messieurs les cardiologues soient dispo.
- Attends, qu'est ce qui te prend ? Qu'est-ce que je t'ai fait ? Franchement, s'il y a un souci, dis-moi !
- J'en ai juste marre. On nous prend pour des cons. Sous prétexte qu'on ne fait pas douze trucs en même temps, tout le monde a l'impression qu'on n'a que ça à foutre d'attendre que vous daigniez vous pointer. Mais c'est juste que nous, on est respectueux vis-à-vis des collègues. Et surtout des patients.
- Mais j'ai cinq minutes de retard ! Je te dis, j'ai couru pour prendre un putain de sandwich au Relai H. Et c'est pas de ma faute si j'ai eu trois rajouts à la con. Je peux te dire que j'aurais préféré prendre trois quart d'heure pour finir tranquille à treize heures et manger à l'internat avec les autres. Et en plus, t'es un peu salaud de me dire ça, à moi. Je sais très bien que je suis loin d'être le pire. Si ça avait été le Boss, t'aurais rien dit.

- Bon tu commences ? On va peut-être pas rallonger inutilement la durée d'anesthésie.

Je suis dégouté. Quel con… Un chir cardiaque a dû le faire attendre une heure ce matin avant de commencer. Il n'a rien dit parce que c'est un chirurgien. Et là, il se venge. Je suis sûr qu'il s'est précipité pour l'endormir dans le seul but de me coincer. Je n'y peux rien, si endormir une ablation, c'est bien moins intéressant qu'une anesthésie pour dissection aortique ou pontage en urgence… Mais il croit quoi ? Que je fais uniquement des trucs hyper excitants ?

J'avance ma procédure sans le regarder. Une heure plus tard, je tombe les gants, vais faire le compte-rendu et la cotation. Je pars du bloc sans dire au-revoir. Nathalie, l'infirmière, me rattrape dans le couloir.

- Cédric !
- Oui ?
- Ne t'inquiète pas. Il gueulait déjà comme un putois quand il est arrivé au bloc. Rien n'allait. A priori, il s'est engueulé avec le patron de chirurgie qui lui a mis un tampon pour une histoire de tension trop haute.
- Ouais, OK. Il fallait qu'il trouve quelqu'un pour évacuer sa frustration, c'est ça ?
- Oui, mais la bonne nouvelle, c'est qu'il y a vingt ans, c'est une infirmière qui aurait pris. Aujourd'hui, c'est un autre médecin.

Elle me fait un clin d'œil. Je hausse les épaules.

- Il sait bien que je ne vais pas aller au carton. On en est déjà à pleurer le moindre créneau d'anesthésie pour nos patients.
- Oui, et puis tu ne vas pas trop au carton, non ? C'est pas vraiment dans ta nature…
- T'as qu'à dire que je suis mou et faible.
- Mais pas du tout ! Qu'est-ce que vous êtes stupide, vous les mecs. C'était un compliment gros niais !

Elle m'ébouriffe les cheveux.

- Allez, va te reposer avant la deuxième ablation. Je t'appelle quand elle est prête.

Qu'est-ce qu'il lui arrive, elle ne m'a jamais fait ça… je ne pousse pas plus loin la réflexion et vérifie mes messages. Notification groupe « Basket cardio ». « Rdv Planet Sport 20h. Terrain réservé ».

J'ai quelques remords à rentrer tard après avoir passé la nuit précédente dehors. D'un autre côté, le meilleur moyen d'éviter de me griller, c'est de ne pas être là. Je réponds : « j'en suis ».

Chapitre 19

Je pousse la porte des vestiaires à dix-neuf heures cinquante-cinq. Ils sont tous là.

- Ah, Cédric, on ne t'attendait plus ! T'es en forme ?
- Ça va.
- Allez, on tire les équipes.

Nico a les douze petits papiers dans la main avec le chiffre 1 ou 2. On prend les chasubles, les ballons et on rejoint les terrains.

Après un échauffement minimaliste, que certains passent à rigoler et discuter, on attaque le match. Dès les premières minutes, je ressens le besoin de me mettre dans le rouge. Je multiplie les allers retours, attaques défenses. Je ne marque pas beaucoup mais récupère à la hargne un bon nombre de ballons.

A la mi-temps, les autres se moquent de moi.

- Et bien Cédric, t'as mangé quoi à midi ?
- Un sale sandwich mozza-jambon. En deux minutes chrono. J'ai failli le gerber.
- Ah ouais ? Eh bien reprends-en avant chaque match, parce que tu es en super forme ! Bon, un peu rouge…

Je suis encore en train de reprendre mon souffle et mon rythme cardiaque redescend doucement. J'adore cette sensation en post-effort intense immédiat, quand la tension baisse et qu'on ressent encore les impulsions dans tout le corps. A la limite du malaise, mais j'arrive à me contrôler en contractant les muscles des cuisses à intervalles rapprochés.

- Moi, je crois qu'il est dopé ?
- Ah ouais ?
- Ouais… le viagra ! Tu sais c'est un vasodilatateur. Ça distribue du NO et ça, ça favorise ta circulation pulmonaire. Bon, tu perds un peu de sang dans la bite, mais je pense que l'effet reste positif pour le sport.
- En tout cas, c'est pas en voyant ton gros corps poilu que je vais bander.
- Oui, et puis je suis un peu clair. Il paraît que tu les aimes un peu plus mate de peau. Je retenterai ma chance après les grandes vacances !

- Va te faire foutre. On s'y remet, si vous voulez avoir une chance de vous refaire un peu après la branlée qu'on vous a mise sur les deux premiers quart temps.

Mon équipe finit largement en tête. On passe au vestiaire puis douche, change et rituel de la bière post effort. Ça chambre beaucoup. Je me fais à nouveau complimenter sur mon match. Je reprends une deuxième pression. Je sens la douce euphorie de l'alcool à jeun, des endorphines liées à l'effort et, c'est un peu con pour un match amical entre collègues, de la victoire. J'ai lu que le taux de dopamine était statistiquement plus élevé chez les vainqueurs de compétitions sportives. La différence est d'ailleurs encore plus nette pour les sports individuels. Il va falloir que je me mette au squash, ou au judo…

On discute encore un peu sur le parking. L'un des internes caresse l'aile de ma voiture, l'air admiratif.

- Putain, Cédric, elle est classe, ta BM. Franchement, le X3 c'est de la balle !

La conversation enchaîne. Je préfère ne rien dire et sourire en les écoutant :

- Sérieux, c'est la voiture idéale pour moi. Sport et confort. Quand je serai casé en clinique et avec une nana, stable quoi, je me payerai ça.
- Je parierais plus sur la clinique que la nana stable, avec toi.
- A mon avis, quand tu seras en clinique, tu prendras une bagnole encore plus grosse !
- Si ces putains d'écolo ne nous obligent pas d'ici là à rouler en Logan électrique.
- T'as raison…
- En fait, Cédric, t'as tout compris. Tu restes en public mais tu gagnes pas mal ta vie. Tu es hyper sérieux au taf, mais tu fais la bringue quand il faut. Tu touches en sport et tu te tapes une nana qui fait bander tout l'hosto…

Appuyé sur la carrosserie, je lève les yeux au ciel et lâche en soupirant :

- Allez, arrêtez avec ça, vous êtes casse-couilles.
- Ça va, tout le monde est au courant.
- C'est clair, il a raison, tu assures. Franchement, t'as quel âge ? Quarante balais à peine ?
- Si tu proposais ta vie à n'importe qui ici, il y en aurait un max qui signerait de suite.

Dans la voiture, je souris bêtement en repensant à la conversation. Ils sont sympas. Et ils n'ont pas forcément tort. Je me sens solide. Ça faisait longtemps. Je caresse le levier de la boîte automatique, allume la radio. Je zappe sur radio Nova et laisse le rythme bien chaud imprégner mon corps. De la cumbia annonce l'animateur. Il faudra que je télécharge une playlist. J'hésite à faire un détour pour prolonger l'instant. Je me retrouve devant le garage de l'immeuble sans avoir tranché. J'appuie sur le bouton de la télécommande.

J'ouvre la porte d'entrée, me déchausse, pose ma valise dans l'entrée et me glisse dans la cuisine. Marie me rejoint.

- Ça va chéri ?
- Oui, oui.
- Le basket, c'était bien ?
- Oui, j'en avais besoin. C'est un peu chaud au taf. J'avais besoin de décompresser.
- Tu as été bon ?
- Ouais, pas mal, pour un vieux. Je les ai un peu séchés, les jeunes !
- Tu n'es pas vieux ! Tu es même plutôt pas mal pour un cardiologue usé par le travail.

Elle s'approche et m'embrasse rapidement.

- Il faudrait qu'on fasse un truc ensemble, un de ces quatre. Un resto par exemple, non ?
- Euh, oui… oui, bien sûr. Qu'est ce qui te ferait envie ? Un étoilé ? Je vais me renseigner, s'il n'y a pas du nouveau question gastronomie locale. C'est vrai que ça ferait du bien.
- Ça NOUS ferait du bien.
- Tu as raison.

Je ne sais pas quoi faire. Fuir dans la salle de bain ? C'est un peu con, en s'étant douché au club. Prétexter un article à relire ? Un peu nase en rentrant à vingt-deux heures alors que je n'étais pas là la veille. Je vais essayer de faire simple et gentil.

- Je crève la dalle, tu remanges un bout avec moi ?
- Non, je fais attention, je crois que j'ai pris du poids.

Elle doit faire cinquante-cinq kilos pour presque un mètre soixante-dix…

- Tu te réserves pour le prochain resto ?
- C'est ça ! Il y a des lasagnes au congélateur. Ça te dit ?
- Parfait.

Elle sort la barquette et la met au micro-ondes.

- Et hier, la réunion ?
- Bof, comme d'hab.
- Il y avait du monde ?
- Oui, surtout des médecins généralistes. Ils étaient intéressés. Ils ont posé pas mal de questions.
- C'est fou que le labo soit venu te chercher pour aller si loin.
- La réunion était programmée. Je bosse beaucoup avec eux, les contrats de consultants sont prêts. Et puis, tu sais, je ne suis pas sûr que ces EPU rémunérés, ça dure encore dix ans. Ça va être de plus en plus compliqué. Là, il y a les anticoagulants, mais après… ils ne vont pas sortir un médicament en rythmo tous les deux ans. Tous les anti-arythmiques ont vu leur développement stoppé en phase deux ou trois.
- C'est sûr que maintenant, ils vont tous investir dans le cancer. Les marges sont énormes et personne ne négocie les prix.
- Oui… tout ça pour dire que j'en profite un peu.
- En attendant l'agrég ?
- Inch Allah…
- Moi aussi, j'espère. Après tout ce que tu as bossé... l'année horrible qu'on a passée à Paris pour ta fameuse mobilité. Du pur bénévolat !
- Ouais... j'avais une bourse, quand même.
- Dix mille euros ? Pour vivre un an à Paris avec un enfant ?
- Oui, c'est sûr. Heureusement que tes parents étaient là.
- Et que j'ai pu décaler mon installation.
- Oui, c'est clair.
- Et ça avance ?
- Oui, ça devrait le faire.
- Tant mieux. Il faudrait que ça s'arrête, cette histoire. On te sent complètement pris par ton boulot. On en parlait hier soir avec les filles. Elles ne te sentent pas très heureux.
- J'ai des soucis, c'est tout. Le taf, les complications, les patients difficiles. Le patron, pas simple non plus, le labo… enfin bon, comme tout le monde, j'imagine.
- Non, pas comme tout le monde. Tu n'es pas Superman. D'ailleurs je ne crois pas avoir épousé un garçon en collant rouge et bleu !

Je rigole doucement mais reste sur mes gardes. Je racle la barquette de lasagnes.

- C'est pas facile de lâcher quoi que ce soit maintenant.

- Oui, mais il faut aussi que tu fasses attention à ne pas lâcher ta famille.
- C'est temporaire. Un coup de collier de quelques mois encore et puis ça ira mieux.
- Tu es sûr ?
- Oui, évidemment.
- Je suis moins optimiste que toi. Une fois agrégé, tu feras le même boulot à l'hôpital. Parce tu aimes ça et qu'il n'y a personne pour le faire comme toi. Tu devras être plus au labo, tu auras les cours, les sollicitations pour les congrès. Je ne suis pas sûre qu'on te verra beaucoup plus. J'aurai juste un mari agrégé.
- C'est un peu ce que tu voulais aussi. La paye qui va avec aussi non ?

Elle s'arrête.

- Tu veux dire quoi ?

Boulette… je bafouille.

- Non, rien… enfin tu, ou plutôt, on râle un peu après le fait que je bosse comme un fou et qu'on n'en profite pas beaucoup, non ?
- Oui, enfin, ça ne fait pas tout. Si tu gagnes deux fois plus mais que tu n'es jamais là, ça ne sert à rien.

- Elle est casse couille !
- Ouais, un peu…

L'appart d'Alban est hyper moderne, tout blanc, dans un vieil immeuble du centre-ville. Dernier étage, vue sur la ville par la grande baie vitrée donnant sur la terrasse. On s'est installés dans les deux fauteuils rétro. Il a débouché une bouteille de vin qu'il agite pour faire sortir le gaz carbonique. Encore un vin bio. Il a l'air très fier de lui. Je fais mine de m'intéresser.

- Et il vient d'où, lui ?
- Corse.
- Je ne savais même pas qu'ils faisaient du vin…
- Putain, faut sortir des Bordeaux, mec. C'est bourré de saloperies, ça a toujours le même goût vanille de fût de chêne qui masque tout. Et en plus, ça enrichit les fonds de pension chinois ou américains ! Les plus gros enfoirés de la planète.
- T'es vraiment un putain de révolutionnaire…
- Pas du tout, je suis juste objectif. Je ne me prosterne pas devant une bouteille parce qu'un groupe de tocards a décidé qu'elle valait la

moitié d'un SMIC. Je suis critique, c'est tout. Je goûte, je réfléchis, j'évalue et j'en tire les conséquences.

- Ouais m'enfin, tes pinards, c'est parfois un peu du n'importe quoi.
- J'avoue que parfois, c'est pas cadré.
- Pas cadré ? Tu t'entends parler ? Une reprise de volée, ça, c'est cadré ou non ! Un vin, c'est bon ou pas.
- T'y connais rien ! Tu parles de vin comme un jus de fruit de supermarché. Mais c'est pas ça ! Le vin, c'est vivant. Il y a du raisin, des levures, des cailloux, la météo, le savoir-faire du vigneron. Et après, on attend le résultat. C'est comme avec les filles. Parfois ça marche, parfois ça marche pas. C'était pas le bon moment, la luminosité n'était pas bonne, la faute aux étoiles, à la Lune, à la marée, au pénalty manqué auquel tu repenses… c'est la vie ! Et puis, OK j'avoue que de temps en temps, c'est pas top. Mais au moins, je n'ingère pas de la chimie de merde. Tu sais ce qu'ils foutent dans leur Bordeaux ? La quantité de pesticides ? C'est un peu con, de passer ton temps à soigner les gens pour engraisser une bande d'empoisonneurs.
- Ils ont pas le choix. Sinon, c'est les champignons, les parasites…
- Que dalle ! Il y en a qui bossent en bio, à Bordeaux. Et puis, si la région est tellement inadaptée à la vigne parce que c'est trop humide, fallait peut-être pas en faire une monoculture… enfin, quand tu fais Wikipédia sur la vigne, en mobilisant deux neurones, tu te rends vite compte que c'est une plante méditerranéenne. La mettre sur la côte atlantique, c'était un peu couillu, non ? Ou complètement con…
- Oui, enfin, maintenant qu'ils y sont, ils vont pas les arracher.
- Pourquoi ? Pour raisons économiques ? Tu parles, ils exploitent des pauvres mecs, dans des conditions merdiques, exposés aux pires produits de nos amis de la pétrochimie dont tu prescris d'ailleurs certains de leurs médicaments. N'ayons pas peur de pousser le cynisme jusqu'au bout... Tu as vu les procès sur les cancers liés aux pesticides chez les agriculteurs ?
- Non…

Alban, je l'adore, je l'admire et le considère comme bien plus instruit que moi, il n'y a pas photo. Probablement bien plus intelligent, je n'ai pas vraiment honte de le dire ou tout du moins de le penser. Mais parfois, il me saoule. Avec ses grandes théories sur l'écologie, sur les inégalités, et sur plein d'autres sujets sur lesquels il se renseigne je ne sais où. On est là pour parler de ma vie et il me fait un cours sur les pesticides. Je baisse le regard pour éviter d'avoir l'air passionné. Ça ne marche évidemment pas et il continue son démontage en règle de la bourgeoisie dont je fais implicitement partie, ignare par paresse, en pause cérébrale, obnubilée par les injonctions consuméristes, et tellement égoïste.

- Faut se renseigner mon gars avant d'acheter. On appelle ça consommateur responsable. C'est nouveau. Tu vas en entendre parler, surtout si tu t'intéresses à autre chose qu'à sauver la planète avec des petits cathéters ! Et tu sais que la Gironde, exceptée Bordeaux, c'est un des départements les plus pauvres de France. Va te balader un peu dans les villages et les petites villes. Tu comprendras que la thune des grands châteaux, elle ruisselle pas jusque dans les poches des ouvriers agricoles. Il doit y avoir une putain de fuite à un endroit. Et en bout de chaîne, t'as juste des enfants qui vont dans des écoles de campagne arrosées de pesticides. Nos chères petites têtes blondes… tant pis pour celles qui feront une leucémie dans quelques années. On ne se prend pas la tête et ça, ça n'a pas de prix !
- T'es un peu chiant parfois.
- Je sais mais je peux pas m'en empêcher. Surtout quand je suis avec quelqu'un que j'estime potentiellement réceptif à tous ces problèmes. C'est un compliment, au cas où tu ne serais pas sûr ! Allez goûtes ça. C'est bio, ça sent la garrigue. Pas de bois neuf qui cache les défauts et uniformise tout. Bref, du vrai vin !
- C'est ça, ouais.
- A ce propos, revenons à ta chère Marie.

Enfin…

- Tu penses qu'elle se doute de quelque chose ?
- Ben c'était un peu bizarre, sa sortie de l'autre jour. Soit elle se doute de quelque chose, soit elle est vraiment chiante.

Je le regarde sans rien dire. Il reprend.

- Ben, c'est quand même elle qui a un train de vie non négociable. Elle a grandi dans une famille blindée de thunes. Elle a des exigences pas simples en termes d'appart, de vacances, de fringues… Tout ça, c'est pas l'influence de tes parents profs, j'imagine.
- Oui, mais je me serais cassé en privé il y a cinq ans, ça aurait été parfait pour elle. L'agrégation, c'est quand même un peu mon petit caprice.
- Pour ça, je ne vais pas te contredire. On en a parlé dix mille fois. L'agrégation, c'est un peu l'enfer sur terre au vingt et unième siècle. Bosser comme un fou entre vingt-cinq et quarante ans pour un poste

hypothétique… En théorie, sur le papier, ça ne fait pas rêver. Et en pratique, dans la vraie vie… non plus !

- Ça va, je vis pas mal quand même. J'ai quand même fait deux trois trucs à côté.
- Mouais, ta famille, un peu de sport…
- Quelques bringues… On s'est quand même bien marrés. Les congrès, les soirées, c'était chaud !
- Et avec Marie, tu vois les choses comment ?
- Sérieux ? Aucune idée… Je n'ai rien à lui reprocher. Elle gère toute la maison, les filles, le reste aussi d'ailleurs. Elle a son taf, elle se démerde pas mal. Franchement, oui, on s'est pas trop mal démerdés jusque-là.
- Ouais, ok… mais ça fait un peu, euh… brochure sur papier glacé votre histoire. Bon désolé, c'est un peu violent ! Mais ça fait un bail que je te connais et un bail également que je ne sens pas la "passionata" quand je viens bouffer chez vous. Vous baisez, un peu ?
- Euh, oui, un peu…

Je regarde mes chaussures et bois une gorgée.

- Non, je veux dire, comme au début, dans la salle de bain, ou sur les meubles de la cuisine !
- On n'a jamais trop fait ça…
- Vous avez loupé quelque chose !
- Ouais, mais je te rappelle qu'on a des gosses et qu'on vit en appart. Ça craint de te faire surprendre par ta môme qui s'est relevée parce qu'elle n'arrivait pas à dormir ou qu'elle avait soif…
- J'y avais pas pensé. Mais, je ne sais pas moi, vous ne vous faites pas des petits week-ends en amoureux, par exemple ?

Il me regarde l'air interrogateur puis résigné.

- Non, pas trop, c'est ça ?
- Non, pas trop… Les gardes, les réunions de famille, les gamines à faire garder. C'est pas simple, tu sais ?
- Non, mais j'imagine assez bien. Ça donne pas envie, la vie familiale traditionnelle.

On discute quelques temps encore du temps qui passe et des contraintes du quotidien, mortifères pour la vie de couple.

- Mais intrinsèquement, Marie, tu la kiffes encore ?
- Ben, je sais pas trop…
- Et Malika.
- Ben ouais, c'est clair. C'est quand même plus funky quand je suis avec elle.

- Mouais, d’un autre côté, elle a quinze ans de moins que toi et vous avez fait dix plans cul depuis trois mois. C’est un peu facile. Je peux te présenter pas mal de mes ex qui te feront le même effet.
- Va te faire foutre ! T’es vraiment trop cynique. Je vais arrêter de discuter de ma vie avec toi.
- Mais non, tu verras, après on parlera de moi. De la forte probabilité de me retrouver dans trente ans comme un con dans un EPHAD de luxe. Ou du fait que je dois chercher en vain la copie de ma mère dans chacune de mes copines. On peut aussi causer de ma peur de m’engager dans une relation stable. Je te laisse choisir.
- Tu vois, encore une fois, tu es trop cynique. Même avec toi-même.
- C’est pour se marrer un peu !
- Ouais, tu dois avoir raison.
- Bon, c’est clair que je gère moins de variables. Pas de gosse, pas de mariage, surtout, pas de contrat de mariage. Pas d’agreg. C’est un peu moins tendu.
- Pour revenir à Malika, elle a un truc. Tu vois, j’ai presque quarante balais, la vie qui va bien, un peu de thune, bon boulot. Mais elle m’a raconté, je ne sais pas, un centième de sa vie et j’ai l’impression qu’elle a tout construit, sans que personne ne lui fasse de cadeau. Tu sais qu’elle a un gamin, seule. Mais c’est pas un divorce ou un truc comme ça. Son ex, le père du petit, s’est tué en bagnole. Le gamin avait deux ans, elle vingt et un ou vingt-deux. Elle a abandonné ses études de droit pour faire infirmière, gagner sa vie et aussi changer d’air. Euh, tu le gardes pour toi hein ?
- T’inquiète, tu me connais.
- Oui, évidemment. Je te dis ça parce que tu es un frère pour moi et que je ne sais pas à qui en parler.
- Arrête, tu vas me faire pleurer ! Tiens, reprends du pif. Et, tu sais si elle a eu des histoires sérieuses depuis ? Elle aurait pu se remaquer.
- A priori, non. En fait, je m’en tape.
- Sacrée histoire…
- Ouais, et à côté de ça, elle pète le feu. Au taf comme en dehors, pour le peu que je l’ai vue. Aucun moyen de penser qu’elle est… veuve.
- C’est clair, ça fait bizarre, à moins de trente ans.
- Elle fait aussi du bénévolat. Pour améliorer la santé dans son quartier. Une asso qu’elle a montée avec une de ses copines qui d’ailleurs bosse pour une structure d’aide aux réfugiés. On fait un peu

égoïste, nous, avec nos petites préoccupations à deux balles. Et puis, elle est vachement plus cultivée que moi. Elle lit, elle est calée en politique. Elle m'a parlé de Bourdieu.

- Le sociologue ? J'adore ! Putain, il faut que je la rencontre cette nana. T'es tombé dans les bras d'une superwoman !

- Un peu. A côté, j'ai un parcours un peu plat : bon quartier, bon lycée, belle profession, beau "mariage", pas d'accident de vie…

- Oui, après tu ne vas pas te flageller parce que tu n'es pas né dans une banlieue pourrie, que tu n'es pas orphelin, handicapé ou je ne sais quoi. Autour de nous, il y a plus de gens comme toi que comme elle.

- Oui, mais ça fait un peu réfléchir.

- Écoute, je pense à un truc. Tu l'as un peu dans la peau cette Malika.

- Ouais, on peut dire ça.

- Le truc, c'est que tu vas te crasher. T'es trop gentil pour gérer une maîtresse et les mensonges qui vont avec sans te faire gauler. Si Marie ou une de ses copines te voit avec elle, t'es grillé. A part le cul, tu n'as aucune raison de traîner avec cette nana. Sauf, sauf…

Il lève son verre avec un grand sourire.

- C'est exactement ce que m'a dit le Boss. Mais vas-y, Einstein, impressionne-moi.

- Sauf si je deviens pote avec elle.

Je le regarde sans rien dire, attendant la suite.

- Et oui, mon gars. Si ce bon vieil Alban a une jolie fille de plus dans son entourage, personne ne va rien dire. Que je la chope ou pas, tout le monde s'en fout. Si quelqu'un te croise en ville avec elle, on se dira ou tu pourras dire que c'est la ou une des copines d'Alban. Brillant, non ?

- C'est pas con…

- En plus, elle a l'air sympa sur le papier. Ça me changera un peu. Je me traîne quand même un bon paquet de bourgeoises et starlettes en puissance. Il faut que je me renouvelle.

- Tu vas finir par sortir avec elle!

- Jamais mon pote. T'es comme un frère, tu viens de le dire. Je ne me la taperai jamais, ni Marie, même si je lui ferai bien visiter mes blocs cuisines…

Je lui envoie le coussin de mon fauteuil qu'il esquive en poursuivant :

- Ni Malika, ni la suivante, si elle doit exister.

- Je sais gars. En tout cas, moi, je n'ai pas besoin de préciser que je ne vais pas draguer tes copines. Je pense qu'elles ne me regardent même pas.
- Et bien tu te trompes. A quarante balais, avec ton physique, ton boulot et ton air gentil, je te mettrai… quinze sur vingt !
- Ouais, le boulot doit faire remonter la moyenne. Et encore, je végète un peu.
- Bon, trêve de conneries, je vais organiser chez moi un petit apéro. Ou alors un vrai repas. Ça sera mieux si on doit parler socio et philosophie.
- L'enfer…
- No stress, je t'aiderai. Bon, tu vas tâter le terrain. On pourrait l'inviter avec sa copine, celle qui bosse avec les réfugiés.
- Et je vais leur dire quoi ?
- Que ça m'intéresse.
- Tu rigoles ?
- Pas du tout, c'est vrai en plus. Faire des IRM de genoux, ou des coroscanners, je finis par trouver ça un peu *just* comme participation à la santé du pays.
- Quand même, tu es un peu raide. Il y a pire comme boulot à la con.
- Bof, je ne suis pas sûr que ça va me passionner toute ma vie…

Je le laisse à sa réflexion. Il poursuit :

- Tu crois qu'on va réussir à sauver l'humanité avec nos petits joujoux ? En tentant de rafistoler à coups de ferrailles hors de prix des mecs qui ont soixante balais et qu'on incite à faire de la merde depuis quarante ans voire plus. Il va falloir à un moment réfléchir différemment. Et moi, avoir la tête dans le guidon, ça empêche mon cerveau de penser librement.
- Waouh, tu vas t'inscrire en fac de philo à la rentrée ?
- T'es con, toi aussi. Non, mais franchement, ça m'intéresse leurs trucs.
- OK. Donc je dis : « voilà, j'ai un pote que tu ne connais pas, qui a très envie de faire un apéro avec toi, moi et ta copine - elle est pas canon, je te le dis direct - pour un plan à quatre… euh, non en fait pour discuter de médecine préventive et sociale ». Tu me mets aussi quinze sur vingt ?
- Tu vas trouver, je te fais confiance. Je vais inviter quelques copines et peut être un ou deux potes qui sortent un peu des sentiers

battus de la chiantitude bourgeoise. Ça fera moins plan partouze et presque réunion politique. J'adore !

- C'est pas gagné mais je vais voir comment je peux tourner ça. Bon allez, je vais te laisser et rentrer.
- Tu es en caisse ? Fais gaffe, on a tombé une bouteille.
- C'est bon, la BM connaît le chemin.
- Tu parles vraiment parfois comme un vieux con des années quatre-vingt-dix…

Chapitre 20

Le lendemain soir, le Boss a réuni toute l'équipe. "Staff improvisé d'urgence". Il a prévu un PowerPoint et semble très satisfait de lui.

- Bon, les jeunes, j'ai discuté avec Daniel, le chef de service de gériatrie, pour ceux qui ne le connaissent pas. On va exploser les chiffres de l'année prochaine en ablations de FA. Et probablement ceux des années suivantes.

On le regarde tous comme des gamins devant leur instituteur.

- Bon, je ne vous apprends pas que le privé essaie de nous niquer en gardant les patients sexy et en nous refourguant les alcolos, les cassos et…
- Les vieux.
- Bien Bruno, vous suivez, je vous félicite.

Il le regarde d'un sourire féroce tandis que le pauvre Bruno baisse les yeux en rougissant.

- Et oui, les vieux ! Quinze pour cent de FA après quatre-vingts ans et deux cents lits de gériatrie sur le CHU. Si ces vieux restent, allez, disons dix jours, ça fait plus de six mille patients par an, soit presque mille FA "ablatables". En sachant au passage que les patients hospitalisés sont logiquement plus "graves " que la population moyenne. Donc le taux de FA doit y être supérieur. On rajoute les consultations et on doit arriver à deux mille cinq cents FA potentielles. Là-dessus, on va bien réussir à en récupérer entre cinq cents et mille.
- Et les patients vont vouloir ?
- C'est pas la question. D'abord, s'ils viennent à l'hosto, c'est qu'ils ont un problème. La FA, ça peut essouffler, ça peut fatiguer… bref, des symptômes que tous les vieux ont. On ne leur vendra pas la Lune. On leur dira qu'on peut les améliorer, d'un pourcentage x . Sans garantie, évidemment. Et le deuxième point, c'est que les gériatres sont à fond. Ils ont bien suivi le virage des nouveaux anticoagulants et ont redécouvert cette belle pathologie. Avec tous les EPU qu'on a faits avec eux, ils sont maintenant persuadés que c'est un grave problème auquel il faut s'attaquer. En plus, ils adorent qu'on s'intéresse à leurs petits vieux. Ils ont toujours l'impression qu'on les délaisse. Alors pour une fois qu'on s'en occupe, ils vont être ravis.
- Et on va faire ça dans quel cadre ?

- Une étude, financée par Ablator.
- On va mettre une plombe pour avoir les assurances et tout ça.
- Pas du tout. C'est déjà une indication de classe un. On va déposer une demande d'étude observationnelle. Ablator va raquer sans arrière-pensée et sans compter puisque ça leur garantit un bon de paquet de fric dans les prochains mois. Le CHU va être ravi et va pouvoir payer ses ARC[11] avec tout ce pognon qu'on lui aura fait gagner. Et Cédric va être le grand gagnant puisque j'ai négocié son nom en dernière position sur l'article. Probablement pas dans une revue de premier plan, mais c'est toujours ça.
- Merci Boss.
- C'est un gériatre qui écrira l'article et qui sera en premier. Je serais en deuxième et Daniel en avant dernier.

Le système de valorisation pour les articles met à égalité le premier et le dernier auteur, puis le deuxième et l'avant dernier. Les autres places ne servent en pratique à rien, à part flatter quelques égos.

- Et on mettra où ces patients ? Dans quels services, dans quels blocs ?
- J'ai tout prévu et tout négocié. Pour les hospitalisations, ils iront la veille en gériatrie. Ils viendront sur un lit d'hospitalisation de jour pour l'ablation et repartiront le soir en gériatrie s'il n'y a pas de problème. Les surcoûts pour notre pôle seront pris en charge par nos amis d'Ablator. Si ça beurre, ça sera pour les soins intensifs, ou plus probablement la morgue. On passera pas deux heures à réanimer, c'est évident. Donc aucun impact sur le reste de notre activité. Il faudra faire un topo pour les gériatres. Cédric, vous vous en chargerez. Sinon, ils vont nous casser les couilles pour le moindre problème. Enfin, pas les miennes évidemment. Il faudra leur expliquer le protocole mais surtout la technique, pour leur en mettre un peu plein la vue. Vous ne vous étendrez pas trop sur les complications. Sinon, ils ne nous enverront aucun patient. Encore que pour avoir son nom bien placé dans un article, tout le monde sait que Daniel est prêt à envoyer tous ses patients se faire lobotomiser.
- Et pour les horaires de bloc.
- On a deux heures en plus, trois fois par semaine. Fin des blocs vingt et une heure au lieu de dix-neuf. Vous verrez vos femmes, ou vos maîtresses (il me jette un coup d'œil) un peu plus tard pendant quelques

---

[11] ARC : attaché.e de recherche clinique.

mois. Comme ça, le repas sera vraiment prêt quand vous arriverez. Ça vous évitera des tâches de bonnes femmes.

- Et les infirmières ?
- Heures sup.
- OK. Elles vont vouloir ?
- C'est pas la question.
- On commence quand ?
- D'ici six mois. Ça nous fera une augmentation d'activité répartie sur 3 ans. C'est bon pour les stats, donc c'est bon pour nous.

Assis dans ma voiture, je repense à la journée. Sur France Info, le ministre de l'Économie explique le ticket modérateur. Il faut responsabiliser les gens. Les contraindre à mettre un peu de leurs poches pour qu'ils se rendent compte de l'énormité des montants. Et puis aussi, réfléchir à deux fois avant de consommer du soin comme si c'était financé avec des billets de Monopoly. La santé gratuite pour tout et pour tout le monde, c'était possible au temps des Trente Glorieuses. Aujourd'hui, ça n'est plus tenable. On ne peut plus vivre à crédit et laisser la France s'enfoncer sous le poids de la dette et de l'assistanat.

Je ne sais pas combien va coûter à la Sécu la petite étude du Boss, mais toutes ces interventions pas vraiment utiles, ça doit correspondre à un paquet de tickets modérateurs. Alban et Malika ont peut-être raison. Le système a peut-être un souci… je soupire, change de station. NRJ. Très bien. Il faut que j'arrête de me prendre la tête.

Je pousse la porte d'entrée. Marie est attablée devant son ordinateur portable.

- Ça va, chéri ?
- Oui, oui. Réunion avec le boss pour un protocole d'ablation. Il compte s'attaquer aux vieux.
- Ah bon ? C'est nouveau, ça.
- Pas par philanthropie, tu imagines. Il s'est arrangé avec le patron de gériatrie. Ça va faire un petit article, un paquet d'actes en plus pour les stats, un paquet de pognon pour Ablator qui est dans le coup. On va ouvrir des créneaux de bloc jusqu'à vingt et une heure.
- On ne va pas beaucoup plus te voir donc.
- Non…

Je vais chercher un morceau de pain et de fromage à la cuisine.

- Viens, je suis en train de regarder pour les vacances de Pâques. Je retournerais bien en Grèce. Tu te souviens, on avait passé un super séjour dans les Cyclades.
- Yes.

- Regarde, le club de Gregolimano. Ça a l'air trop sympa !

Je passe derrière elle, mets les mains sur ses épaules.

- Effectivement, pas mal…

Plage de sable blanc, eau turquoise, transats. La carte postale.

- Et le prix ?
- Huit mille… il faut prendre deux chambres. Maintenant on n'a pas le choix.
- Oui, évidemment.
- Je vais demander à mes parents de nous aider. Ma mère m'a dit qu'elle comptait nous offrir un voyage pour notre cadeau de Noël prochain. Ça fera une avance.
- Ça m'embête un peu quand même. On peut peut-être voir ailleurs, moins cher ?

Je sens un raidissement dans les muscles de sa nuque. Je rajoute vite :

- Euh, ou voir si ça passe sur notre budget. Non ?
- Oui, enfin, je te rappelle qu'il va falloir que je change de voiture bientôt, que Margaux a seize ans et que si ça se trouve, dans deux ans, il faudra lui payer des études à Paris. J'essaie d'économiser un peu mais si tu fais la fine bouche sur l'aide de mes parents, on ne va pas s'en sortir.
- Ok, Ok. C'est bon, tu as raison. Tu remercieras ta maman.
- Oui, enfin j'espère que tu le feras toi-même comme un grand quand on la verra.

Je quitte la pièce et m'enferme dans le bureau. Je m'installe, ouvre mon ordinateur. J'entends une alerte WhatsApp. C'est Marie qui me fait passer le lien du Club Med avec un « smiley cœur ». Je lui renvoie le même. Huit mille boules ! Les vacances en camping avec mes parents sont loin. C'était pas mal pourtant…

Une heure plus tard, j'ai bien avancé sur un article à soumettre et ai fait partir un mail de synthèse à mon équipe du labo. J'ouvre discrètement la porte et jette un coup d'œil dans le couloir. La lumière est encore allumée dans notre chambre. Je repousse la porte et retourne m'assoir. J'ouvre la page de l'*Équipe* et suis un lien vidéo sur le résumé des matchs NBA de la nuit dernière. Ce LeBron James est une putain de star. Une demi-heure. Je retente une sortie. La lumière est éteinte. Je passe dans la salle de bain, me lave les dents, passe mon T-shirt de nuit et entre dans la chambre.

- Tu as fini ?

Merde…

- Oui, je devais finir un article. La thèse d'un interne. C'était tellement nul que j'ai dû tout réécrire.

Je m'allonge.

- Et c'est bon ?
- C'est les reviewers du journal qui le diront. C'est toujours un peu la roulette russe…
- Allez, viens te coucher. Je suis sûr qu'il sera pris ton article, Monsieur le futur Professeur !

Elle se colle contre moi, passe la main sous mon T-shirt et la descend sous mon nombril. J'arrête de respirer. Est-ce que c'est mieux si je bande ou pas… si oui, on va faire l'amour. Mais on n'est pas bourré et ça va faire bizarre. Sinon, je passe pour un impuissant. A moins qu'elle ne parte sur une scène genre « je suis devenue trop moche, grosse etc… ». Bon, pas la peine de réfléchir plus longtemps, mon sous cortex a décidé que j'allais bander. Je la prends dans mes bras, étends le bras pour éteindre la lumière. Elle m'attire sur elle. Deux minutes plus tard, je la pénètre. C'est serré, ça me fait presque mal. Vingt secondes plus tard j'éjacule. Je n'ai pas pensé à Malika.

Je me décale et m'allonge sur le dos. Je vais m'excuser pour la rapidité de la chose mais elle me devance.

- C'était très bien !
- Ah oui ?
- Oui. Il faudrait qu'on fasse ça plus souvent.
- Oui, tu as raison. Au Club Med, en Grèce ?
- J'espère un peu plus tôt !

Je rigole doucement.

- Bon, il faudrait que je dorme, demain j'ai un gros programme.
- Je te laisse dormir, mais il faut d'abord que tu me promettes quelque chose.

Toum Toum. Je perçois les battements de mon cœur, anormalement lents et puissants. Qu'est-ce qu'elle va me sortir ? Je suis à poil. A tout point de vue. Je n'ai préparé aucun alibi, aucune excuse, aucune défense.

- Cédric ?

Vas-y, répond. De toute façon, tu ne vas pas te barrer en courant.

- Oui ?
- Je peux te poser une question ?

Je me tourne sur le côté. J'imagine que ça doit faire plus "naturel". Que les couples amoureux se comportent ainsi.

- Oui, bien sûr.

- Tu ne vas pas me quitter ?
- Non ! Bien sûr que non.

Est-ce que la réponse était bien dosée ? Est-ce que je n'ai pas réagi un peu trop vite ? En tout cas, elle n'est pas restée coincée dans ma gorge en cours de route. Pas mal. Je continue :

- Pourquoi tu dis ça ?
- Je sais pas… tu es loin, ces dernier temps. Loin des filles, loin de moi.
- Je bosse, c'est tout.
- Oui, mais bon. Après vingt ans de vie commune, tu pourrais en avoir marre. Vouloir autre chose.

Là, il faudrait une réponse. Et assez vite. Un truc efficace pour couper court à cette conversation qui s'apparente à un beau piège à con. Et j'ai la petite lumière rouge bien visible en plein milieu du front.

- Non, non, t'inquiète, je suis bien avec vous. Heureusement que vous êtes là, d'ailleurs.

Pas mal. Je me mettrais six sur dix, peut-être même sept. Et ce que ça va suffire ?

- Tu m'aimes ?
- Oui, bien sûr.
- Dis-le.
- Je t'aime.
- Moi aussi.

Elle m'embrasse la main et la garde contre son ventre. La pression redescend. Dix minutes plus tard, j'entends sa respiration devenir régulière. Une heure plus tard, je ne dors toujours pas.

Chapitre 21

Je ne suis même pas à la moitié de ma consultation et j'ai déjà une heure de retard. Je ne me tape que des patients venant pour la première fois avec des dossiers compliqués ou des "chroniques" décompensés pour lesquels il faut prévoir cinquante examens et expliquer les modifications de traitements. Je tourne sur deux salles de consultations. Je me fais interpeler en sortant dans le couloir.

- Cédric ! Tu as deux minutes ?

C'est Patrice, un délégué médical. Il fait la com' pour deux traitements. L'un pour la tension, l'autre pour le cholestérol. Il est un peu lourdingue mais m'a invité plusieurs fois dans des congrès. Je ne peux pas l'envoyer balader.

- Je suis grave à la bourre, mais dis-moi.
- Viens.

Il baisse la voix, me prend par le bras et m'entraîne vers le fond du couloir.

- J'ai mes ventes en chute libre. Je me suis fait défoncer lors du dernier entretien sur mes résultats. Ils m'ont dit que si ça ne remontait pas, ça se passerait mal pour moi.
- Merde… pourtant, je les prescrits, tes médocs. Ils me vont très bien d'ailleurs. Aucun retour négatif.
- Il faudrait que tu en touches un mot aux internes. Il y a Caro qui me fait de la concurrence.

Caro, c'est la déléguée médicale d'un labo concurrent. Elle présente des produits similaires. Elle a trente ans, un physique de mannequin et un regard bleu acier qu'elle te plante dans les yeux en te parlant de pourcentage de baisse de cholestérol ou de tension artérielle. Impossible d'y résister.

Je souris.

- T'es mal barré mon pote !
- Arrête, c'est pas drôle. Si je perds mon job, à cinquante balais, je suis dans la merde. J'ai trois gamins, moi.
- Relax, j'irai voir les internes. J'en toucherai aussi un mot aux collègues.

- T'es sympa ! Ça te dit le congrès européen à la rentrée ? J'aurais des places. C'est à Vienne.
- Ouais, nickel, merci.
- C'est normal. Tu vas voir, je vais essayer de monter une équipe sympa. Tu as des collègues que tu voudrais inviter ?
- Tu prendrais en charge un radiologue ?
- Ben, vu mes chiffres, je pense que ma boss préfèrera que j'amène des prescripteurs. Tu ne peux pas le faire prendre en charge par des boîtes de rythmo ? Ils sont pleins aux as, eux.
- Oui, tu as raison, je vais leur demander.
- Mais si tu veux, je pourrais l'inviter au resto sur place. Là-dessus, ils ne sont pas trop regardants.
- Oui, bonne idée. Allez, il faut que j'y retourne, salut.
- Merci Cédric !

Quatorze heures. J'hésite à prendre un sandwich au relais H et le manger dans mon bureau, en tête à tête avec ma paperasse. Finalement, je monte à l'internat et trouve les collègues en train de finir. Je m'approche.

- Ça baigne les gars.
- Cédric ! Viens, assieds-toi. On en est au dessert mais on est à la cool. On a encore un peu de temps. Installe-toi, on va se serrer un peu.
- T'étais au bloc ou en consulte ?

Je m'assieds entre Anton et Axel.

- En consulte. J'en avais quinze. Pas énorme, mais que des cas à la con. Et en plus, je me suis tapé Patrice qui couinait. Il paraît qu'on ne met pas assez ses produits et qu'il risque de se faire dégager.
- Ouais, c'est ça. Je te rappelle que c'est encore un des rares à rouler en Audi.
- C'est clair. Après, moi question HTA et cholestérol, j'ai un peu de mal à ne pas mettre la came de Caro. Si je pouvais la déglinguer dans un petit coin, je ne dirais pas non ! Je mets toutes les chances de mon côté.
- Parce que tu crois qu'elle va coucher avec toi si tu deviens son plus gros prescripteur.
- Pas que, mais ça ne peut pas faire de mal.
- T'es vraiment un gros enfoiré. Tu la prends pour une pute !
- Ben, d'un autre côté, sa boîte ne l'a pas embauchée pour philosopher. Elle est canon. Ça n'a pas dû la desservir.

Je jette un coup d'œil aux deux internes filles qui mangent avec nous. Elles sourient sans rien dire.

- Moi, ces grandes blondes, je ne trouve pas ça vraiment sexy.
- N'importe quoi ! C'est juste que tu n'as pas eu l'occasion d'en pécho une et que t'es obligé de te taper des boudins. Parce que sinon, c'est juste débile, comme remarque. C'est comme si tu disais que les Lamborghini, c'était un peu surfait. C'est simplement que tu n'auras jamais assez de thune pour t'en payer une ! Moi, je trouve qu'elle fait bien coquine sous son air de poupée Barbie. Je suis comme Paul, je la choperais bien. Sur un congrès, dans mon bureau ou dans la chambre de garde.
- Ouais, c'est ça rêvez, les mecs. Vous pensez vraiment qu'en rentrant chez elle, elle s'allonge sur son lit en fantasmant sur vos corps d'athlètes ?
- Ben ouais.

Anton remonte sa blouse et tend son biceps.
- Mon corps d'athlète et ma thune de cardiologue. C'est déjà pas mal. Tu sais, ça me suffit en général pour ne pas avoir trop de lésions de frottement sur la paume de ma main droite !

Tout le monde s'esclaffe.
- Et en ce moment ?
- Ben j'avoue que ces derniers temps, c'était plutôt branlette à domicile. Je dois finir mon papier sur les valves aortiques. Ça m'a cassé les couilles… et surtout ça ne me laissait plus le temps de les vider !
- Et alors, c'est fini ?
- Ouais, le l'ai soumis à *The Big Journal of Cardiology*. Mais je peux te dire que j'en ai grave chié. Toutes les données à récupérer, les stats avec un neuneu du CHU. J'en savais plus que lui. Et après, les commentaires des enfoirés de PU des autres villes. Les mecs ont rien branlé mais viennent te chier dans les bottes en te disant que tu as fait de la merde.
- Ne râle pas trop sur les PU, si tu le passes au *BJC*, c'est bingo.

Un courant glacé me parcourt l'échine. Anton a déjà fait un équivalant de mobilité au Canada il y a quelques années. C'était surtout pour se perfectionner sur les nouvelles techniques interventionnelles mais l'équipe qui l'a accueilli était une véritable machine de guerre question recherche. Un peu contraint par Jean-Jacques, il a dû à son retour en France traîner dans les labos de l'INSERM et valider sa thèse de science. Ensuite, il s'est plus intéressé au nombre de procédures qu'il faisait dans la journée, à son secteur privé, ses conquêtes féminines et ses bringues nocturnes. Mais s'il passe un article dans une grosse revue, il devient un candidat complètement crédible à l'agrégation.

- Je m'en branle de l'agreg. Me faire enfiler pendant cinq ans pour avoir le droit de marquer professeur sur ma blouse, c'est pas trop mon truc. Je dis pas ça pour toi Cédric. Il en faut, hein, des mecs comme toi. Mais c'est quand même un putain de chemin de croix et moi, la religion et ses emmerdes, ça n'a jamais été mon truc !
- Tu as raison, c'est une vraie galère.
- Tu en es où, toi, Cédric ?
- Ça avance. J'attends aussi un retour du *BJC*, pour l'article sur ma thèse de science. Mais j'espère que ça va passer parce que j'ai pas cinquante autres revues susceptibles d'accepter mon truc et suffisamment prestigieuses pour l'agreg.
- Allez, c'est bon, tu vas le passer ton papier. Les gars, prochaine grosse bringue pour l'agreg de Cédric !
- J'espère qu'on en fera une avant quand même.
- Non, je parle d'une très très grosse bringue.
- Comme à l'ancienne ?
- Non, quand même, pas avec des putes !
- Ouais, mais c'est la seule petite différence tolérable. De toute façon, on n'a pas connu, on pourra pas être déçu.
- Autre petite différence non négligeable, on n'aura pas le même budget.
- On ira lécher les pompes des labos. Et puis, on rajoutera un peu. On fera passer ça en frais pro.
- Parle pour toi qui peut avoir un secteur privé. Nous, en rythmo, c'est interdit par le Boss.
- C'est vrai que votre Boss, c'est un peu Che Guevara, ou Besancenot. Je crois que je l'ai vu jouer de la guitare à la fête de l'huma l'année dernière.
- C'est exactement ça !
- C'est dingue. C'est quand même dans les statuts de PH d'avoir le droit de faire un jour de privé.
- T'as raison.
- S'il continue à vous faire chier, vous finirez par vous casser. Faudra pas qu'il vienne pleurer.
- Je vois pas trop le Boss pleurer… mais c'est vrai qu'il a toujours eu un gros problème avec le libéral. Il ne peut pas aligner trois phrases sans dire qu'il faut « niquer ces enfoirés du privé ». Tant qu'il est là, il vaut mieux fricoter avec les labos pour se faire un peu de thune. Ça, c'est pas un problème. C'est eux qui créent l'innovation et l'innovation, c'est sa came !

- C'est clair… On est tous un peu comme ça. Sinon, on resterait pas au CHU.

Mal à l'aise, je tente toujours de digérer la possibilité qu'Anton puisse être en mesure de me piquer ma place. Pour éviter que ça ne transparaisse trop, je me sens obligé de participer à la conversation.

- A ce propos, ça me fait penser à une conversation récente. J'ai discuté avec un mec, un collègue. Dans la vie de tous les jours, il passe son temps à faire joujou avec des petites merveilles technologiques et quand il rentre le soir, et bien il se pose des questions métaphysiques sur le fric qu'on dépense versus le service rendu.
- Il n'a qu'à aller faire de la médecine générale, ou de la gériatrie. C'est un cardio ?
- Non.
- Un chir ? Un urologue, avec leur nouveau robot ?

Paul lève la tête de son assiette et se tourne vers nous.

- Après, c'est pas con, comme réflexion. J'ai une copine qui bosse en PMI. Quand tu vois ce que bouffent les gamins aujourd'hui, je peux te dire qu'il va nous en falloir des stents et des traitements contre le diabète et le cholestérol dans les quarante prochaines années.

Anton le regarde l'air moqueur.

- T'as des copines qui bossent en PMI, toi ? Et tu es prêt à aller faire le tour des écoles maternelles tous les matins plutôt qu'être peinard dans ton bloc à choisir la taille de ton prochain stent ?
- Clairement pas ! On est d'accord. Je ne me suis pas tapé douze ans d'études pour dire à des gamins de manger cinq fruits et légumes par jour. Après, ça n'empêche pas de réfléchir.
- Moi, réfléchir, c'est pas mon truc. En plus, ça serait un peu con de scier la branche sur laquelle on est assis. Ton boucher, il va pas te conseiller de devenir végan. Que les gens continuent à encrasser leurs artères, comme ça j'aurais du taf jusqu'à ma retraite !
- Bof… C'est un peu con ce que tu dis. C'est un peu comme si tu disais que les avocats avaient intérêt à foutre le bordel dans la rue pour continuer à avoir des clients. Nous, avec le numerus clausus qu'on s'est tapé, je peux vous dire qu'on est pépères jusqu'à notre retraite, que les gens bouffent de la merde ou non. Avant qu'ils ouvrent le concours, que les jeunes se forment et qu'ils veuillent bosser autant que nous, on en sera à réfléchir à : Alors, est-ce que je préfère me la couler douce pour mes vieux jours à Marrakech, Saint-Trop ou Saint-Barth ?
- Alors on va pas dans les écoles pour leur parler de la junkfood ? C'est con, j'en aurais bien touché un mot au Boss. Je suis sûr qu'avec

sa grande sensibilité, ça l'aurait fait kiffer. Non je déconne ! Bon, on y retourne, ils ont dû m'installer le premier patient

- Merde, j'avais pas vu l'heure ! Je suis à la bourre, moi aussi. Allez, Ciao Cédric.

Je reste seul pour finir mon dessert.

Un fois dans mon bureau, je prends quelques minutes pour consulter mes mails. Des patients à rappeler parce qu'ils ne tolèrent pas le dernier traitement, qu'ils ont la tension haute ou basse, qui repalpitent malgré l'intervention que je leur ai faite, qui ont mal au niveau de la cicatrice, qui veulent un certificat pour reprendre le sport. Deux cardiologues également. Je commence par eux. C'est pour m'adresser des patients. Des implantations de défibrillateurs. Je prends les noms et coordonnées et les transfère à mes secrétaires pour qu'elles les fassent convoquer en hospitalisation.

Je passe par le service pour saluer les patients opérés la veille avant leur sortie. Je suis arrêté dans le couloir par un vieux monsieur guidé par la kiné du service.

- Docteur, vous avez vu, je marche !
- C'est super ! Ça vous fait du bien ce retour à un rythme plus régulier ?
- Un peu, oui. Plus régulier et plus lent. J'étais à soixante-cinq ce matin. Ça ne m'était pas arrivé depuis plusieurs mois. C'est pas un peu lent, non ?
- Non, c'est parfait. On baissera les traitements qui ralentissent le cœur dans quelques mois s'il n'y a pas de récidive.
- J'espère pas, docteur.
- Moi non plus, je vous assure… ça a été un sacré combat, votre ablation. C'était quand, lundi ?
- Oui, il y a à peine trois jours. Et je vois déjà la différence. Vous vous êtes bien battu. Et grâce à vous, je remarche, sans oxygène, avec des jambes qui ne font plus le double de leur volume habituel. Vous vous rappelez dans quel état je suis rentré ?
- Oui, bien sûr.
- Ça fait tellement du bien de pouvoir marcher, même dans ces couloirs. Quand je suis sorti de la chambre la première fois, j'en aurais pleuré.
- Continuez ! Il va falloir vous réhabituer à l'activité physique, maintenant. C'est important aussi. D'ailleurs, ça vous dirait de faire de la rééducation cardiaque ? C'est pas mal. Ça permet d'encadrer la reprise.

- Oh, vous savez, la reprise, ça va être tranquille. C'est pas comme quand je m'étais fait les croisés. Je jouais au foot à l'époque, en division d'honneur !
- Impressionnant ! Mais vous savez, c'est exactement le même principe. Avec un encadrement par des pros, vous allez faire plus de progrès.
- Si vous le dites, je ne demande pas mieux. Regardez ce ventre, tout mou, et ces cuisses de poulets… il va en falloir du temps.
- Je ne vous dis pas le contraire. Allez, je croise les doigts pour le rythme et je demande à la secrétaire de faire une demande pour la rééducation.
- En tout cas, bon boulot, doc. Mon cardio m'avait dit que ça ne marcherait jamais, que l'arythmie durait depuis trop longtemps et que c'était foutu. Que j'aurais dû venir le voir bien avant. Il m'avait fait culpabiliser !
- Il ne faut pas, ça ne sert à rien. Mais à partir de maintenant, si vous vous essoufflez, vous en parlez rapidement. Ça simplifiera les choses. Allez, bonne journée et je repasserai vous voir.

Je rejoins le bloc pour surveiller Mohamed qui fait l'ablation d'un faisceau électrique anormal chez un jeune. Je lui ai demandé de me prévenir une fois l'exploration faite avant de brûler la zone cible. Je me dépêche. C'est le genre à m'appeler quand tout est fini, très fier de lui.

- Ça va Momo ?
- Salut Cédric. C'est bien un faisceau accessoire. Malin. Période réfractaire courte. Je viens de faire le transseptal pour passer à gauche.
- Tu préfères ça plutôt que de ponctionner l'artère fémorale ?
- Oui, j'ai plus l'habitude.
- Comme tu veux.

Le jeune souffre d'une anomalie congénitale. Une connexion musculaire surnuméraire entre les oreillettes et les ventricules, découverte sur un électrocardiogramme réalisé alors qu'il postulait pour entrer dans la gendarmerie. Chez lui, la connexion est dangereuse, avec risque de mort subite faible mais réel. Pas de discussion, il faut l'enlever. C'est Mohamed qui l'avait vu en consultation alors qu'il remplaçait Bruno qui était en congrès. Il ne s'était pas démonté et avait proposé au patient l'exploration, l'ablation éventuelle et le fait que c'est lui qui ferait tout ça. C'était passé crème. On en avait discuté entre nous, Mohammed n'ayant pas de statut officiel pour prendre en charge seul des patients. On était convenu qu'il ferait l'intervention sous mon nom.

- Ouais, Ok Momo. Vas-y.

Je m'installe derrière la vitre plombée en face des écrans de rappel. Une vraie salle de tour de contrôle. Deux écrans pour la radioscopie, deux pour le déroulement en temps réel des signaux électriques, plus ceux des systèmes de cartographie que nous n'utilisons pas pour ce type d'intervention. Trop cher par rapport au remboursement par la Sécu. Dommage, ça permettrait de moins irradier les patients, les médecins et probablement de sécuriser les procédures.

Mohamed avance le cathéter dans l'oreillette gauche et se positionne.

- C'est pas mal, là. Moi je commencerais ici.
- Je vais voir si je ne peux pas faire un peu mieux en descendant un peu.
- Si tu veux…
- Là, tu en penses quoi ?
- Pas mal, vas-y.

Il appuie sur la pédale pour délivrer la radiofréquence. Le faisceau disparaît en quelques secondes.

- Yes !

Il finit son application d'une minute. Le faisceau réapparaît immédiatement.

- Fait chier…
- Remonte un peu. Moi, j'aurais commencé sur le premier site. Là, je trouve que tes potentiels sont moins fusionnés.
- OK, je remonte. Là ?
- Remonte un peu, encore.
- Franchement, c'est bien là, tu ne trouves pas.
- Si tu veux, vas-y.

Rebelotte, le faisceau disparaît et réapparaît dès qu'il relâche la pédale d'ablation.

Le Boss rentre dans la pièce.

- Bon, vous en êtes où ? J'ai une ablation à passer, moi. La nièce du maire. Je vais pas la faire attendre cent sept ans. Je lui ai promis qu'elle sortirait ce soir. Momo, tu as tiré combien de fois ?
- Deux, Monsieur.
- Faites voir !

Il reprend les tracés sur la console.

- C'est quoi ce bordel ? Vous tirez au pif ou quoi ? On vous a jamais appris ce qu'était une fusion ou vous ne regardez même pas les potentiels avant d'appuyer sur la pédale ?
- Je lui ai dit que j'aurais tiré un peu plus haut.

- Et alors, vous avez des couilles ou quoi ? Il y a un mec qui débarque du fond du bled, qui n'a aucun statut et vous le laissez n'en faire qu'à sa tête, en plus sur un jeune de trente ans. Bon, Momo, vous dégagez. Cédric, vous vous habillez. Je vais vous montrer comment ça doit se passer.

Je baisse la tête et passe dans la salle de préparation pour me laver les mains. Je croise Mohamed qui n'en mène pas large et qui rejoint le Boss. Je rentre dans le bloc. Laetitia, l'infirmière, me regarde en me faisant de grands yeux derrière son masque, genre « qu'est ce qui se passe, qu'est ce qui lui prend ?». Je lève les yeux au ciel, mets mes gants et empoigne les cathéters. Je me positionne.

- Ça vous va, là ?
- Putain, non ! C'est pas fusionné !

Je monte et descend le cathéter de part et d'autre de cette première position qui me paraissait très bien.

- C'est moins bien, non ?
- Putain, vous êtes vraiment des branquignoles ! Bougez pas, ne touchez rien.

Il rentre dans la pièce et se dirige vers la salle de prépa sans me regarder. Il en ressort deux minutes plus tard. L'aide-soignante court lui attraper une tunique stérile, des gants.

- Bon, on se dépêche, j'ai pas que ça à foutre. Le service public, si c'est juste perdre son temps, c'est voué à disparaître.

Laetitia lui tend le matériel sans le regarder. Il enfile les gants, attrape le cathéter et le positionne sensiblement à l'endroit exact où j'étais il y a une minute.

- Voilà, ça, c'est une fusion !

Il appuie sur la pédale. Le faisceau disparaît en une seconde. Il reste une minute sur le site puis relâche la pédale, se retourne, enlève les gants et les jette dans la poubelle. Sans nous jeter un regard, il lance :

- Vous attendez quinze minutes avant de retirer les cathéters. Avec l'œdème que vous avez créé en tirant n'importe où, il faudrait pas que ça facilite la récidive.

Il sort du bloc sans tourner la tête et lance avant de franchir la porte.

- Vous appelez la jeune en suivant. Et elle, je vous interdis d'y toucher, ne serait-ce qu'un cheveu.

Personne ne bronche. Je reprends les sondes et commence à faire les manœuvres permettant de confirmer l'absence de récidive. Laetitia me regarde sans rien dire. Momo reste derrière la vitre, le regard vide sur l'écran de rappel.

Vingt minutes plus tard. Aucune parole n'a été échangée. Pas de récidive. Je retire le matériel et appuie sur le pli de l'aine pour la compression.

- Laisse, Cédric, je vais comprimer. Va faire le compte rendu.
- Merci Laetitia.
- Qu'est-ce qu'il lui est arrivé ? Il voulait vous humilier tous les deux ? Il a tiré exactement au même endroit où tu étais positionné.
- Je sais, j'ai vu…

Je retire les gants, contourne la table et passe derrière les écrans pour faire le rapport.

- Je suis désolé, Cédric. C'est de ma faute. J'aurais dû t'écouter.
- T'inquiète Momo, c'est moi. J'aurais dû m'imposer… mais je ne sais pas pourquoi il a réagi comme ça. C'est pas la cata, tu n'étais pas à dix centimètres, quand même.
- J'espère qu'il ne va pas me bloquer pour les prochaines interventions.
- Tu as intérêt à faire profil bas.
- Et toi, ça va ? Il t'a enfumé. Il était exactement au même endroit que toi.
- Je sais. Laetitia me l'a dit aussi. Je ne comprends pas.

Je remonte dans le service, le pas lourd, regard au sol.

- Cédric, venez dans mon bureau.

Je lève la tête. Bras croisés à l'entrée du couloir des bureau médicaux, le Boss me regarde, sans un sourire.

- Oui, bien sûr. Maintenant ?
- Oui, pas dans cent ans.

Je le suis jusqu'à son bureau, en silence.

- Asseyez-vous.
- …
- Qu'est-ce que vous foutez, exactement ? Vous êtes en train de perdre complètement les pédales ? Vous laissez Momo, sans statut, qui fait vaguement des ablations depuis deux ans, aux manettes, sur un kent malin, chez un jeune gendarme. C'est quels mots, qui vous rassurent, dans la liste ?
- On en avait discuté, on était d'accord.
- Mais pas du tout ! Pas dans ces conditions. Putain, vous avez quoi dans la tête ? Quand je vous dis que vous le supervisez, c'est pas en regardant vaguement à travers la vitre en le laissant vous emberlificoter avec ses salamalecs. Qu'est ce qui se passe si sur les deux tirs qui ne servent à rien, il perfore ou que le gamin fait un AVC en fin

de procédure. On ira voir les enregistrements et on se rendra compte que vous l'avez laissé tirer n'importe où.

- C'était pas n'importe où, le faisceau avait disparu.
- C'est encore plus grave, vous savez très bien qu'une fois qu'il y a de l'œdème, on est moins efficace. Vous comptiez prévoir d'emblée une deuxième procédure dans un mois ? Comme ça toute la gendarmerie ira dire qu'au CHU, c'est des blaireaux. En espérant qu'ils n'aillent pas enquêter sur l'identité et le statut du type qui a fait la procédure. Mais vous pensez à quoi, bordel ? On croirait que les patients n'ont aucune importance pour vous !

Je baisse la tête, ne sachant quoi rétorquer.

- Et vous espérez quoi ? Que je vous présente comme mon successeur à la tête de l'unité ? Mais montrez-moi que vous avez des couilles, un peu. Si vous vous laissez manipuler par ce pauvre Momo, qu'est-ce que ça va être quand il faudra négocier pied à pied des postes, du matériel ou un nouveau bloc opératoire auprès de l'administration ? C'est pas des tendres, vous savez. Vous vous ferez bouffer. Ça, c'est votre problème. Mais moi, je ne veux pas que mon service tombe en ruine cinq ans après mon départ parce que j'aurais misé sur une couille molle. Vous m'entendez ?
- Oui.
- Et bien regardez-moi dans les yeux et répondez-moi comme un homme.

Je lève la tête, prends une inspiration.

- Oui Monsieur, j'ai bien compris.
- OK, j'espère bien. Et votre histoire de cul exotique, vous y avez mis un point final ?
- C'est en cours. On ne s'est pas vus depuis vos conseils.
- Mais putain, Cédric, faut vous endurcir. Vous avez votre portable ?

Je sens un piège.

- Non, il est dans mon bureau.

J'espère de tout cœur que l'IPhone que je sens dans ma poche arrière ne va pas se mettre à sonner ou vibrer.

- Bon, et bien je vais vous noter ce qu'il faut lui envoyer puisque vous semblez manquer d'imagination.

Il se tourne vers son clavier, ouvre sa messagerie et un nouveau mail.

- Voilà ! Comment elle s'appelle ? Fatima ? Farida ?

Je soupire.

- Malika.

- J'étais pas loin. Bon, qu'est-ce qu'on va lui dire ?

Il lève les yeux au plafond, semblant se concentrer, fait un petit « Ah oui » de satisfaction et se repenche sur l'écran en écrivant à voix haute.

- Chère Malika, donc. Je me suis un peu perdu ces dernières semaines. Te rencontrer m'a apporté beaucoup mais m'a également fait réfléchir à ma vie professionnelle et familiale… euh, on va inverser, familiale et professionnelle. Tel que je vous connais, vous auriez mis la famille en premier. Bon, je reprends. Je me rends compte que je ne peux pas moralement abandonner ma femme… elle s'appelle comment, elle ?

- Marie.

- Que je ne peux pas moralement abandonner Marie et nos deux filles. C'est ça, hein, vous avez bien deux filles ?

Je hoche la tête. C'est pas possible. Je suis dans un mauvais rêve, surréaliste et je vais me réveiller.

- Je ne rajoute pas que les relations intra service autres que des plans culs de courte durée, j'insiste sur la courte durée, ne peuvent que foutre le bordel. On va dire que c'est sous-entendu. Je reprends. Dans d'autres circonstances, notre histoire aurait pu fonctionner, mais hélas, la situation actuelle est trop complexe pour qu'on puisse continuer. Je te souhaite le meilleur et suis sûr qu'avec toutes tes qualités, tu trouveras rapidement l'âme sœur.

Il relève la tête, très fier de lui et me fait un clin d'œil.

- Je l'ai vue, la petite. Elle est bonne !

Je reste sans voix. J'attends qu'il éclate de rire et m'avoue la mauvaise blague. Visiblement, non.

- Vous voyez, Cédric, ce qui est très inquiétant, c'est que vous déviez de votre trajectoire et que vous glissez sur une mauvaise pente. On en a parlé avec Victor et Jean-Jacques. Vous vous ramollissez. Et des mous, on n'en veut pas en cardiologie. C'est pas une spécialité de fiottes. Et si ça le devient, mon service résistera je l'espère jusqu'au bout. Je vous observe depuis cette histoire. Vous êtes moins incisif. Lors de la réunion avec les syndicalistes sur les horaires, vous avez fermé votre gueule. Il y a un an, vous m'auriez soutenu. J'aurais amené la petite fille de ma voisine, elle ne m'aurait pas moins épaulé. Notez qu'à l'instant T, je m'en fous. Je suis capable de monter au front tout seul. Mais pour l'avenir de mon service, ça me fait chier de laisser les clés du camion à un mec qui va se faire dévorer dans l'arène en deux temps, trois mouvements et quatre réunions. Tout ça parce qu'il n'a pas la tête à ça, qu'en plus il est gentil et qu'il se laisse attendrir par les soucis de rythme de vie et de salaires des paramédicaux.

J'écarquille les yeux.

- Mais je n'ai rien dit ! Je ne les ai pas défendus !
- Il ne manquerait plus que ça. Mais vous ne m'avez pas suivi, non plus, n'est-ce pas ?
- Ben, en général, vous n'avez pas trop besoin d'appuis. Je ne pense pas que ça soit nouveau.
- Certes, mais maintenant, vous fricotez avec une mère célibataire, qui n'hésite pas à la ramener, qui est syndiquée.
- Je ne savais pas qu'elle était syndiquée.
- Ben oui, j'imagine que vous n'en parlez pas encore et je vous comprends. Mais ça va venir si vous restez ensemble.
- Mais pas du tout ! Je n'ai jamais eu aucun contact, de près ou de loin avec les syndicats !
- Mais j'espère bien ! Je ne veux pas de "rouges" dans mon service
- Mais alors, qu'est-ce qu'on me reproche ?
- Vous n'avez pas la caisse pour gérer un trop gros bordel dans votre vie. Vous êtes trop sentimental. Et votre petite coucherie, si elle se prolonge, votre femme va l'apprendre. Entre parenthèses, tout l'hôpital le sait, d'ailleurs. Comme on en a déjà parlé, elle va se barrer avec vos gamines et vous allez vous effondrer. Je ne suis même pas sûr que votre poule reste avec vous. Encore que femme de cardiologue, c'est mieux que faire des piluliers et des pansements.
- Attendez, Boss, on nage en plein délire. J'apprends que vous discutez avec les autres patrons de ma vie sexuelle, que vous échafaudez des théories sur la solidité de mon mariage ? Je ne pense pas être le premier cardio à aller voir ailleurs pour tirer un coup. Alors OK, oui, je me suis fait chauffer par cette nana. Je l'ai un peu vue, rien que du cul, pas plus. Je ne vois pas trop ce que je fais de mal.
- Aller voir ailleurs, c'est très bien ! Je peux vous dire que je n'ai pas attendu quinze ans avant d'aller choper infirmières, secrétaires ou déléguées médicales. Mais encore une fois, vous êtes un sentimental. Vous savez qu'elle a un gamin, que le père est mort, qu'elle vit en cité et qu'elle fait de l'humanitaire ?
- Oui.
- Bon, Ok. Au moins, elle joue franc jeu avec vous de ce côté-là. Mais les mélanges de Che Guevara et de Cosette, c'est dangereux. Et moi, ça me fait chier que mon successeur finisse par s'occuper plus de

social, de temps de travail et de congés payés plutôt que de développer le service, se battre pour avoir accès aux dernières innovations et écrire des articles.

- Mais je ne fais que ça ! Je fais toutes les réunions possibles pour recruter des patients, je viens de soumettre le papier sur ma thèse de science au *BJC*. Je corrige toutes les thèses et les mémoires des internes du service pour que ça puisse passer dans des revues correctes.
- Putain, mais vous attendez quoi ? Que je me mette à genoux parce que vous faites juste votre boulot ? Vous voulez quoi ? Qu'on vous tire un feu d'artifice sur le parvis de l'hôpital ?
- Ah, merci, vous dites au moins que je le fais, mon boulot.
- Bon, je vous envoie le modèle.

Il clique sur son clavier.

- Vous repensez tranquillement à ce que je vous dis depuis un quart d'heure. Vous verrez que j'ai raison et vous faites le nécessaire.
- OK.
- Et ne me remerciez pas, c'est pour moi que je fais tout ça.

Je ne sais pas quoi répondre et sors en silence.

Je passe l'après-midi en mode pilote automatique. A dix-huit heures, j'envoie un message à Alban.

« Faut qu'on se voie »

« T'es dispo quand ? »

Il me répond immédiatement. C'est plus facile d'être réactif socialement quand on travaille sur une console de retraitement d'images radiologiques plutôt qu'habillé en stérile dans un bloc pendant des heures.

« Je comptais aller courir au Bois après le taf, tu viens ? »

« Quelle heure ? »

« 19h30 »

« OK. J'ai mes affaires dans la caisse. Rdv entrée nord ? »

« Top »

Dans mon bureau, je relis le mail du Boss. Surnaturel… Je fais le tri dans mes réflexions. Un, il a raison, ça fout le bordel dans ma vie. Deux, ça peut retentir effectivement sur mon taf, c'est indéniable. Trois, j'ai pas quatorze ans et je ne suis pas le premier cardio à aller tirer un coup hors mariage. Quatre, c'est clair que je m'attache à Malika et que l'état de vieux couple plan-plan dans lequel mon mariage a sombré ne simplifie pas les choses. Cinq, est-ce qu'effectivement tout le monde est au courant ? Six, si c'est le cas, Marie va finir pas l'apprendre et ça va clasher, à moins que : sept, elle ne l'ait déjà appris et que l'épisode de l'autre soir soit une tentative destinée à sauver notre couple. Je reste à méditer. Les listes, c'est bien. Mais celle-là, j'avoue que je ne sais pas trop quoi en faire.

J'envoie un texto à Marie.

« Je vais courir avec Alban, je rentrerai tard, ne m'attendez pas »

Quelques secondes plus tard

« Quelle heure ? »

« Je ne sais pas trop, vers vingt et une heure ?»

« Ok, je te prépare un truc, je t'attends » Elle finit avec un emoji avec un cœur. Ça ne me rassure pas du tout.

A dix-neuf heures, je sors de mon bureau en blouse au cas où je croiserais un collègue et surtout le Boss. Je descends au parking, rentre dans ma voiture, enlève ma blouse en me contorsionnant et démarre. J'arrive au Bois en même temps qu'Alban sur son scooter électrique.

- Salut mec. Je me change rapide et on trace.

J'appuie sur le bouton d'ouverture automatique du coffre. Je m'assieds sur le pare-chocs pour enfiler mon short et mes chaussures de running. Alban me regarde l'air moqueur.

- Quoi ?
- J'en reviens pas qu'il existe maintenant un bouton pour ouvrir les coffres sans faire plus d'effort qu'une légère contraction du pouce.
- C'est le progrès, mec. Et d'ailleurs, je peux aussi le fermer avec le même bouton sans avoir à lever les bras. Hyper pratique quand tu es chargé.
- Et ça t'arrives souvent ?
- Non.
- Sans être technophobe, quand l'humanité en vient à ne plus pouvoir déposer deux sacs par terre et faire le geste surhumain d'ouvrir et fermer un coffre de bagnole à la main, c'est peut-être qu'elle est arrivée au bout du chemin.
- OK, merci pour ce commentaire passionnant.
- De rien. C'est cadeau. Bon, on y va ? J'ai une grosse patate, moi.
- Tranquille, faut que je te raconte deux trois trucs.
- Merde, on ne va pas faire de fractionné alors ?
- Faut qu'on cause un peu. Que tu me donnes ton avis. Et pas sur les gadgets inutiles des BMW.
- Ah… ça s'arrange pas à la maison ?
- C'est au taf que c'est la merde. Je sors de chez le Boss. Surnaturel…

Je lui raconte le sketch au bloc puis dans le bureau. On commence à courir tranquille sur le chemin de terre.

- Vous êtes complètement barrés, vous, les cardiologues. Dans n'importe quelle entreprise, le mec dégage direct parce que dans la demi-seconde, tu vas porter plainte ou au moins faire un signalement. Tu as le mail ? Il te l'a vraiment envoyé ?
- Ben, oui…
- Mais il est barjot ! Ou alors tellement sûr de lui qu'il ne pense même pas qu'à un moment, ça puisse se retourner contre lui.
- Il a raison. Je vais pas allez à la cellule « harcèlement, psychologie et pleurnichages » du CHU pour ça.
- Tu as peut-être tort…
- Eh, mec, je te rappelle que je suis à rien de l'agreg et que ça fait dix ans que je me fais chier pour ce putain de concours. Alors, je ne vais pas étaler mes états d'âmes et risquer de tout foirer. Et au passage, sur le fond, il réagit à peu près comme toi, si je peux te rafraîchir la mémoire.
- Je ne dis pas qu'il a tort sur le fond. Je dis que c'est des méthodes de tyran.

Il reprend :

- Et alors, qu'est-ce que tu vas faire maintenant que tu as le couteau sous la gorge et que tu ne veux pas appeler la police ? Tu vas dégager Malika ?
- Ben non…
- Logique.
- Je vais aller lui parler.
- Lui montre pas le mail de l'autre fou furieux, parce qu'elle, elle peut aller tout raconter à droite à gauche, voire plus, et ça pourrait te revenir en boomerang.
- Non, je vais lui dire que ça pose problème parce que c'est le service.
- Et tu penses qu'elle va te croire ?
- Ben, c'est un peu ça.
- Il n'y a pas que ça. C'est incroyable comme histoire. Qu'est-ce que ça peut leur foutre que tu te tapes une infirmière du service ? Moi, je te conseille comme un pote, mais eux, ils en ont rien à carrer de ton épanouissement personnel.
- Il a répété dix fois que j'étais un sentimental, que j'allais partir en vrille et que c'était mauvais pour le service.

- Bon, écoute, je vois deux solutions. Soit tu arrêtes tout, tu reviens avec Marie et vous tentez de repartir sur des bases un peu plus sexy.
- Je ne reviens pas avec Marie, je ne l'ai jamais quittée.
- Ben si. Si tu réfléchis, ça fait un moment que vous êtes sur des trajectoires parallèles qui ne se croisent que pour les contingences de la vie quotidienne.
- Putain, tu arrives à employer des mots compliqués, même en courant…
- Et la deuxième solution, c'est une connerie !
- Vas-y.
- Vous faites le sous-marin. Vous vous cachez façon espion en faisant hyper gaffe. Aucun contact au CHU, dans les soirées, fini les congrès et vous voyez comment ça se passe. Si dans deux ans, tu te rends compte que c'est la femme de ta vie, tu divorces et t'assumes. D'ici là, tu auras été nommé et tu pourras dire « Fuck » à ces gros connards !
- Je vais réfléchir… on accélère un peu ? On fait trois fois cinq minutes à fond avec deux de récup ?
- Allez, feu ! Ça va te faire du bien.

On se retrouve à la voiture. Je déverrouille les portes et m'appuie sur le cadre de la portière pour reprendre ma respiration.

- Tu m'as tué, mon gars !
- Tu rigoles, c'est toi qui n'arrêtais pas d'accélérer. On a fini à seize à l'heure.
- C'est ça qui est bon. Je vais m'inscrire au Marathon de Paris ou New-York ! Je me ferai mes séances d'intervalles sans me prendre la tête avec le taf ou les nanas. Ça me fera cinq ou six heures de répit dans la semaine.
- Carrément ! Si tu t'inscris vraiment, dis-moi, je t'accompagnerai.
- Avec tes horaires de radiologue, je te suivrai les premières semaines pas plus.
- C'est toi qui as choisi mon gars. Tu étais mieux classé que moi à l'internat.
- Arrête, tu vas me faire regretter. Bon, je rentre. Je vais voir si Marie m'a effectivement attendu.
- C'était prévu ?
- C'est ce qu'elle m'a dit.
- Je préfère ma vie à la tienne.

- Va te faire foutre ! Et merci pour la séance, je crois qu'il me fallait ça.
- Avec plaisir, mon pote. Pense à ce que je t'ai dit. En fonction, on fait le repas dont je t'avais parlé. Premier temps de ta future couverture. Ou alors, on va boire des bières tous les deux peinards, pour fêter, ou plutôt acter ta séparation virtuelle !

Une demi-heure plus tard, je rentre dans l'appartement.

- Cédric ?
- Oui…
- Tu as mangé ?
- Non, mais là, il faut que je me douche avant toute chose.
- Ok, je fais réchauffer.

Je passe dans la salle de bain. Je réfléchis avec le pommeau de la douche chaude qui m'inonde le visage. Sans avoir trouvé la moindre solution, je finis par couper l'eau, me sèche et m'habille.

Je rejoins Marie dans la cuisine.

- Tu es allé faire du sport ?
- Oui, courir avec Alban. J'en avais besoin. Le Boss me fait trop chier.

Merde ! Pourquoi tu lui dis ça, tu es trop con !

- Pourquoi il te fait chier ?
- Ben pour mon dossier, tout ça, il trouve que ça ne va pas assez vite.
- Il est gonflé, tu travailles comme un cinglé ! Je ne vois pas ce que tu peux faire de plus.
- Ça, c'est pas son problème. La vie de famille et les loisirs, c'est pas son truc. Mais peu importe, c'est toujours la même chose. Je ne vais pas t'embêter avec ça. Ça a été ta journée ?
- Oh, oui, oui, la routine. J'ai vu une représentante pour une marque de crème bio, faite en France. Ça coûte hyper cher, mais il paraît que ça va cartonner, alors on va faire un test. Je vois très bien à qui le proposer !
- Les bourgeoises écolo du centre-ville ?
- Exactement ! Je ne peux pas les critiquer, c'est elles qui vont faire tourner la pharmacie dans les prochaines années. Le commerce de proximité, le local etc.
- Oui, c'est bien. Nous, on est moins écolo…
- Oui, enfin, un, on n'a pas que ça à faire et deux, je ne sais pas où elles trouvent l'argent pour tout acheter à la Biocoop et dans les magasins d'éco-design. Nous, on ne pourrait pas.

- C’est sûr. Au fait, c’est très bon, c’est toi qui as cuisiné ?
- Non, c’est Picard !
- Pas mal pour un truc pas bio, pas centre-ville.
- Oui, on s’en sort nous aussi. Ça te dit de débuter une série ? Ma copine Chloé m’en a conseillé une qu’elle regarde avec Olivier.
- Allez, pourquoi pas… ça me changera des thèses d’internes.

On regarde trois épisodes sans intérêt sur la vie d’une famille américaine. Marie s’est recroquevillée contre moi. Je passe mon bras autour de ses épaules. On éteint la télé à minuit. Elle part dans la salle de bain. Je m’endors avant qu’elle ait fini de se préparer.

Chapitre 22

Le lendemain midi, la société Ablator nous présente sa solution "clé en main" pour optimiser notre activité et tendre vers cent pour cent d'ambulatoire. Le Boss a réservé le petit amphi et a invité le DG adjoint qui arrive en grande pompe avec sa cour d'administratifs. Je reconnais le directeur des affaires financières, la directrice adjointe des affaires médicales, la directrice de notre pôle et la crème de l'encadrement des paramédicaux. Le patron frétille. Il finit par se diriger vers l'estrade. Il nous présente Monsieur Lepin, directeur national d'Ablator. Petite cinquantaine, sourire de pub et costume italien. Il remercie son auditoire et après quelques éloges sur notre magnifique service de rythmologie, il rentre dans le vif du sujet. Ça s'annonce bien chiant. Autant je trouve un certain plaisir à organiser la vie des différentes unités dans lesquelles j'officie, autant les grands plans à cinq ans qui finissent toujours par capoter, faute de financement, j'avoue que ça ne me fait plus vraiment vibrer. J'écoute malgré tout Monsieur Lepin, qui a fait l'effort de venir en province pour porter la bonne parole.

Il déroule son plan d'attaque. C'est une guerre, ne l'oublions pas. Contre la maladie. Contre les sociétés concurrentes, aussi. Et Alban ou Malika rajouterait que c'est surtout une guerre pour les dividendes de ses actionnaires et donc par ricochet pour son bonus de fin d'année. En tout cas, c'est une guerre qui fait la part belle à l'utilisation des nouvelles technologies. Le plan d'attaque ? Tout d'abord, un quadrillage de la région qui permet de définir des lieux où nous rencontrerons les médecins généralistes et les cardiologues. Une option visio pour les pantouflards ou les surbookés et une autre au restaurant, pour ne pas brusquer les vieilles générations, habituées à s'informer en consommant gratis. Deuxième axe, le fléchage des patients atteints de fibrillation, pour qu'ils puissent bénéficier d'un parcours accéléré. Pour la consultation, mais également pour les créneaux d'hospitalisations et de bloc opératoire. La hantise, c'est le patient qui passe à travers les mailles du filet. Terminé, la pêche à la ligne et place au chalutage de fond. Les secrétariats devront immédiatement repérer ces patients et les orienter vers des créneaux dédiés. Il ne faut surtout pas qu'ils nous échappent. Troisième partie, le multimédia. Des tablettes sont fournies aux patients dès leur arrivée avec des modules consultation et hospitalisation. Très didactiques sans être alarmistes sur les complications, ils font la part belle aux vidéos. Très bien faites. Sur la première, on voit les cathéters progresser dans les différentes cavités cardiaques et atteindre dans un mouvement parfaitement assuré les zones cibles. Sur la deuxième, centrée sur le circuit du patient, les décors 3D épurés aux tons pastel sont visiblement destinés à mettre en confiance. Les personnages se déplacent comme en apesanteur, tout sourire. L'hôtesse d'accueil est noire, l'infirmière blond Barbie, le médecin, châtain, musclé, façon Ken. Le patient est un retraité grisonnant, actif et souriant derrière ses fines lunettes. Tout le monde est de bonne humeur, relax, pas bousculé. Ça a l'air génial. *What a wonderful world*… Je me demande ce qu'en penserait Malika. Elle balancerait probablement sur les stéréotypes entretenant les schémas de domination en milieu hospitalier. A la fin de la séquence, on retrouve le patient dans sa chambre, en pleine forme, avant une dernière image où on l'aperçoit dans un environnement champêtre, avec sa petite fille sur les épaules. L'intérêt principal, si on garde en tête l'objectif d'optimisation du temps médical, est de fournir au patient le maximum d'infos pour qu'il se fasse son idée. Le médecin n'arrive qu'en deuxième ligne, pour éventuellement clarifier certains points spécifiques. Et moins il y en a, mieux c'est. En clair, ne pas gaspiller le temps médical et passer au plus vite à la phase de planification de l'ablation. Ablator fournit un logiciel permettant, selon les horaires d'ouverture des blocs opératoires et le temps moyen de chaque intervention, de programmer les patients en évitant le moindre temps mort. C'est assez bluffant.

Évidemment, la société prend tout en charge. Logistique, frais et j'imagine nos notes d'honoraires pour les topos qu'on devra présenter lors des réunions. Tout est sous contrôle.

L'impression de sérénité, voire de puissance dégagée par Monsieur Lepin, confortée par le sourire satisfait du Boss et du DG adjoint, est à peine perturbée par l'intervention de la cadre de l'unité de consultation. Elle prend la parole pour faire remarquer que ses équipes devront prendre le temps de se former à la gestion de ces nouveaux outils, puis à l'accompagnement des patients qui auront probablement plein de questions. Tout ça, alors que l'unité doit déjà faire face à un absentéisme non négligeable. Le Boss, tel un chien de chasse tout heureux de sortir du chenil et sentant déjà l'odeur du gibier, se délecte à lui rétorquer que le renouvellement des connaissances est inhérent à la fonction de soignant. Que si les générations précédentes n'avaient pas sacrifié une partie de leurs loisirs au perfectionnement de la médecine, la France n'aurait pas le meilleur système de santé au monde. Probablement galvanisé par son auditoire prestigieux, il enchaîne. Le personnel de la consultation fait indéniablement partie des privilégiés. Des horaires fixes, pas de nuit, pas de week-end, pas de toilette de malade… s'il y a des réfractaires aux initiatives destinées à mieux soigner les patients en rythmologie, il y a toujours des places vacantes aux soins intensifs…

La cadre ne relève pas. Elle a rempli sa mission. Signaler la surchauffe du personnel. Son équipe lui en sera reconnaissante, sachant qu'en l'état actuel des rapports hiérarchiques, elle ne peut pas faire beaucoup plus.

Alors que Lepin va passer à l'organisation spécifique du service d'hospitalisation de jour, pierre angulaire de la médecine du futur, mon téléphone sonne. Je m'excuse d'un geste et sors de la salle, soulagé.

- Cédric ?
- Oui.
- Tu peux venir, Antoine a un problème.
- Quel genre de problème ?
- Son ablation de tachy nodale, elle est en bloc.

Merde !!! La fameuse complication qu'on annonce dans un pour cent des cas mais qui n'arrive normalement jamais…

Je me change au vestiaire et entre dans le bloc. Antoine est immobile à côté de la table d'intervention, le regard dans le vague.

- Qu'est ce qui s'est passé ?
- Rien de particulier. Les premières applications avaient aucun effet. La tachycardie tournait toujours. Je suis un peu remonté vers le His[12] et tout d'un coup, ça a bloqué.
- T'étais à combien ?
- Trente watts.
- Docteur ?

Je me tourne vers la patiente. Mon regard rencontre le sien.

- Oui ?
- Il y a un problème ?
- Ah, vous n'avez pas eu le temps d'en discuter…

---

[12] His : faisceau de cellules spécialisées dans la conduction de l'influx électrique des oreillettes aux ventricules. Sa détérioration nécessite le plus souvent l'implantation d'un stimulateur cardiaque.

Antoine me regarde, prend une grande inspiration, vide l'air de ses poumons et s'adresse à la patiente.

- Je ne voulais pas vous inquiéter pour rien. La petite complication dont je vous avais parlé, bon, ben il semble que votre tissu soit un peu plus fragile que la moyenne.

C'est pas mal présenté… réussir à retourner la faute sur la fragilité excessive de la patiente, bravo. Il est jeune, mais il apprend très très vite. Je ne suis pas sûr que ça soit malgré tout suffisant.

- Je vais avoir une pile ?

Je sens la détresse dans la voix, bien compréhensible. Je reprends la main.

- On va d'abord attendre un peu. Ça arrive que le bloc soit transitoire et que la conduction récupère.
- Mais si c'est bloqué et que l'électricité n'arrive plus aux ventricules, comment ça se fait que je ne sente rien ? Je devrais être morte ? C'est vous qui accélérez mon cœur ?
- Non, votre cœur a des mécanismes de secours qui prennent le relai si besoin.
- Donc, c'est bon ?
- Pas vraiment… Mais encore une fois, il faut attendre un peu, ça va peut-être s'arranger.

Je passe derrière la console. Antoine me rejoint. La patiente fixe le plafond. Sa lèvre inférieure tremble. Fait chier…

- Franchement, je ne sais pas ce qui s'est passé, ça a bloqué d'un coup, sans aucun signe.
- Oui, ça arrive…
- Ça t'est déjà arrivé ?
- Quelques secondes oui, mais pas plus. Là, ça fait combien de temps.
- Quinze minutes, à peu près.
- Tiens, regarde, elle récupère.
- Oh putain, merci mon Dieu…
- Par contre, elle a un PR kilométrique. Il faudrait que ça s'améliore.

L'infirmière se tourne vers moi.

- Tu peux m'expliquer ?
- L'intervalle entre les oreillettes et les ventricules sur l'électrocardiogramme, le segment PR, il fait en général moins de deux cent millisecondes. S'il est trop long et surtout s'il ne se raccourcit pas à l'effort, ça entrave le fonctionnement de la mécanique cardiaque. Ça

peut la gêner, surtout si elle fait du sport. Elle est sportive, Antoine ? Et au fait, elle a quel âge ?

- Quarante balais. Le sport, je ne sais pas. Je t'avoue qu'on n'en a pas trop discuté.
- Bon, ça sert à rien de se projeter trop loin.

Après quelques secondes, voyant que le pauvre Antoine n'a plus rien à dire, l'infirmière se tourne vers moi et demande doucement :

- Et pourquoi ce PR il s'allonge. C'est la voie qui a été abîmée ?
- Euh, en fait c'est plutôt qu'il a touché la voie rapide, la bonne, à la place de la voie lente, la mauvaise. Ça arrive quand on remonte vers le His.

Je jette un coup d'œil en coin à Antoine qui regarde par terre, ses mains gantées en position prière, à quelques centimètres de sa poitrine, pour ne pas toucher une zone non stérile. A moins qu'il ne fasse vraiment des prières. Je lance à voix basse :

- Bon, pas la peine d'attendre trois plombes. C'est pas ça qui va lui faire récupérer sa voie rapide. Elle ne craint rien. On la sort du bloc, on la fout avec un scope dans un lit en hospit et on appelle le suivant.

Je retourne auprès de la patiente.

- Bon, madame, c'est en train de récupérer petit à petit. Vous ne craignez rien. On va vous remettre dans votre lit. Par contre, on ne peut pas vous laisser sortir ce soir. Vous passerez la nuit avec nous pour qu'on vous surveille et qu'on voie comment ça évolue.
- Et la pile ?
- C'est trop tôt pour en parler. Il n'y en aura peut-être pas besoin mais il faut attendre encore un peu. On y verra plus clair demain.

On passe quelques minutes avec Antoine à revoir l'enregistrement de sa procédure. Il a clairement attendu une seconde de trop avant de relâcher la pédale d'ablation. Il est au fond du seau. Je me lève, lui tape sur l'épaule et sors.

Je passe dans le service, règle quelques problèmes avec les internes et regagne mon bureau. Le Boss m'appelle. Je décroche.

- Vous êtes où ?
- Dans mon bureau.
- Rejoignez-moi dans le mien.

Je sors avec une petite appréhension. Je m'immobilise un instant devant sa porte. En fait, c'est une grosse appréhension. Je frappe.

- Entrez !

Je m'avance. Bruno est assis dans un des deux sièges faisant face au patron.

- Asseyez-vous. Vous voulez un café ?
- Merci, c'est bon.
- Vous avez loupé la fin de l'exposé avec Lepin, vous auriez dû rester.
- Antoine a eu un pépin avec une jeune sur une tachy nodale. Elle est passée en bloc.
- Merde ! Et ça a récupéré ?
- Oui, mais PR long.
- Elle est mignonne ?
- Euh, oui, pas mal… enfin, j'ai pas trop fait attention. Elle était assez stressée.
- Si elle a une belle poitrine, la cicatrice de la pile va un peu gâcher les choses. Quel âge ?
- Quarante ans, si je me rappelle bien.
- Bon, on verra demain. Vous l'avez gardée ce soir ?
- Oui, bien sûr.
- Et qu'est-ce qu'il a foutu Antoine, il matait le cul de l'infirmière ?
- Il a lâché la pédale peut-être à peine trop tard…
- Quel con… Vous voulez tous faire des ablations complexes avec systèmes 3D et vous ne savez même pas ablater les tachycardies les plus simples…

Je ne dis rien et baisse la tête. Je ne sais pas si je dois le prendre pour moi. Bruno reste également silencieux. Le Boss reprend :

- Bon, on s'en fout, il y a plus important. Revenons à Ablator. Vous avez suivi le laïus sur les médecins généralistes et la réduction du temps médical des consultations. Vous avez bien compris que leur but, c'est d'amener le maximum de patients à l'ablation de fibrillation auriculaire. Le gisement est quasi infini et les industriels ont les dents qui raclent le plancher. Ils anticipent sur les nouvelles recommandations qui vont probablement paver la voie pour l'ablation en première intention. Ça va être un carnage. Le privé va se jeter dessus et il ne faut pas qu'on loupe le coche. Parce que ces patients qui n'ont pas grand-chose, vous avez bien compris que ça n'est pas exactement le type hôpital public.
- J'imagine…
- Bon, le truc, c'est qu'ils ne vont probablement pas vouloir rester hospitalisés la nuit. Donc ?

Je commence à me détendre. J'avais initialement peur que la conversation parte ou ne dévie sur le cas Malika.

- Donc on va faire plus d'ambulatoire ?
- Exactement ! Et Ablator va nous aider à structurer cette nouvelle unité au sein de l'hôpital de jour. Pas tant sur les locaux que sur l'organisation. Ils vont venir former les équipes. En amenant quelques petits fours, évidemment.
- OK.
- Et deuxième point, le plus important, c'est qu'on va faire un montage pour qu'ils nous financent une nouvelle salle de rythmologie interventionnelle.
- Comment ça ?
- Ça, c'est top secret pour le moment.

Il nous regarde avec un grand sourire.

- Bon, il y aura de grandes chances pour que cette salle tourne à cent pour cent avec leur matos et que ça fasse basculer le prochain marché en leur faveur.
- C'est rentable pour eux ?
- Ils ne paieront pas tout, et l'idée c'est de passer à quatre ablations de FA dans cette salle, peut être cinq. Deux cents jours par ans, je vous laisse faire le calcul.

Bruno siffle entre ses dents.

- Ça va faire du boulot ?
- Vous voulez passer au trente-cinq heures, Bruno ?
- Euh, non, Monsieur, c'est pas ce que je voulais dire…
- J'espère bien ! Mais pour vous rassurer, Antoine va intégrer l'équipe, sauf si vous y voyez un inconvénient. J'ai déjà tout réglé avec Victor et Jean-Jacques. On a une activité croissante avec un potentiel exponentiel. On le fera passer à la commission sur les effectifs médicaux l'année prochaine.
- Et le personnel paramédical ?
- Mêmes horaires, huit heures vingt heures.
- Et les autres boîtes d'ablation, elles vont tirer la gueule, non ?
- On s'en fout. Et puis, je ne les ai pas prises en traître. Aucune autre n'a voulu nous faire une offre pour équiper cette salle. S'ils ont des regrets, ils peuvent se positionner pour le renouvellement de la suivante.
- Et le DG ?
- Il est avec nous. La cardio, c'est son dada et il considère surtout que c'est une vitrine. Pas comme le précédent qui ne vivait que penché sur son calepin de comptes et qui n'avait aucune vision de long terme.
- Une nouvelle salle, un nouveau PH, c'est Noël ?

Je pensais être un peu drôle… Jusqu'à ce que le Boss lève la tête et que je croise son regard, glacial.

- Non, Cédric, c'est pas Noël. C'est de la négociation. Des luttes pas à pas pour ne pas que l'argent aille n'importe où, et en particulier à des spécialités de merde. Et c'est pour ça qu'il faut être exigeant et surtout imperturbable. Et sans aucune pitié quand il s'agit d'aller défendre son service. Au boulot, c'est comme chez les Le Pen. D'abord son unité, ensuite son service, ensuite son CHU et tout ça face au monde entier et en particulier ces enculés du privé. Pour nous, c'est la rythmo, puis la cardio, puis les spécialités avec lesquelles on bosse et ensuite le reste. Je n'ai rien contre l'oncologie pédiatrique, mais si c'est eux ou nous pour avoir du bon matériel, je préfère cent fois que ça soit nous. Et je crois qu'encore une fois, cette stratégie va payer.

Il nous sort son petit sourire en coin façon star de ciné des années soixante.

- Pour fêter ça, le patron d'Ablator nous invite. Une table est déjà réservée dans notre fameux trois étoiles local. Ça passera sur des budgets spéciaux et je ne pense pas qu'on ait droit au menu de merde à trente balles avec du mauvais vin…
- Euh, faut que j'avertisse ma femme…
- Bruno, sortez vos couilles et envoyez-lui un sms ou un message WhatsApp. C'est moderne et ça ne souffre pas de discussion ! Vous voulez que je l'écrive ? Je commence à en avoir l'habitude.

Je détourne le regard mais imagine sans peine le rictus ironique.

- Bon, on se retrouve à vingt heures. Passez chez vous enfiler une tenue correcte.
- OK, Monsieur.
- Ah oui, et au fait. Pour l'étude, on va mettre Axel sur le coup. Il faut commencer à le faire bosser. Je l'aime bien. Ça le préparera pour le clinicat.

On se regarde avec Bruno. C'est lui qui a le courage de se lancer :

- Et Dorian ? Vous lui en aviez déjà un peu parlé du clinicat, non ?

Je préfère ne pas renchérir. Il poursuit :

- Et puis techniquement, il est quand même bien plus à l'aise qu'Axel.
- Dorian, c'est un merdeux. Il commence à prendre de l'assurance et à péter plus haut que son cul. Et puis, je ne veux pas dans mon service d'un connard d'écolo qui arrive le matin, transpirant, la gueule enfarinée avec son casque de vélo à la main.
- Il n'est jamais en retard. En tout cas, je ne l'ai jamais remarqué.

- C’est pas le problème, il me gonfle. Axel sera le prochain chef de clinique.
- C’est noté.

Laissant le Boss dans son bureau, on repart vers le service. Je me sens un peu mal de ne pas être intervenu en faveur de Dorian.

- C’est moche, pour Dorian, mais si le Boss s’est fait son idée, c’était perdu d’avance.
- Oui, c’est moche. Et c’est aussi injuste. Il est vachement plus solide qu’Axel.
- C’est clair. En plus, il passe bien mieux avec les équipes infirmières que ce soit au bloc ou dans les services.
- Ouais… il se pose de bonnes questions. Mais peut être trop.
- Et il manque un peu de filtre. Faut parfois savoir fermer sa gueule.
- Bon, on temporise un peu. Je vais voir pour faire avancer sa thèse. S’il la publie dans une bonne revue, ça jouera peut-être en sa faveur.
- Je sais pas…

Chapitre 23

Le dimanche midi, repas chez mes parents. On est à la bourre. Je conduis la Mini de Marie. Elle a acheté un gâteau qu'elle tient sur ses genoux. A l'arrière, les filles sont scotchées sur leur téléphone respectif. Je descends de la voiture pour ouvrir le portail. Mon père n'a jamais voulu installer de système électrique. J'avance doucement et me gare à côté de sa Laguna Break. Une Renault. Le genre de détails que je n'avouerai jamais à mes collègues. La voiture middle class par excellence. Celle des profs. Ça tombe bien, mon père enseignait les maths au lycée puis en prépa. Ma mère, c'était l'histoire-géo au collège. Ils sont tous les deux récemment retraités. Ils passent une bonne partie de l'année dans un appartement sur la côte méditerranéenne, acheté il y a quelques années. Le reste du temps, mon père s'occupe de son immense potager, ma mère des fleurs et du carré d'herbes aromatiques. Je ne comprends pas vraiment comment ils remplissent leurs journées.

Marie sonne. Ma mère ouvre.

- Bonjour les enfants ! Ça fait plaisir de vous avoir, entrez !

Elle claque deux bises à chacun. Mon père s'avance. Il embrasse les filles puis Marie et vient vers moi. Il ne m'a pas embrassé depuis mes dix-huit ans, peut-être avant. Je ne me souviens pas. Il ne me serre pas non plus la main. Comme à chaque fois, on se tient maladroitement l'un à côté de l'autre jusqu'à ce qu'il lâche :

- Bon, restons pas dans le hall. On va prendre l'apéritif.

Les deux tables sont dressées. On se dirige vers le coin salon. Cacahuètes, olives, toasts de mousse de canard et porto. Invariable. Ma mère a pensé à acheter du Coca pour les filles. Marie la lance sur le menu.

- Ça sent bon, Christine, vous nous avez fait quoi de bon ?
- Épaule d'agneau à la provençale. J'espère que ça ira. Ça cuit doucement depuis ce matin. Venez, on va surveiller. Claude, tu nous sers un peu de porto. On va aller le prendre à la cuisine. Les filles, vous pouvez monter dans les chambres si vous voulez être tranquilles.

Elle ne se font pas prier et partent reprendre conversations WhatsApp ou autre. Je reste seul avec mon père.

- Ça va le boulot ?
- Ça va.

- Ça avance, ton dossier ?
- Ben, doucement.

Il hoche la tête, l'air pensif.

- C'est vraiment dur votre agrégation. Moi, en mathématiques, j'ai enchaîné ça après le CAPES et c'est passé comme une lettre à la poste. Je n'ai même pas envisagé de me planter. Bon, évidemment, ça n'a pas le même prestige.
- Oui, mais bon, le prestige… j'avoue que je commence à en avoir un peu ma claque.
- Tu sais que si tu m'avais écouté, tu aurais fait math-sup math-spé, une bonne école d'ingénieur et tu serais tranquille. Fin des études à vingt-trois ans, zéro chômage, des horaires de bureau, pas de garde, un bon salaire.
- Papa, je n'étais pas si doué que ça en maths. Je n'aurais jamais sorti une grande école.
- Et alors, une bonne et honnête école d'informatique, ça aurait été impeccable.
- On ne va pas en reparler.
- Non, c'est sûr que c'est un peu tard. Mais quand même, ton inscription en médecine me reste en travers de la gorge.
- J'avais bien compris. Je crois me rappeler que ce n'est pas la première fois que tu me fais la remarque.
- N'en parlons plus. Tu as vu que j'ai détruit le mur de séparation avec les voisins.
- Celui qu'on s'était fait chier à monter, l'été de mon brevet, en plein cagnard ? Non, j'ai pas vu.
- Oui, vous m'aviez bien aidé.
- Je m'en souviens, quel enfer !
- Oui, et bien j'ai tout cassé à la masse. Je vais remplacer ça par un grillage avec des arbustes devant. Comme on s'entend bien avec les voisins, c'est plus sympa. On va mettre un petit portail. Ça sera plus simple en été quand on va prendre l'apéro les uns chez les autres. Et aussi pour arroser nos plantes respectives, quand on part en vacances.
- J'y crois pas…
- Allez, faut pas être nostalgique. Et au fait, les filles, ça va ?
- Euh, oui, ça va.
- Margaux, ça se passe bien ? En première, c'est le moment de commencer à tout donner. Le bac de Français, les notes qui commencent à compter pour le dossier. Elle va faire une prépa j'espère.

- Oh, tu sais, c'est Marie qui gère ça avec elle. Vu mes horaires, je peux te dire que ça fait longtemps que je n'ai pas assisté à une réunion parents-profs.
- C'est normal. Tu vérifies que les notes soient bonnes ?
- Oui, oui.

Je pense que je n'ai pas discuté en détail d'un problème concernant leur scolarité depuis plusieurs années. Je sais juste que les appréciations sur les bulletins sont excellentes. Je les ai entendues une ou deux fois se plaindre d'avoir un quinze ou un seize non justifié et Marie me fait de temps en temps un petit débriefing.

- Et Aurore ?
- Oh, elle c'est pareil, tout va bien. Mais tu pourras leur demander !
- Elles me montrent leur bulletin à chaque fois. J'imagine que c'est aussi un peu pour la petite récompense que je leur prépare. Mais bon, entre temps, j'aime bien savoir. Il ne faut pas laisser trop de mou. Tu sais, à cet âge, ça peut dégringoler très vite.
- T'inquiète, elles sont sérieuses. Nadège va bien ?

C'est ma sœur. Elle bosse en Suisse pour un laboratoire pharmaceutique. Côme, son mari, est un con. Il bosse aussi dans le secteur de la pharmacie. Il alterne les postes de numéro deux, numéro trois, directeur Europe, Amériques, etc. Grande école de commerce. Il la prend pour une sous-merde car elle a fait la fac de bio. Moi et mon diplôme de médecine, je suis juste une merde. Il a un salaire indécent. Façon Amélie Poulain, il aime : les belles voitures, les montres hors de prix dont je ne connais pas le nom, les voyages en business. Il ne supporte pas : de skier en dehors des stations alpines accueillant des épreuves de coupe du monde, de venir en France (excepté Paris et Chamonix) et surtout de manger des tartines de mousse de foie en buvant du porto non millésimé. Bref, on ne le voit jamais. Ma sœur passe nous voir tous les étés avec ses deux petits qui font du golf et de l'équitation.

- Oui, on les a eus en visio la semaine dernière. J'aimerais bien aller les voir l'été prochain. On prendra un hôtel pour ne pas déranger Côme.
- Quel con…
- Ne dis pas ça. C'est le mari de ta sœur. C'est quand même lui qui l'a faite rentrer dans la boîte où elle bosse. Sans lui, elle aurait galéré de post doc en post doc et aurait fini par passer le CAPES à contre cœur.

Je ne m'aventure pas sur le terrain de l'estime que ce charmant Côme a pour ma sœur ni sur la forte probabilité qu'il la trompe allègrement avec ses secrétaires. Je ne suis peut-être pas au mieux pour la ramener sur ce dernier point.

Ma mère revient dans la grande pièce.

- On passe à table ! Claude, tu prends le vin ? Les filles, descendez, c'est prêt !

Le repas se passe. Comme d'habitude. Pas mieux, pas pire. Conversation banale, souvenirs, louanges sur la cuisson de l'agneau. Le Médoc est pas mal, classique. Alban détesterait. J'aide ma mère à débarrasser. On se retrouve dans la cuisine.

- Alors, Cédric, le boulot, ça va ?
- Oui, oui.
- Et ton agrégation ?
- Écoute Maman, j'en ai déjà parlé avec Papa. Tu pourras lui demander un résumé. Moi, je commence à saturer.
- Ça n'avance pas ?
- Ben non, ça n'avance pas.
- Tu es confiant, quand même.
- Oui, oui, je suis confiant. Mais tu sais, c'est pas moi qui décide. J'ai fait et je continue à faire le maximum. Après…
- Je suis sûre que ça va bien se passer.
- J'espère.

Ma voix se bloque dans ma gorge.

- Cédric, ça va ?
- Oui, oui, c'est juste que…
- Oui ?
- Rien, rien, c'est juste que ça fait vingt ans que je bosse comme un fou et que j'ai l'impression que ça n'en finira jamais.
- Ça te plaît, quand même ?
- Oui, oui, bien sûr, ça me plaît. Je ne regrette pas d'avoir dit non à Papa pour les classes prépa. Mais c'est vrai que je n'en vois pas vraiment le bout. Tu sais, c'est pas des tendres. Ils peuvent se lever un matin et décider de filer ma place à machin ou truc. Et je ne pourrais pas leur faire un procès aux Prudhommes. C'est pas le genre de la maison.
- Oui, j'avais compris. Quand je te demandais si ça te plaisait, je parlais de ton métier. Rester à l'hôpital sans l'agrégation, ça serait pas une bonne solution, plus simple ?

- Ah non, ça c'est la misère. C'est bon pour Bruno. Pour moi ça serait la honte. En plus, question salaire, c'est pas le même niveau. Marie serait dégoutée. Avec ce que je fais subir à la famille depuis tout ce temps… pas possible. Elle a remis sur la table il n'y a pas longtemps, mon année de mobilité et la galère financière que ça a été. Faut avouer que c'est son père qui nous a fait vivre. A trente ans, avec deux gamins, c'est un peu la honte.

Je la regarde se décomposer. Je rajoute vite.

- Et vous aussi, évidemment, vous nous avez aidés. Mais c'est vrai que ses parents sont blindés de thunes. Ils ont pu aligner sans que ça les fasse manger des pâtes et du riz.
- On aurait pu vous donner plus.
- C'est pas la question Maman, on s'en fout. Vous nous avez tous aidés. C'est ça qui compte. Et ce qui compte aussi, c'est que seuls, on aurait été incapables de vivre à Paris pendant un an avec la pauvre bourse que j'avais dégotée. Tu vois, c'est tout le parcours qui est merdique. On galère à chaque étape. Personne ne t'aide vraiment et tout le monde estime que tu dois fermer ta gueule parce qu'être agrégé de médecine, c'est le Graal. Et même si à un moment tu en as marre, tu continues. Un, parce que si tu arrêtes, tu auras fait tout ça pour rien et deux, parce que tu as une étiquette sur le front de futur élu et que si tu te loupes, t'es vraiment un gros gros gros looser. Tu comprends ?
- Oui. Mais de là à te gâcher la vie.
- Je ne me gâche pas la vie. Ça va quand même pas trop mal.

Je m'arrête. Il faut la rassurer.

- J'ai joué au basket avec les chefs et les internes. Ils ont dit qu'ils aimeraient bien me ressembler dans dix ans !

Elle sourit. Peut-être un peu trop tristement.

- Et avec Marie et les filles, ça va ?
- Oui, oui. On va aller dans les îles grecques aux prochaines vacances. Ça va nous faire du bien.
- Il faut que tu fasses attention, les filles grandissent. Ça passe vite…
- Oui Maman, tu me le dis tout le temps.

Je prends le plateau de fromages et pars à la salle à manger. Mon père me regarde approcher.

- Eh bien, vous en avez des choses à vous dire, avec ta mère.
- Ah c'est sûr qu'il ne parle pas souvent aussi longtemps. En tout cas avec moi !

Je ne relève pas la remarque de Marie et m'assieds.

- Allez-y servez-vous, Maman arrive.
- Tiens, j'ai croisé un patient à toi, à la boulangerie. Il disait qu'il s'était fait opérer de l'électricité cardiaque, que le résultat n'était pas gagné d'avance parce que c'était un cas compliqué, qu'il y avait des risques importants et que tout s'était bien passé. Depuis, il a repris le jardin et le vélo alors qu'avant, il ne pouvait plus sortir de chez lui tellement il était essoufflé. La boulangère lui a demandé s'il avait fait ça à la clinique et il lui a dit que non, c'était au CHU et que le chirurgien était super.
- Aussi bien, c'était Bruno, Antoine ou le Boss…
- Non ! Elle lui a demandé le nom et là paf, dans le mille, c'était le tien. Je n'ai rien dit évidemment.

Ma mère s'installe.
- Mais tu étais très fier de ton fils ! Moi aussi d'ailleurs.
- Ouais, j'espère qu'il ne récidivera pas dans une semaine, ça ne me fera pas de la pub.
- Je croyais que les médecins ne faisaient pas de pub ?

Je me tourne vers Margaux, surpris qu'elle participe à la conversation.
- Oui, Margaux, effectivement, on ne fait pas de pub dans la rue ou à la télé, mais si tu veux que ton centre fonctionne bien, il faut se battre pour que les correspondants envoient leurs patients dans ta structure plutôt que dans une autre. Ça passe par le fait d'avoir de bons résultats, même pour les cas les plus complexes.
- Oui, mais toi, tu travailles à l'hôpital public, donc tu t'en fous un peu, non ? Tu disais que tu étais payé pareil pour une ou pour dix interventions par jour. A la limite, si tu en fais moins, tu rentres plus tôt à la maison !
- Tu oublies un peu qu'on est là pour soigner les gens et les soigner correctement. Ça veut dire qu'il faut des sous et plus tu as soigné de patients, plus tu en as. C'est comme ça que ça marche. Et puis, quand tu fais des actes techniques comme moi, il faut en faire suffisamment pour rester bon. C'est comme la musique ou le sport. Si tu ne pratiques pas, tu régresses. Tu comprends ?
- Ouais, c'est pour ça que tu fais des réunions tout le temps, que tu vas en congrès et tout ça ?
- Non, les congrès, c'est parce que je fais de la recherche et de l'enseignement. Les réunions le soir, c'est pour former les médecins généralistes et les autres cardiologues mais aussi, tu as raison, pour

qu'ils me connaissent et envoient leurs patients à l'hôpital plutôt qu'à la clinique.

- Ouais, tu cumules un peu les inconvénients du public parce que tu es mal payé et ceux du privé parce qu'il faut que tu te battes pour ta clientèle !

Mon père intervient :

- Margaux, ton père n'est pas mal payé. Il gagne probablement plus que ce que je ne gagnais, ne parlons pas de ta grand-mère. Et puis, l'argent ne fait pas tout.

- Ah mais c'est pas moi qui l'ai inventé. Maman n'arrête pas de le dire !

Les regards se tournent vers Marie. Elle inspire comme pour chercher ses mots et finit par répondre.

- Alors oui, je dis que ton père n'est pas très bien payé, c'est vrai. Mais je sais aussi qu'on vit bien voire très bien par rapport à certains. Ça ne m'empêche pas de penser qu'il travaille beaucoup, beaucoup plus que la moyenne des gens qui gagnent son salaire. Et que s'il en faisait parfois un peu moins, la Terre ne s'arrêterait probablement pas de tourner. Par contre, on le verrait un peu plus.

- Bon, c'est décidemment ma fête... excusez-moi de vouloir soigner les gens, enseigner ce que j'ai appris aux plus jeunes et faire avancer la science pour trouver de nouveaux moyens de soulager les patients.

- De toute façon, vu le réchauffement climatique, on va mourir de chaud et pas du cœur...

- Margaux, arrête avec tes théories écolo, tu me fatigues.

- Oh, Cédric, laisse-la. C'est bien que les jeunes se rendent compte qu'il ne faut pas détruire la planète. On est très inquiet avec ton père. On n'a jamais été des militants écolo, antinucléaires et tout ça, mais là, il faudrait probablement qu'il se passe quelque chose.

- Oui, oui, et bien excusez-moi de ne pas sauver la planète et de gâcher la vie de ma famille pour égoïstement sauver le cœur de mes patients.

- Cédric, ne le prends pas mal !

- Et bien un peu si ! Je me tue à la tâche pour un boulot qui consiste quand même à soulager des gens qui souffrent. Alors oui, je pourrais bosser au trente-cinq heures, prendre mes repos de sécurité, compter mes jours de récup et refuser les réunions le soir ou les congrès. Il y a plein de collègues d'autres spécialités qui fonctionnent comme ça.

Mais on soignerait moins de patients. Et accessoirement, certains pourraient même en mourir.

Je m'arrête. Tous me dévisagent en silence. Je lis la surprise, mais surtout la gêne dans les regards. Je reprends.

- De toute façon, tout va se jouer dans les prochains mois. Si ça se trouve, l'année prochaine, je serai à la clinique à quatre jours par semaine et un salaire multiplié par trois. J'imagine que tout le monde sera content.

Margaux et Aurore se regardent et pouffent. Margaux se risque :

- Ben ouais, moi je trouve pas ça mal, présenté comme ça.

Marie la coupe.

- Margaux, ton père fait tellement de sacrifices depuis dix ans pour avoir ce poste. C'est pas très gentil.

Je soupire.

- Laisse tomber. Elle a peut-être raison. Bon, on passe au dessert ?

On rentre à l'appart à dix-huit heures. Il faudrait que je me mette à l'ordi. Je m'enferme dans le bureau, ouvre le Mac. Qu'est-ce que je vais faire ? Reprendre une thèse d'interne ? Déprimant par avance. Commencer à écrire le protocole sur la fibrillation atriale et les sujets âgés ? Pourquoi pas. Je vais sur le moteur de recherche médical PubMed, lance les mots clés. Plus de six mille résultats. Je sélectionne quelques articles récents dans des grosses revues. Ils ont déjà bien fait le tour de la question. On ne va pas révolutionner la médecine, ni même la cardiologie, avec l'étude du Boss. Ça servira à augmenter nos totaux et faire les beaux devant le DG lors du bilan de fin d'année. Ça servira aussi au directeur régional d'Ablator quand il présentera ses résultats annuels. Il faudrait que je me renseigne si je ne peux pas acheter des actions. Ils sont en train de prendre sérieusement le pas sur leurs concurrents, au moins à l'échelle de la France. D'un autre côté, Marie m'en voudra si je place en bourse le budget vacances. Tant pis… Je me replonge dans les articles. Au bout de trente minutes, je n'en peux plus. Ma tête va exploser. On va faire une grosse merde. Monter l'étude va nous ou plutôt me prendre un temps fou et elle ne sera probablement jamais publiée. Tout a déjà été dit, avec des populations plus larges, la participation de plusieurs centres, dans plusieurs pays… bref, la petite étude imaginée par le Boss et son acolyte gériatre va déboucher au mieux sur un poster dans un congrès international et au pire sur un gros bide intégral. Il faudrait que je lui en touche un mot. Mais vu le peu de crédit que je semble avoir actuellement, pas question de le contrarier.

Je me lève, vais à la fenêtre, fais trente pompes et me rassois. Je récupère un des modèles de protocole de l'université et commence la partie paperasse. Dix minutes plus tard, j'ouvre le placard avec mes affaires de sport, enfile ma tenue de course à pied, chausse mes running et sors dans le couloir. Marie est allongée sur le sofa de la salle-à-manger. Elle lève les yeux de son smartphone.

- Tu vas courir ?
- Oui, je n'en peux plus de bosser.
- D'un autre côté, c'est dimanche et tu n'es pas d'astreinte. C'est pas incroyable de faire du sport plutôt que corriger la thèse d'un interne pendant que lui se la coule douce.
- Je ne corrigeais pas la thèse d'un interne. Je pars une heure, ne m'attendez pas pour manger.

Dans l'ascenseur, je cherche une playlist hard rock. Je la lance dans le hall d'entrée, fais un signe de tête au voisin du rez-de-chaussée qui sort ses poubelles et démarre en trombe. Je jette un coup d'œil à ma montre et fais dérouler les écrans jusqu'au cardiofréquencemètre. Cent soixante-dix par minute, deux kilomètres cinq, tu es en surchauffe mec ! Je ralentis à peine, me concentre sur la musique. AC/DC, Nirvana, Metallica etc… je ne comprends pas la moitié des paroles. Noir Désir. Bof, je ne comprends pas plus. Je ne dois pas avoir la fibre artistique. Tant pis. Le sport, les potes et le boulot me suffisent. Enfin, je crois. Et le reste ? Comment positionner, classer, hiérarchiser. Marie, les filles, mes parents, Malika. Qu'est-ce que je considère comme acquis, qu'est-ce que je considère comme inutile ? Moralement, c'est affreux mais je partage infiniment plus avec Alban qu'avec Marie. Ne parlons pas des filles. La famille pourrait parfaitement coller au casting d'une série de mauvaise qualité avec, un Papa, une Maman, un bel appart, deux belles voitures et deux jolies filles sans histoire. Après quelques épisodes inauguraux un peu chiants, les spectateurs attentent avec impatience que ça parte en vrille. Que le père annonce son homosexualité et parte s'installer avec son beau-frère. Que sa femme le plaque et parte avec un berger élever des chèvres dans les Alpes du Sud. Qu'une des filles fugue avec un petit caïd de banlieue et tombe dans la dope ou la prostitution… en tout cas, il faut qu'il se passe quelque chose pour ne pas qu'on s'ennuie à mourir. Et on est peut-être justement en train de s'ennuyer à mourir. Ou plutôt, on était… jusqu'à Malika. Je ralentis pour traverser une grande avenue et relance immédiatement. Cent soixante-cinq par minute, quatorze à l'heure, parfait pour réfléchir. Est-ce que ma vie serait moins merdique si je divorçais pour m'installer avec elle ? Et même si au bout de six mois, je me faisais larguer, *so what* ? Je me prendrais un appart, je ferais ma petite routine, peinard. Je m'occuperais des filles sur mes tours de gardes. Le reste du temps, le taf, les copains du taf, le sport avec les copains du taf. Ça paraît presque parfait… tant que je ne me pose pas de question. La première nuit où je commence à cogiter, je me prendrais l'échec de ma vie en pleine gueule. Ou les échecs, si je me vautre à l'agrégation. J'accélère encore un peu et finis les deux derniers kilomètres en me concentrant sur l'impact de mes pointes de pieds sur le bitume. Je le cale sur le tempo des morceaux. Je me retrouve devant l'immeuble. Mes poumons me brûlent. Je regarde le chrono. Onze kilomètres, treize cinq de moyenne. Bel effet hypnose de l'introspection sur la performance sportive. Ça faisait longtemps que je n'avais pas couru comme ça. Je m'étire sur les bornes à l'entrée du garage. Je baisse le volume du casque. La musique me paraît maintenant assourdissante. Ma respiration se calme. La brûlure à l'inspiration persiste. Je pousse la porte du hall, monte les trois marches jusqu'à l'ascenseur. J'entre dans l'appartement. Marie regarde la télé.

- Ça va mieux ?
- Ouais. Vous avez mangé ?
- On t'attendait. J'ai fait une soupe. Vu le menu de ce midi, ça sera amplement suffisant si on ne veut pas finir obèse. Vendredi soir prochain, on mange chez Chloé et Olivier.
- Ah bon ?
- Je ne te l'avais pas dit ?
- Non, pas grave, c'est ok.
- Tu achèteras du vin ?
- Ok je passerai chez Nicolas. Champagne et vin rouge ?
- Oui, parfait.
- On sera seuls ?
- Non, il y aura un autre couple, je ne me rappelle plus leur prénom.
- Je prends deux bouteilles de champagne, non ?
- Une ça suffira. On n'y va pas pour se saouler. C'est pas une soirée cardio.

Je ne relève pas et pars me doucher.

Chapitre 24

Le Mardi. Garde. Je n'ai pas atterri de la journée. J'arrive aux soins intensifs. Je suis avec Clara, une interne de troisième année. Elle a annoncé qu'elle voulait faire de la coronarographie, surspécialité éminemment testostéronée. Elle a pour atouts de bosser comme une folle depuis le premier jour de l'internat (et probablement avant), d'être plutôt dégourdie pour les gestes techniques et d'avoir bien choisi son sujet de thèse avec une étude qui sera probablement publiable dans une bonne revue. Mais elle serait la première fille chef de clinique en coro et ça, ça risque d'être absolument rédhibitoire. On avait évoqué son plan de carrière à une réunion "RH", au sein du service. Les jeunes collègues n'étaient initialement pas contre sa candidature. Au-delà de l'aspect progressiste et égalitaire qui devait leur passer un peu au-dessus de la tête, certains avaient probablement imaginé quelques moments privilégiés en toute intimité devant une console de lecture de films de coronarographie ou dans un congrès. Jean-Jacques les avait vite rappelés à la raison avec l'argument massue. « Si elle tombe en cloque, c'est un an pour votre gueule. Trois mois de congés maternité et huit à faire potiche à la visite et aux consultations ». Comprenez, elle ne pourra pas faire d'interventions puisqu'elles se font sous rayonnements ionisants, fortement déconseillés pendant une grossesse. « Je ne ferai pas une astreinte de plus et vous vous démerderez pour les vacances ». Ça avait fini de régler le problème. Il n'avait même pas eu besoin d'aborder la question de la féminisation de la cardiologie interventionnelle, qu'il devait considérer comme annonciateur du début de la fin du monde. Elle n'était pas au courant et continuait à bosser avec enthousiasme. Je la croise à l'entrée des soins intensifs.

- Ça va Clara, tu es motivée ?
- Ouais, toujours. On prend les transmissions ?
- OK. J'ai un cours à la fac demain matin et je suis à la bourre pour un article. Il faudra que je fasse tout ça ce soir. Je t'abandonnerai assez vite.
- Pas de souci.
- Je commanderai des pizzas pour me faire pardonner.
- Cool !

Après une reine et une poivrons chorizo partagées avec l'externe de garde, on discute un peu de publications. Elle voudrait faire de l'universitaire.

- Tu sais les actes techniques, j'aime bien. Mais faire comme Anton ou Paul, passer ma vie au bloc sans avoir rien à foutre du reste, ça risque de me lasser au bout d'un moment. Tu ne leur racontes pas ce que je te dis, hein ? Encore que je ne sois même pas sûre qu'ils prendraient ça comme une critique !

Je souris.

- Tu sais, Anton publie pas mal. Il va finir par avoir une épreuve de titre meilleure que la mienne…
- Oui, mais il s'en fout. Il fait ça parce que ça lui permet d'avoir une crédibilité auprès des labos. C'est lui qui me l'a dit. Il m'a même avoué que son salaire de PH, c'était son argent de poche par rapport à ce qu'il se fait en secteur privé et en consulting.
- Ah ouais, il te fait ce genre de confidences ?
- Oh, ça doit être calculé, j'imagine !

Elle rigole, rejette ses cheveux en arrière et les lisse avec les doigts. Elle reprend.

- Je m'en fous. Je veux faire de la coro. J'assume de côtoyer des mecs machos. Sinon, j'aurais fait dermato.
- Pas faux. Bon, je vais bosser. Je te laisse les clés des soins intensifs pour la nuit. Si tu as besoin, tu m'appelles, n'hésite pas.

Je retourne dans mon bureau, boucle mon cours et me replonge dans la biblio sur les arythmies du sujet âgé. Il faut absolument que j'en touche un mot à Bruno et qu'on arrête le massacre. On doit pouvoir convaincre le Boss sans se faire défoncer. Je pars me coucher à deux heures après avoir fait un tour des places d'hospitalisation. Deux places dispos. Royal !

Le lendemain, après une nuit émaillée d'appels mais sans avoir eu à me lever, j'arrive à la bourre au staff. Je frappe et vais m'installer au fond de la salle. Nicolas, le responsable des soins intensifs, lève la tête.

- Ah Cédric, tu tombes bien. On discutait du patient que vous avez reçu cette nuit.
- Ah bon ? J'étais pas au courant. Pourquoi ? Il y a eu un problème ?

Je me retourne vers Clara. Elle a la tête dans sa paume de main, les yeux rougis, la joue luisante de larmes.

- On m'explique ?

- Non, il n'y a rien à expliquer. Clara a merdé. Il y a un mec de soixante-dix balais qui va finir insuffisant cardiaque parce qu'elle réfléchit trop et se croit supérieure. Quand on n'est pas sûr, on appelle. Et si on est sûr et qu'on fait de la merde, c'est qu'on n'est pas fait pour ça. Bon, on a fini ? On va essayer d'aller réparer les conneries de la nuit.
- Attends, Nico. On se pose deux secondes avec Clara et vous m'expliquez ? Les autres, vous nous laissez ?

On attend que la troupe quitte la salle. Je me tourne vers Nicolas.

- Alors ?
- Alors, la brillante Clara récupère une douleur thoracique des urgences avec un magnifique sus-décalage[13], certes présent sur toutes les dérivations. Le commun des mortels aurait immédiatement appelé le chef de coro pour infarctus. Mais Clara, elle est beaucoup plus maligne que les autres. Clara, c'est une coronarographiste qui "réfléchit". Alors, Clara a voulu faire du zèle, ou plutôt l'inverse, ne pas faire d'acte technique "inconsidéré". Et comme le mec n'a pas de facteur de risque cardiovasculaire, qu'il a eu un peu de fièvre et une infection à la con il y a trois jours, Clara se dit que c'est une myocardite[14]. Clara n'appelle personne, et à sept heures trente, quand Anton débarque, Clara lui montre le dossier. Et là, il hallucine, à juste titre. Tombe à ce moment la troponine[15], au taquet. Ils montent le gars à la coro et là, évidemment, l'IVA[16] est bouchée depuis six heures, dont trois aux soins intensifs de cardiologie du CHU sous la responsabilité d'une petite conne qui se prend pour une star. Les coronarographistes, ça doit être con. C'est pas parfait, mais quand ça essaie de réfléchir, c'est pire… Bon, je vous laisse, j'ai deux trois trucs à faire.

Il sort. Clara fond en larmes et se lève. Je la suis et la rattrape par le bras.

- Bon, OK. On va prendre un café au relai H ?
- Non, c'est bon, je préfère rester seule.

J'accentue un peu la pression.

- Moi, j'ai besoin d'un café, alors accompagne-moi, s'il te plaît.

---

[13] Sus-décalage : anomalie sur l'électrocardiogramme signant le plus souvent (mais pas exclusivement) un infarctus du myocarde.

[14] Myocardite : inflammation du muscle cardiaque. Le diagnostic différentiel avec l'infarctus du myocarde peut parfois être difficile.

[15] Troponine : marqueur biologique qui s'élève en cas d'infarctus du myocarde en cours de constitution.

[16] IVA : artère interventriculaire antérieure. C'est une des trois artères principales du cœur, celle qui en général vascularise la plus grande partie du muscle cardiaque.

Trois minutes plus tard, je dépose deux doubles expressos sur la table.

- Tiens, j'ai pris un peu plus de serviettes.

Elle en prend une et se mouche.

- Bon… c'est quoi ta version ?
- Ben, c'est la même. Je suis trop conne. Je ne voulais pas te réveiller et appeler Anton pour rien. Il nous défonce quand on lui fait faire des coro blanches[17].
- Oui, mais il vous défonce aussi quand vous ne l'appelez pas.
- Oui, aussi.
- Et moi, tu aurais pu m'apporter l'électro, on en aurait discuté.
- J'étais sûre de moi. Le gars, il avait de la fièvre, l'infection récente, aucun facteur de risque. Le sus décalage à l'ECG, il était diffus, pas systématisé dans un territoire coronaire. Et à l'écho, il avait même une lame de péricarde en regard de la zone qui bougeait moins. J'ai pas eu de doute…
- Ah ouais, c'est un peu emmerdant. Et il va comment ?
- Anton lui a réouvert l'artère mais il a pris cher sur le ventricule gauche.
- Il le sait ?
- Non, il s'est aperçu de rien. Je l'avais soulagé avec de l'aspirine. Ça a marché. Je lui ai dit que son tableau n'était pas typique mais qu'heureusement la prise de sang avait redressé le diagnostic. Lui, il est content…

Elle se remet à pleurer.

- Allez, t'inquiète, il va récupérer. S'il avait fait son infarct seul en pleine cambrouse, il n'aurait pas été traité avant.
- Oui, c'est sûr.

Elle me regarde.

- Je n'en peux plus de cette pression. Je vais exploser. On se fait tellement défoncer quand on vous appelle pour rien qu'on finit par faire des conneries.
- Allez, c'est pas grave, on en fait tous, des conneries. J'ai fait une tamponnade, il y a quelques semaines, Antoine a fait un bloc transitoire à une jeune sur une ablation de tachy nodale. Il y a régulièrement de la casse en coro ou au TAVI. C'est comme ça, c'est la cardio.
- Oui mais ça, c'est des gestes invasifs. Tout le monde sait que ça peut mal se passer. D'ailleurs, vous nous le dites, c'est "statistique". Je

---

[17] Coro « blanche » : coronarographie ne retrouvant aucune anomalie.

n'ai jamais entendu quelqu'un parler d'erreur médicale. Mais là, c'est la *big mistake*, le b.a-ba de médecine. Quand Jean-Jacques va le savoir, ça règlera le problème de mon poste de chef de clinique.

- Mais non…
- Tu rigoles ? Ils n'attendent que ça. Une fille et en plus, elle est mauvaise. Et je ne vais pas pouvoir leur en vouloir.
- Je vais aller parler à Anton, OK ? Je suis sûr que ça va s'arranger pour le patient et qu'on trouvera une solution pour toi.

Je n'y crois absolument pas, mais à cet instant, je ne trouve rien de mieux à lui dire.

- Merci, tu es gentil. Je ne sais même pas pourquoi je te raconte tout ça. Tu dois avoir aussi tes soucis.
- T'inquiète.
- Et merci pour le café.
- Avec plaisir. Par contre, il faut vraiment que je te laisse. Je vais finir par louper le début de mon cours.

Après le cours aux étudiants, je file au bloc. Matinée d'implantation de pacemaker et défibrillateur. Le commercial du nouvel appareil sans sonde est là. On fait partie des premiers centres à avoir eu accès à ce nouveau joujou. Le matos coûte cinq fois le prix d'un appareil classique. La Sécu rembourse évidemment sur la base du prix de l'ancienne génération. On a dû négocier sévère avec la pharmacie et la Leadless Inc, l'une des deux boîtes à s'être lancées dans la course, pour trouver un compromis financier. L'hôpital perd de l'argent à chaque implantation. On a fini par plaider notre cause directement au DG qui a été sensible à la question de l'innovation. Notre CHU ne pouvait pas se permettre de ne pas faire partie des centres français leaders. On a droit à quelques appareils par an. Chaque procédure fait encore l'objet de toute l'attention du constructeur. Ce matin, buffet de viennoiseries et fruits frais. L'ingénieur d'application et le commercial restent avec nous pour les deux implantations. Ils me proposent ensuite d'aller manger au resto. J'appelle Antoine. Sa prochaine procédure va durer un moment. J'ai deux heures devant moi.

On se retrouve dans le repère local des médecins et des commerciaux. Un resto-brasserie à cinq minutes. Le patron connaît tout le microcosme hospitalier. Il offre le café à midi et les digestifs le soir. Il est également très arrangeant pour gonfler artificiellement le nombre de convives lorsqu'une bonne bouteille s'impose mais ferait dépasser le plafond autorisé. On sait tous qu'en cas de contrôle, on confirmera qu'on était bien présent ce jour-là même si ça n'était pas le cas. En pratique, je n'ai jamais eu vent de la moindre vérification. On prend tous les trois entrecôte-frites.

- Trois pressions pour commencer et pour le vin… Cédric, on prend une bouteille ?
- Euh, moi je n'en prendrai pas trop, j'ai deux ablations cet après-midi.
- Et bien comme ça, ça t'évitera de trembler !

Il se tourne vers le serveur.

- Vous nous mettez le Croze. On a bien bossé ce matin, il faut savoir se faire plaisir. Mettez-nous aussi deux bouteilles d'eau minérale, une plate et une pétillante.
- Bien Monsieur.
- Alors Cédric, nos petits pacemakers sans sonde, tu en dis quoi ?
- C'est top, rien à redire.
- Tu as vite pris la main. Je peux te le dire franco. Moi qui écume les grands centres français, tu es probablement un des plus à l'aise. Toujours zéro complication ?
- Oui, oui, on croise les doigts.
- Et pour ce qui est du temps d'implantation, tu dois être le plus rapide. Big Boss n'est pas jaloux ?
- Bof, c'est pas trop son truc, ce genre de procédure. C'est des indications qui se prennent souvent pendant la visite, ce qui suppose de la faire, si tu vois ce que je veux dire. Après, on n'est pas à l'abri qu'un matin, il décide de s'y mettre et de toutes les faire pendant trois mois. C'est pas grave, on trouvera bien à s'occuper.
- Par contre c'est lui qui fait les communications dans les congrès, c'est bien ça ? Il doit intervenir à l'un de nos symposiums aux prochaines Journées Européennes. Ça ne t'embête pas ?
- C'est le deal. C'est lui le chef. Il a suffisamment l'habitude de parler de choses qu'il ne connaît pas. Il va vous faire ça au top, comme d'hab'.
- Bon, par contre, on souhaiterait que tu fasses du proctoring[18] pour nous. On voudrait d'abord faire venir ici des rythmologues sur des sessions, peut être mensuelles, et ensuite que tu ailles dans les centres pour sécuriser leurs premières implantations. Ça pourrait t'intéresser ? C'est assez bien rémunéré.
- Oui, oui, pourquoi pas…

[18] Proctoring : formation pratique délivrée par un médecin expert à des collègues. Il est le plus souvent rémunéré par la société commercialisant le produit.

- J'en toucherai un mot au Boss. A moins que tu veuilles le faire ?
- Non, fais-le. Tu lui expliqueras mieux les détails et puis, s'il veut le faire lui, ça m'évitera de me prendre un vent dans la gueule.
- Je lui présenterai le truc d'une manière pas trop sexy. Je lui dirai qu'il y a un peu de paperasse à faire, ça le découragera de te piquer la place.
- C'est sympa.
- On prend un dessert ? J'ai vu qu'il y avait des moelleux au chocolat. Et on va finir la bouteille, ça serait dommage de gâcher !

Le patron arrive.

- Ça va messieurs ? Tout se passe bien ?
- Oui, comme d'habitude.
- Un dessert vous ferait plaisir ?
- On va prendre trois moelleux.
- Excellent choix ! On vous offre un café ?
- Oui, trois. Et je prendrai un vieux rhum. Cédric, Thierry, vous m'accompagnez.
- Sans moi pour cette fois. La bière et deux verres de pif, c'est le max pour ne pas faire n'importe quoi.
- Tu rigoles ? Je me souviens qu'il y a pas si longtemps, on amenait vos patrons dans des étoilés à midi. C'était apéro, belles bouteilles au pluriel, café et pousse-café. Et deux heures après, ça coronarographiait ou implantait sans aucun problème !
- Et oui, c'était la belle époque.
- Vous êtes trop sérieux, les jeunes. Et encore, toi, t'es pas trop gamin. Tu as connu la fin de ces belles années. Les petits internes, ça sera nada. Il faudra faire un dossier en trois exemplaires pour les inviter bouffer un mauvais sandwich avec une bouteille de San Pé au Relai H.
- Bon les gars, on rentre pas trop tard ? Je voudrais passer deux trois coups de fil avant d'attaquer mes blocs.
- Tu vois que tu es trop sérieux.
- Ne dis pas ça. Si ça se trouve c'est pour rappeler des cardio qui ont des belles indications de pacemakers sans sonde à discuter.
- Alors, là, laisse-moi deux minutes pour finir mon rhum et ne pas me brûler avec le café et on fonce.
- Oui, doucement quand même, tu dois être positif question alcool.
- Si on se dépêche, on arrivera au CHU avant que l'éthanol ne soit passé dans le sang. Tout est calculé !

Dix-neuf heures. Je marche dans les couloirs vers mon bureau. Je croise Bruno.

- Ah, Bruno, tu tombes bien. Dis-moi, il faudrait qu'on se voie au sujet du projet d'étude du Boss sur la FA et les vieux. T'as pas deux secondes.
- Si, bien sûr.

J'ouvre la porte et lui fais signe de s'asseoir. Je contourne la table et me mets en face de lui.

- Bon, je sais pas ce que tu en penses, mais moi, j'ai fait un peu de biblio sur la question. On va au carton. Tout a été fait, dit et redit.
- Je sais.
- Bon, il faudrait lui dire que c'est nul. Que ça va nous prendre un temps et une énergie de malade pour un résultat pitoyable. Je me vois déjà en train de me taper toutes les revues merdiques, à soumettre, resoumettre, recevoir à chaque fois des critiques cent fois justifiées sur le fait que ça n'apporte rien…
- Et tu veux faire quoi ?
- Ben, faudrait le dire au Boss.

Il fait la grimace

- Alors ça, je pense que c'est une très mauvaise idée. D'abord, je pense que son projet n'est pas de révolutionner la médecine. Il veut surtout qu'on fasse plus d'ablations.

Il s'arrête, hésite puis reprend.

- A mon avis, mais tu le gardes pour toi, il doit y avoir un deal caché. J'espère que ce deal sera bon pour le service mais ce dont je suis à peu près sûr, c'est qu'il sera bon pour le Boss.
- Tu penses qu'il va récupérer de la thune ?
- Je ne sais pas mais en tout cas, ça va faire un sacré paquet de cathéters en plus pour nos amis d'Ablator.
- Oui, mais tu as entendu qu'ils nous offriraient une nouvelle salle de bloc. Ça fait aussi un paquet de fric. On est sur un ordre de plusieurs centaines de millier d'euros. Il va en falloir, des procédures à quatre ou cinq mille balles, pour qu'ils rentrent dans leur frais.
- Pas tant que ça si tu calcules sur quelques années. Et puis, si nous on commence à faire du chiffre chez les vieux, je peux te dire qu'en face puis dans les autres centres d'ablations, ça va vite se savoir et que du coup, il va y avoir des nouveaux partenariats pour aller faire des ECG à tous les pensionnaires d'EHPAD. Et même si ton étude est négative ou reste dans les cartons de la recherche française, le pli aura été pris. Après, très sincèrement, je pense qu'il va y avoir plein de petits

vieux qui vont se faire embrigader dans cette grosse machine sans avoir leur mot à dire et se retrouver en un rien de temps avec des sondes dans l'oreillette gauche pour une balance bénéfice risque plus que douteuse. J'espère juste qu'il n'y aura pas trop de casse en termes de complications…

- Complètement d'accord. C'est pour ça que j'aurais bien essayé de convaincre le Boss de faire machine arrière.
- Je te comprends. Mais c'est peut-être pas le moment de le prendre en frontal sur un truc qui est déjà décidé.
- Et toi, tu veux pas lui glisser ?
- Réfléchis ! Toi, il t'a dans le pif, mais c'est conjoncturel. Moi, je sais bien que structurellement il me méprise. Je te rappelle qu'il m'a choisi par défaut. Je ne me fais aucune illusion. Je suis le bon petit soldat qui ne la ramène pas trop et qui est plutôt arrangeant pour boucher les trous.
- Arrête.
- C'est comme ça, je suis lucide. Je ne vais pas hyper vite sur mes interventions, je n'ai pas ta prestance ou celle d'Antoine, encore moins celle du Boss. Je n'ai pas non plus ton répertoire de correspondants et personne n'est venu me voir pour m'associer dans la clinique en face. Moi, si le Boss décide de me pourrir la vie, je n'ai pas de plan B. Toi, tu peux te casser du jour au lendemain avec une longue liste de patients qui te suivront. Et ça, tout le monde le sait.
- Si je me casse je t'embarque.
- T'es sympa, mais tu sais très bien que c'est pas un monde pour moi. Je tiendrais pas un an avant d'exploser. Ou plutôt de me faire exploser. Alors OK, je suis d'accord avec toi sur le fait que son idée est merdique et probablement motivée par des arguments douteux sur le plan éthique, mais je ne vais pas monter au front pour ça.
- Je comprends.
- Tu n'as qu'à dire aux mecs d'Ablator que tu veux bien jouer le jeu, mais qu'il faudra qu'ils te soutiennent plus-plus-plus pour monter l'étude et écrire les articles qui en découleront. Ils le feront. Je pense qu'ils ont suffisamment d'intérêts dans l'histoire pour ne pas hésiter. Au moins ça ne te chargera pas trop question boulot, c'est déjà ça.
- Ouais, tu dois avoir raison…
- C'est pas le moment de la ramener, à mon avis. Et tu as de la chance, car pour toi, c'est du temporaire. Moi, c'est définitif, au moins jusqu'à ce que le Boss prenne sa retraite.

- C'est pas demain. Il va pas lâcher l'affaire comme ça. Je ne le vois pas du jour au lendemain aller s'acheter des cannes à pêche et s'inscrire dans un club de bridge.
- C'est clair.
- Bon, je vais réfléchir à tout ça.
- Et sinon, on n'a pas discuté des bruits qui circulent sur ton compte. Je n'ai pas à te juger ou te faire la morale mais si tu veux un jour en parler, je suis là.
- C'est sympa mec. Je crois qu'il faut avant que je me pose un peu pour réfléchir seul. Mais avec tout qui va si vite, je t'avoue que je n'y arrive pas trop.
- C'est pour ça que je t'offre mon aide. On n'est pas forcément très intimes mais je sais que tu es quelqu'un de bien. Et ça me fait un peu chier qu'on balance derrière ton dos.

Je le regarde en souriant.

- Parce qu'on balance derrière mon dos
- Ben oui, qu'est-ce que tu crois ? Et on balance aussi derrière le mien, c'est sûr.
- On discute de tout ça un de ces quatre autour d'une bière ?
- Quand tu veux !

Chapitre 25

Jeudi. Je suis dans mon bureau. Je corrige et valide les deux cents courriers en retard des consultations du mois en cours. Le téléphone sonne. La cadre :

- Cédric, vous pouvez-venir ? Il y a Mr Mokhtar qui fait à nouveau des siennes.
- Vous n'avez pas les internes ou Antoine ?
- Les internes sont là mais ça ne suffit pas. Antoine est au bloc.
- Ok, j'arrive.

Monsieur Mokhtar, c'est la pépite du service. Vingt-deux ans, toxico. Déjà opéré il y a deux ans à cœur ouvert pour remplacer une valve cardiaque infectée. Il revient pour une nouvelle infection, sur une autre valve. Il continue à s'injecter de l'héroïne, visiblement avec des seringues pas clean. En général, ce genre de problématique ne concerne pas trop la rythmologie, mais lui a eu la bonne idée d'avoir un rythme cardiaque tombant régulièrement à moins de trente par minute. L'infection a diffusé et détruit les voies de conduction entre les oreillettes et les ventricules. On lui a mis un pacemaker temporaire le temps que les antibiotiques stabilisent la situation et que le chirurgien accepte de le réopérer. Il traîne dans les couloirs, tout maigre, en chemise d'hôpital qui laisse apercevoir ses fesses, avec un gros pansement sur le cou pour protéger la sonde et la pile. Malgré l'interdiction, il descend régulièrement dans le hall d'accueil pour fumer. Il se fait pourrir par la surveillante lorsqu'il remonte, le plus souvent après avoir été cherché par une aide-soignante du service.

Je pousse la double porte du service et rejoins l'attroupement devant sa chambre. Il est assis sur son lit, les genoux repliés contre sa poitrine. La cadre se tient face à lui, les bras croisés sur la poitrine.

- Ah, Cédric, vous voilà.
- Qu'est-ce qu'il se passe ?
- Venez, je vais vous expliquer.

On sort de la chambre. Je ferme la porte.

- Il se passe que monsieur Mokhtar s'est fait livrer sa dose par ses amis venus hier soir et que Véro l'a retrouvé dans les toilettes de sa chambre, ivre, avec le garrot à la main et la seringue par terre.

- Ah… c'est embêtant. Ivre ou défoncé ?
- Peu importe. Il faut que vous alliez le voir et que vous lui disiez que s'il continue, on le met dehors.
- Avec son pacemaker temporaire et sa sonde qui sort de la jugulaire ?
- Cédric, ça n'est pas gérable, il faut que vous fassiez quelque-chose.
- Bon, je vais aller le voir.

Je ne sais pas trop si je suis en train de gérer un problème vraiment en rapport avec mes compétences… Ce gars, on ne va pas le sevrer de son héro en dix jours d'hospit en cardiologie. Il est déjà passé sur le billard pour le même problème. Visiblement, ça ne lui a pas suffi. Et il a déjà dû faire dix cures de désintox… Je frappe. Il est toujours sur son lit, pianote sur son téléphone. Torse nu, casquette vissée sur le crâne. Il redresse lentement la tête. Je me présente.

- Bonjour, je suis un des médecins du service.
- Ouais… je te reconnais.

Il ricane bêtement, l'air d'être encore bien haut.

- T'es Cédric. C'est toi qui m'as mis ce machin dans le cou.
- Exact, pour que vous ne perdiez pas connaissance.
- Je perdais pas connaissance, je m'arrêtais avant.
- Ouais, enfin vous n'aviez pas le contrôle sur grand-chose. A chaque pause dans le rythme cardiaque, vous pouviez y rester.
- Moi j'aimais bien. C'était grave délire, j'avais l'impression de prendre un shoot. Je partais, partais, et hop, ça revenait.

Il éclate de rire.

- Bon, maintenant, avec ce machin, c'est fini, walou…
- C'est parce que j'ai mis cette pile que vous vous êtes fait monter votre dose par vos amis ?
- Mais non, t'inquiète, tu n'y es pour rien.
- C'est pas ce que je voulais dire.

Il rit à nouveau, laissant entrevoir ses dents pourries.

- Je sais que c'est pas ce que tu voulais dire. C'est ça qui est marrant.

Il me regarde fixement. Je reprends :

- Bon, et donc, il faudrait arrêter de vous faire monter vos produits et surtout de vous les injecter.
- Et tu crois que je vais tenir ?
- On vous prescrit de la méthadone.

Il rigole.

- Tu rêves mec. Je vais te dire un truc. Vas-y, assieds-toi.

Il tapote le lit à côté de lui. Je décline d'un mouvement de tête.

- La méthadone, c'est de la merde. Si tu avais goûté à l'héro, tu ne serais pas ici à essayer de me guérir. Je te dis ça parce que tu es gentil. Tu sais que les infirmières, elles parlent de toi. C'est elles qui disent que tu es un gentil. Alors moi, je les crois, et je te fais confiance. Elles disent aussi que t'es un bon. Meilleur que les autres. Et en plus, que tu ne la ramènes pas. Moi j'écoute et ça me fait plaisir. Parce que je sais que c'est toi qui m'as mis le machin. Alors même si j'ai plus les kiffs quand ça ralentit, je t'aime bien quand même. C'est dommage, c'est pas toi qui dois m'opérer pour la valve. L'autre vieux chirurgien, il fait crado. Je suis sûr qu'il ne se lave pas les mains. C'est pour ça que j'ai une nouvelle infection. Je vais peut-être lui faire un procès. Si je gagne, j'aurai de la thune. Je recommencerai ma vie… ou alors, j'irai direct m'acheter une dose et faire la teuf !

Il éclate de rire.

- Bon, on fait comment alors ?
- Je sais pas. Moi, je suis bien, j'ai pas de problème.
- Oui, mais vous comprenez qu'on ne peut pas vous laisser prendre votre drogue, dans le service, et ne rien dire.
- Pourquoi ? Je fais chier personne.
- Ben si, un peu quand même. L'infirmière qui vous a retrouvé, elle n'était pas ravie.
- Oh, ça va. C'est la cardio, il y a plein de vieux. Vous devez en retrouver quelques-uns, *dead,* à la visite du matin. Tout raide, dans leur merde. Moi, en plus, je ne vais pas clamser ! Je m'injecte cette teshi depuis plusieurs années. J'ai mon fournisseur, un lascar, mais un mec tu peux avoir confiance. Qu'est-ce que tu veux qui m'arrive ?
- Je ne sais pas, mais on ne va pas discuter. Vous ne pouvez-pas faire ça.

J'insiste sur chaque syllabe.

- Tu peux avoir des blèmes ?
- Oui, si on apprend ce que vous faites, je pense que tout le service peut avoir des ennuis. Notamment moi, qui suis responsable parce que c'est moi qui vous ai opéré.
- Ça tient longtemps ce truc ?

Il me montre le boitier du pacemaker, collé par un Upsite à la peau.

- Oh oui, pourquoi ?
- Plusieurs jours ?
- Plutôt années.

- Années ?
- Eh bien oui, c'est comme une vraie pile, comme celle qu'on vous mettra quand on changera la valve.
- Dix ans ?
- Oui, même plus.
- Délire !
- Si vous le dites…
- Je vais me calmer.
- Ok, merci.
- Vous pouvez le dire à la méchante, la vieille.
- La cadre.
- Oui, elle est raciste, celle-là. Elle me regarde comme si j'étais une merde.
- Non, elle fait son boulot. En tout cas, c'est sympa que vous acceptiez d'être plus raisonnable.
- Je suis pas un méchant.

Je ressors de la chambre et retourne dans la salle de soins. La cadre discute avec le reste de l'équipe. Je m'avance vers elle.

- Ça va, il a compris. Il a dit qu'il ne le ferait plus.
- Ouais, mon œil. Ces gens-là, on ne peut pas leur faire confiance.

Je vois Dorian tiquer sur le choix des mots. Je reprends.

- On va voir.

Je remonte dans mon bureau. Deux minutes plus tard, le téléphone sonne.

- Cédric, c'est le bloc. Tu peux venir ?
- Oui, qu'est-ce qu'il se passe ?
- Je ne sais pas.
- Ben, c'est une urgence ? Oui ou non ?
- Non, je ne crois pas. Attends, je demande. Antoine, c'est urgent ? Pour que Cédric vienne t'aider ?

Je lève les yeux au ciel. Elle est dans le bloc et elle ne sait si pas si c'est grave ou non…

- Il me dit que c'est pas super urgent mais que si tu peux venir vite, c'est bien.

Je soupire.

- Dis-lui que j'arrive.

Je descends au bloc, me change, entre dans la salle.

- Putain, Cédric, merci ! Viens, je ne m'en sors pas. Il fait fibrillation sur fibrillation. On l'a choqué dix fois. Dès que je rentre dans le ventricule gauche, c'est feu d'artifice.

- Tu as commencé à ablater ?
- Non, je peux pas. J'arrive même pas à faire la carte.
- C'est quoi ?
- Soixante-dix ans. Il a pris dix chocs en deux jours. Cardiopathie ischémique, gros infarctus en début d'année.
- C'est un patient à toi ?

Il détourne le regard et lâche, gêné.

- Non, c'est le Boss qui devait le faire, mais il a une réunion. Il m'a demandé de gérer.

Ok, magnifique ! Je me fais chier à gérer les merdes du service, et c'est Antoine qui fait les ablations du Boss… no comment. Je m'habille et le rejoins.

- Bon, la carte, on s'en fout. On va partir direct avec la sonde d'ablation. C'est moins arythmogène que le cathéter multi électrodes. On ablatera au fur et à mesure.

Je prends, la sonde, remonte l'aorte, passe la valve aortique et commence.

- Ah ouais, c'est mieux comme tu fais.
- Tu veux reprendre la main ?

Je fais exprès de choisir un ton entre gentillesse et ironie. Il est pas con, il va bien saisir le dégradé de nuance.

- Non, non, vas-y. Le Boss, il m'a un peu envoyé au casse-pipe…

Bien, petit, tu comprends vite…

- Ouais, c'est pas pareil d'avoir un patient bien stable avec des jolies cartes et ce type de cas où ça part vite en vrille. Ah, on charge le def, ça c'est beaucoup trop rapide, il ne va pas le tolérer longtemps.

Je regarde la tension se casser la gueule pendant que le rythme évolue à deux cent cinquante par minute. L'anesthésiste charge le défibrillateur.

- J'y vais Cédric.
- Oui, oui, ça ne sert à rien de cartographier, c'est trop rapide.
- Je choque.

Le patient fait un bond. Quatre-vingts par minute. Mieux. La tension remonte.

- Tu veux qu'on prépare une ECMO.

C'est une assistance circulatoire externe, mise en place par les chirurgiens cardiaques. Ça permet d'assurer la perfusion des organes vitaux indépendamment de l'activité cardiaque. C'est assez lourd à mettre en place et assorti de quelques complications graves.

- Non, on temporise deux secondes.

Je reprends mon ablation, brûlant les zones anormales dès que je tombe dessus. L'ingénieur qui gère la cartographie est un bon. Je l'entends cliquer sur sa machine pour forcer la prise de points lorsque le système est perdu. Au bout de quelques minutes, la situation se calme. Pas de nouvelle arythmie. On commence à pouvoir préciser l'anatomie du ventricule gauche et la zone d'infarctus, immense.

- Cédric ?
- Oui ?
- C'est la cadre du service. Il faudrait que tu viennes.
- Et à ton avis, c'est possible ?
- Je sais pas moi, je transmets.
- Tu lui dis que c'est chaud, ici. On a besoin d'être deux. Il y a les internes et s'il faut un chef, il doit y avoir Bruno et le Boss.
- Elle me dit que Bruno et le Boss sont en réunion. Elle te fait aussi dire que monsieur Mokhtar est parti.
- Et alors ?
- Elle dit que juridiquement, c'est très grave et qu'il faut qu'un médecin vienne. Que les internes ne peuvent pas gérer ça.
- Ça va, il va revenir. Il a dû aller fumer un joint sur le parking des ambulanciers.

Antoine me regarde.

- Tu veux que j'y aille ?
- Elle fait chier. C'est un problème administratif. Elle est payée pour ça. Elle n'a qu'à se démerder.

Je me retourne vers l'infirmière.

- Tu lui dis qu'on n'est pas dispo. On vient si elle prend ma place avec le cathéter d'ablation.

Vingt minutes plus tard, j'ai des remords et la présence d'Antoine à mes côtés me rend mal à l'aise. Il est immobile, silencieux, se sentant probablement un peu merdeux de s'être lancé tout seul dans une intervention pour laquelle il n'a visiblement pas assez d'expérience. Même si c'est le Boss qui lui a demandé, il aurait pu et dû m'en toucher un mot. Il veut piquer ma place ou quoi ? Je lui demande :

- Ça t'embête de monter voir ? Que ça ne soit pas la révolution, là-haut.
- No problem, je te laisse. De toute façon, je ne suis plus très utile.
- Ouais, je t'aurais bien laissé finir pour me barrer pas trop tard, mais c'est un peu chaud, non ?
- Oui, évidemment.

Tu parles, pipeau, mon gars. C'est dans tes rêves que je t'aurais laissé faire. Deux heures plus tard, je remonte dans le service. Les internes et Antoine sont partis, la cadre aussi. Je vais voir les infirmières qui font leur relève en salle de repos.

- Salut.
- Salut, Cédric, tu vas bien ?
- Monsieur Mokhtar est revenu ?
- Non, pas de nouvelle. La cadre était dans tous ses états. Pile au moment où elle voulait se barrer ! Il a fallu déclarer la fugue à l'administration. Un beau bordel.
- Ouais, en général, elle nous demande de faire signer des papiers de sortie contre-avis médical. Ça n'a aucune valeur juridique, mais ça la dédouane, et l'administration avec. Par contre la fugue, c'est pour leur pomme.
- Je crois que c'est pour la pomme de tout le monde. Véro en était malade. Elle s'en veut de l'avoir engueulé.
- Bof, qu'elle ne s'inquiète pas. C'est moi qui lui ai dit que son pacemaker externe pouvait durer dix ans. Il a dû faire trois pirouettes dans sa tête et il s'est dit qu'il reviendrait dans dix ans.
- Tu as peut-être intérêt à ne pas répéter ça. Je suis sûr que cette vieille peau s'en servira pour te faire plonger, s'il y a des suites juridiques.
- Je ne pense pas que ce pauvre monsieur Mokhtar aille se plaindre s'il lui arrive quoique ce soit.
- Oh, tu sais pour de l'argent, on oublie vite sa famille et ses amis. Alors le personnel médical… je pense qu'il n'hésitera pas. En tout cas, nous, on dit rien.
- Si vous voulez. Vous êtes sympa. Même si je ne suis pas terrorisé. Par contre, il faudrait qu'il revienne. Il est encore limite sur tous les plans avec sa valve qui fuit, son pace externe, sa fièvre pas réglée.
- D'un autre côté, s'il continue à se faire des shoots dans le service… il doit avoir des seringues dégueulasses. Mais bon, on va pas lui en filer des propres pour qu'il s'injecte sa merde. Non, Cédric ?
- Bof, ça serait pas plus con… mais j'ai pas d'avis poussé sur la question. Ce que je peux dire, c'est que j'ai discuté deux secondes avec lui et qu'il n'a aucune intention d'arrêter la dope. Alors, si on lui filait des seringues propres en le laissant peinard pour son shoot, ça ne changerait pas la face du monde. Et il serait peut-être encore dans le service avec ses antibiotiques…

- C’est un peu laxiste, non ? Pour moi, on ne peut pas cautionner ça à l’hôpital.
- Ouais, tu as peut-être raison. Je suis nase. J’ai fini l’ablation d’Antoine. Il est quelle heure ? Putain, vingt et une heure quinze, fait chier…
- Allez, Cédric, rentre chez toi te reposer. Oublie Monsieur Mokhtar et le CHU jusqu’à demain matin.

Trois semaines plus tard, je recevrai un appel des réanimateurs pour me signifier que Monsieur Mokhtar était décédé dans le service. Son voisin avait appelé le SAMU après l’avoir retrouvé inconscient. Il avait été amené en réa en état pré mortem, un syndrome inflammatoire majeur, une hémodynamique précaire. L’infection avait diffusé sur une autre valve engendrant une autre fuite massive. Il y avait du staphylocoque dans les prises de sang. Un méchant, résistant aux antibiotiques. Inopérable, sans projet, il avait été classé "palliatif" et était mort à l’hôpital, à vingt ans et quelques. Personne n’avait pris de nouvelles avant son décès. On avait appelé le voisin, seul numéro associé à son dossier. Il nous avait promis qu’il préviendrait ses parents. J’avais arrêté de me préoccuper du dossier à ce moment. Putain de vie… qui avait repris son cours, comme toujours.

Chapitre 26

Vendredi, fin de journée. Je réponds à la dizaine de mails quotidiens. Dix jours sans nouvelles de Malika. Je me résous à envoyer un message

« Ça va ? on se voit un de ces quatre »

Réponse immédiate.

« Emoji cœur et fête »

« T'es dispo quand ? »

« Sous quelle forme ? »

« Solide ». Je regrette immédiatement. Tenter l'humour alors qu'on fait plus ou moins le sous-marin tous les deux depuis un moment ? Peut-être pas très malin.

« Emoji mort de rire »

Bon, ça va… faudra lui mettre aussi ça à son crédit. Sens de l'humour, ou pitié…

« Sous la forme que tu veux, soirée, resto… »

J'espère qu'elle proposera d'aller chez elle. Je sens mal le resto. Ça sera le stress toute la soirée. Risquer de se faire gauler par une connaissance, voire pire, une connaissance de Marie.

« Semaine pro ? »

« Je suis d'astreinte lundi et mardi, ça fait un alibi »

« Emoji effrayé »

Je ne sais pas quoi répondre. Heureusement elle relance.

« Mardi je peux faire garder Enzo par ma mère et je finis tôt. Je te fais à manger à la maison »

« Super, j'amène du vin et des bulles »

« Forme liquide, emoji hilare »

Bon, elle a vraiment le sens de l'humour… Je renvoie le même emoji, rajoute un cœur puis l'efface.

« À mardi »

« À mardi »

J'efface la conversation. Presque vingt heures. Merde, on est invités ce soir. J'avais oublié. Faut que je passe récupérer le pif chez Nicolas. Je sors en trombe de mon bureau, me précipite dans les couloirs puis sur le parking. Dix minutes plus tard, je suis dans la boutique. Je prends une Veuve-Clicquot et un Bordeaux conseillé par le vendeur. Alban se serait bien foutu de ma gueule…

Vingt heures trente, je suis à la maison. Marie m'accueille froidement.

- Cédric, on est à la bourre !
- Oui, je sais, j'ai fait ce que j'ai pu.
- Tu as eu des interventions compliquées ?

Vaut peut-être mieux lui mentir et ne pas mentionner que j'avais complètement zappé le truc et qu'on peut dire merci à Nicolas, qui ne ferme pas à dix-neuf heures.

- Ouais, le dernier patient. Un peu chaud, mais ça s'est bien fini.
- Ah, heureusement. Tu as vu, je suis passée prendre un bouquet de roses. Il y a une nouvelle boutique qui s'est ouverte. Ils ne font que ça. J'ai eu envie de tout acheter !
- Elles sont très belles. J'ai pris le vin et le champagne. Je vais me passer un coup de déo et de parfum et on y va ? Les filles viennent ?
- Mais non. Elles s'ennuieraient à mourir. Si c'est pour passer toute la soirée sur leur téléphone, autant qu'elles restent ici. Je leur ai commandé des pizzas.
- OK. Il y aura qui ?
- Je te l'ai déjà dit. Un autre couple mais qu'on ne connaît pas.

On arrive les derniers. Le couple mystère, c'est Clémence et Alain. Ils bossent dans le même cabinet d'avocats. Lui en droit des affaires, elle en droit fiscal. Ils se sont présentés comme tels. J'avoue que j'ai juste dit mon prénom. J'aurais dû rajouter cardiologue, rythmologue et futur professeur de médecine. Ça les aurait peut-être rassurés sur la normalité de nos futurs échanges. Qu'on était bien entre personnes de qualité. Lui a la petite soixantaine chic malgré une bedaine qui pointe sous sa chemise flanquée d'un petit logo "bassin d'Arcachon". Elle, quarante environ, pas de logo apparent, mais je parie sur la même région. On va dire Cap Ferret. Je pars retrouver Olivier dans la cuisine pour poser mes bouteilles. Alain a amené deux Dom Pérignon. Je me sens con avec ma bouteille à trente balles. Je dis à Olivier de la garder pour un autre jour. Il me fait un clin d'œil, genre ça restera entre nous. Connard… Il a monté sa boîte de com. Il conseille des sociétés de pub pour les armer face à l'explosion des réseaux sociaux. On repart dans le salon.

- Tu me disais Olivier, ton taf, ça gaze bien ?
- À donf ! Les gars dans les agences de pub, il se chient dessus. Les jeunes, ils ne regardent plus la télé, ils ne lisent plus de journaux. Dans la rue, ils regardent leur smartphone et se branlent des affiches

même si elles font trois par quatre avec des filles à poils ! Alors on fait quoi ?

- Ben on met de la pub sur Facebook ?
- Exact, mais pas n'importe comment. Tu peux pas vendre la même chose avec les mêmes mots au facho de soixante balais qui vote pour Marine et écoute Sardou et au jeune des cités qui ne jure que par Booba, Pogba et Griezmann. Et pourtant tu vas devoir leur refourguer les mêmes yaourts ou et les mêmes barres chocolatées.
- Et alors, vous faites comment ?
- Ben ça, c'est un peu top secret...
- Allez, tu en as trop dit !
- Bon, grosso modo, l'idée, c'est de fragmenter la population. Et pour chaque sous-ensemble, trouver un relai qui fera passer le message.
- Pas con...

La soirée va être longue... Je ne vois vraiment pas à quoi je vais pouvoir servir dans une telle conversation. Un vrai PNJ, comme on disait, quand je jouais aves mes potes aux jeux vidéo. Les deux autres ont en revanche l'air à fond.

- Non, pas con ! Et je peux te dire que le concept agite les méninges, de la Californie à New-York, en passant par Shanghai et Dubaï.
- Et toi ?
- Et moi, avec ma petite boîte de merde, je profite plein feu de la mondialisation et des réseaux que j'ai gardés du temps où je bossais dans la pub. Je suis ça de très près, mais derrière mon ordi, dans notre belle campagne.
- Tu ne te déplaces pas.
- Mais si, évidemment. Je passe pas mal de temps dans les aéroports mais je suis *at home* au moins quinze jours par mois. Ça me permet de récupérer les *kids* à l'école. Bon heureusement, il y a la nounou qui prend le relai pour que je puisse bosser. Mais combien d'entre vous ont la possibilité d'amener et d'aller chercher leurs enfants deux semaines par mois ? Personne ! Et en fait, ça permet de vachement discuter. La grande, elle est en CM2. Elle a déjà des idées bien arrêtées. C'est intéressant mais parfois, ça fait flipper.

Alain, qui visiblement se contrefout de ce qu'une gamine de neuf ans peut avoir à dire, enchaîne sur le côté pratique.

- Et financièrement, vous pensez arriver à dégager les mêmes marges qu'avec la pub classique ?

- Tu ne peux même pas imaginer ! Je crois qu'on va tout changer, maison, caisse, etc. Je ne vais garder que Chloé et les gamines !

Tout le monde rigole.

- Alain, j'ai vu que tu avais le Cayenne Turbo. Ça envoie ?
- C'est la meilleure voiture que j'ai jamais conduite !
- Je vais changer. J'hésite avec le X5 sport ou le ML de Mercedes.

Marie arrive avec un plat de toasts.

- Vous en voulez les garçons ? C'est au foie gras. Vous parlez voiture ? Cédric est hyper fier de son nouveau joujou. Il vous l'a dit ? Dites-lui que c'est la meilleure parce que dans la famille, il n'a pas réussi à soulever l'enthousiasme.
- Tu as quoi ?

C'est reparti, comme avec les cardio à Atlanta. Ils vont me prendre pour un péquenot. Merci Marie, sympa. Olivier ne me laisse pas répondre.

- Une voiture de transition. Un X3. Mais c'est en attendant d'être professeur !

Tout le monde doit remarquer mon sourire gêné. Heureusement, ça embraye vite sur les prochaines nouveautés automobiles. C'est con, ça, je m'y connais un peu, mais je doute que mes remarques et commentaires les intéressent. Je préfère la fermer.

Après s'être extasiés sur les arômes fruits secs du Dom Pérignon, on passe à table. Je suis à côté de Marie. Elle me prend la main sous la table. Je ne sais pas quoi faire. J'enlève la mienne quand Chloé amène le plat pour lui passer les assiettes. J'ai l'impression d'avoir été mis à l'écart de la conversation masculine qui a dévié sur les placements financiers. Quand on roule en X3, il est peu probable qu'on ait des plans incroyables pour des rendements à deux chiffres.

Finalement, Alain doit avoir pitié et se tourne vers moi.

- Et au fait, tu es bien cardiologue, c'est ça ?
- Oui, au CHU.
- J'ai mon associé qui a eu affaire à un de tes collègues. Un problème de rythme cardiaque.
- Oui, c'est mon truc. Il est passé dans le service ?
- Non, il a été à la clinique.

Il marque une pause, l'air presque gêné et reprend.

- Tu comprends, c'est plus rapide pour les rendez-vous. Et son médecin lui a dit que pour avoir une chambre seule c'était plus sûr.
- C'est un critère comme un autre pour choisir entre quelles mains on met son cœur.

Il me regarde en rigolant.

- Il paraît que maintenant, tout est semi-automatisé. Vous avez des cartographies pour vous indiquer où brûler les zones anormales. Il flippait un peu alors un soir, on est resté au cabinet et on a regardé des vidéo YouTube. D'ailleurs, vous n'en faites pas dans ton hosto ? On s'est un peu foutu de votre gueule. Le portail CHU, il a été *designé* par l'équipe qui a commercialisé le Minitel ! J'espère que ça ne vous a pas coûté trop cher !

Tout le monde s'esclaffe. Je souris en m'enfonçant dans mon dossier.

- C'est pareil, on peut choisir son centre de cardiologie en fonction du caractère sexy de la page web.

Alain m'interrompt.

- Tu sors deux fois le même argument pour deux problématiques différentes. Tu sais que c'est formellement interdit par les règles de la société internationale des combats rhétoriques.
- Oh, tu sais, moi, je ne suis qu'un modeste cardiologue. Je répare les cœurs comme un électricien refait ton réseau. Je suis un artisan, en somme. Personne ne nous a appris à faire des beaux discours.
- Et quand tu vas en congrès ?
- Bof, c'est des questions très techniques, pas de la philosophie.
- On dévie les amis. Moi, je trouve que le débat initial est intéressant. Cédric, donne-nous des arguments pour qu'on vienne chez toi faire réparer nos petits cœurs plutôt qu'à la clinique.

OK. Pas la conversation la plus intéressante, mais au moins, j'ai quelques billes pour argumenter.

- J'en vois plusieurs mais pour commencer, en tant que CHU, on a accès en priorité aux dernières technologies. Tu vois, on fait maintenant des pacemakers sans sonde, directement vissé dans le cœur. C'est révolutionnaire. On fait partie des quelques centres en France à avoir pu accéder à la technologie. Eh bien, si tu vas à la clinique, ils ne t'en parleront même pas. Ils te mettront un modèle grosso modo identique à celui qu'on aurait proposé à ton grand-père, il y a dix ans.

Ils me regardent, visiblement intéressés. J'en profite pour continuer.

- A côté de ça, la prise en charge ne dépendra pas de considérations financières. J'ai le même salaire, que je fasse deux ou dix interventions par semaine, alors que les médecins de la clinique, s'ils t'opèrent, c'est direct pour leur poche. Ça peut influencer. Notamment pour faire pencher la balance vers la réalisation d'un acte, alors que le patient n'en avait peut-être pas besoin.

- Alors là-dessus, permets-moi de corriger. Toi, ok, tu n'as peut-être pas d'intérêt financier. Mais tout le monde sait que les hôpitaux publics sont étranglés. J'ai lu que certains ont contracté des avoirs merdiques et ne reverront jamais la couleur du pognon. On sait aussi que plus vous faites d'actes, plus l'hôpital touche de l'argent. C'est l'AT2A, c'est bien ça ?
- Oui, c'est ça. Mais nous les médecins, on n'a pas d'intéressement. Ça t'assure une prise en charge à mon avis plus loyale sur les indications.
- Alors là aussi, il faut qu'on s'arrête. Je pense que ton PDG, ou DG, ou chef de l'hôpital, je ne sais pas comment on l'appelle, bref, big boss, il a d'un côté des patients et des médecins qui coûtent du fric et de l'autres les mecs des services financiers qui doivent en permanence lui demander un, de se serrer la ceinture, deux, de faire rentrer du pognon. Alors, la pression, il doit vous la mettre un peu pour que vous augmentiez l'activité, sinon, il ne va pas s'en sortir.

J'adore les mecs qui n'y connaissent rien et qui t'expliquent la vie sur un boulot que tu fais depuis quinze ans. Dans l'hypothèse où tu serais vraiment intellectuellement limité… Encore que sur le coup, ses réflexions ne sont pas complètement débiles. En fait, c'est moi qui suis de mauvaise foi. Je sais très bien que oui, il faut faire rentrer de la thune. Olivier renchaine :

- Moi, il y a quand même un truc dans ce que tu viens de dire que je trouve hallucinant au vingt et unième siècle…

Il s'arrête, me regarde et reprend :

- Comment on peut imaginer, maintenant que le communisme a ruiné la moitié de l'Europe et un quart de la planète, comment peut-on imaginer payer des gens avec un salaire fixe quelle que soit leur productivité ? C'est quand même la porte ouverte à toutes les dérives. Je suis persuadé que tu fais bien ton taf et peut être même plus, Cédric, mais il doit bien y avoir une tripotée de branleurs syndiqués qui profitent du système et se la coulent douce, grassement payés par mes impôts.

Alain renchérit :

- C'est clair. Au moins à la clinique, tu sais que le mec, s'il veut avoir un salaire décent à la fin de mois, il est obligé d'en vouloir et de faire suffisamment d'interventions.

Je me sens obligé de continuer à défendre le système public.

- Oui, mais justement, peut-être que l'intervention sera non justifiée…

- Ahhhh, quand même. Regarde mon pote. Il a eu l'impression de mourir. Son cœur est monté à deux cent trente, tu imagines ? Il était peinard dans son fauteuil en début d'après-midi. Il faisait rien, nada et tout d'un coup, paf ! Deux cent trente. Il appelle le SAMU, les mecs viennent, lui font un traitement qui arrête la crise. Ils le ramènent aux urgences où il est resté huit heures sans qu'on lui fasse que dalle. Deux prises de sang et ils l'ont laissé partir avec un rendez-vous dans trois mois au CHU. Tu imagines ? Trois mois !

- Je pense savoir ce qu'a fait ton pote. C'est une tachycardie bégnine. Il n'y avait pas le feu au lac, il n'allait pas mourir. Même si je suis d'accord que c'est plutôt impressionnant.

- Attends. Tu as quarante balais, tu es sportif, tu fumes pas et d'un coup tu as le cœur à dix mille et le mec aux urgences te dit : « c'est rien, on vous donne un rendez-vous à trois mois » ? Mais on a tous halluciné ! Jerem', il est allé voir son médecin généraliste qui a passé direct un coup de fil à la clinique. Trois jours plus tard, il voyait le cardio et la semaine suivante, petite intervention. Bim, bam, boum, problème réglé, le soir, à la maison et on n'en parle plus.

- Oui, c'est sûr…

- Le truc, c'est que s'il avait suivi le cheminement du français moyen attaché à son service public, il aurait attendu trois mois, pour voir un mec peut être pas forcément hyper motivé. Comme tu l'as dit toi-même, c'est peut-être pas mortel, encore que, je ne suis pas médecin, mais deux cent trente par minute, moi je ne serais pas rassuré… Bref, il l'aurait fait poireauter. Il aurait pu refaire une crise n'importe quand, notamment à une audience, en sortie VTT ou au ski.

Ça y est, après le système de santé, il va vraiment m'expliquer quelles sont les vraies urgences en rythmologie.

- Tu sais, des coups de fil de médecins généralistes ou de cardio qui m'appellent pour que je fasse rapidement telle ou telle intervention à leurs patients, c'est mon quotidien.

- C'est ce que je veux dire. Si tu n'as pas de passe-droit, si tu passes par les urgences, tu as un rendez-vous à perpette.

- Tu as la même chose à la clinique, je pense.

- Écoute, en tout cas, mon pote était ravi. Si un jour j'ai le cœur à deux cents, je veux bien venir chez toi, mais pas attendre trois mois !

- Je te donnerai mon numéro. Tu pourras m'appeler, même avant de faire le 15.

- Toi, t'as vraiment pas une mentalité à finir fonctionnaire. Je sais pas ce que tu fous encore à l'hôpital.

Alain me regarde.

- C'est clair. Ça fait plaisir de voir des mecs motivés. Sans indiscrétion, il te paye combien pour aller sauver des vies à toute heure du jour et de la nuit ?

Je me sens gêné. Combien est-ce qu'ils gagnent, tous ? Aucune idée…

- Avec les gardes et les astreintes, autour de six mille.

Olivier reprend direct.

- Six mille ? Net, j'espère ! Ça fait combien en annuel, soixante-dix mille ? A peine plus ? C'est un pur scandale ! Tu prends un mec qui a fait combien, dix ans d'études ? Qui a réussi des concours hyper sélectifs et qui passe son temps dans le cœur à faire de la haute couture. Et tu le payes combien ? Même pas cent K.
- Cent quoi ?

Merci Marie. Je n'osais pas demander confirmation de la valeur du K.

- Cent K, cent mille balles, quoi !
- Ah ok, je n'avais jamais entendu le terme.
- C'est parce que tu vis avec un mec qui bosse pour le service public ! Quand tu roules en Logan, que tu passes tes vacances au camping et que tu te sapes chez Zara, tu n'as pas besoin de gagner ou même de parler en K. Par contre, quand tu te casses le cul et qu'accessoirement tu fais tourner l'économie, c'est l'échelle de base pour vivre, disons… décemment.

Chloé lève les yeux au ciel. Je pense être le seul à le remarquer. Son connard de mari poursuit sa brillante démonstration sur les besoins fondamentaux de l'humanité.

- Cent mille, c'est le minimum vital pour survivre. Pour moi, t'es pas mal quand t'es à trois cent K et bien à cinq cent. Sauf si Papa et Maman t'ont laissé un petit pactole pour t'en sortir, mais c'est pas mon cas, sans mauvais jeu de mot. Bref, si tu veux une maison correcte, une bagnole décente et te faire quelques plaisirs au quotidien, tu peux pas vivre avec moins.
- C'est clair. Cédric, il faut que tu quittes ce goulag. J'ai des potes radiologues et orthopédistes en privé. Eux, ils se font plaisir.

J'essaie l'autodérision.

- Genre, ils ne roulent pas en X3 ?
- Tu as tout compris !

Chloé fait tinter son verre avec son couteau.

- Eh, les mecs, vous arrêtez d'embêter Cédric. Moi, je trouve ça très bien le service public. Je peux vous dire que quand mon accouchement est parti en couille, j'étais bien contente qu'on ne me mette pas dehors dès que le "danger de mort" était passé. Et j'ai une collègue dont le père est décédé d'un cancer généralisé. Il a été hospitalisé dans tous les services de cancérologie du CHU puis en soins palliatifs. C'est quand même pas mal qu'il ait été pris en charge en France et pas aux States où il aurait dû vendre sa maison pour pouvoir se payer les traitements.

- Oui, enfin, aux States comme tu dis, ils ont aussi des assurances.

- Ben, pas tout le monde. J'ai entendu dire que certaines infirmières aux États-Unis n'avaient pas les moyens d'être prises en charge dans les cliniques où elles bossaient. C'est fou quand même ! D'ailleurs Cédric, tu en penses quoi de leur situation en France ? Il paraît qu'elles sont mal payées.

Olivier intervient à nouveau.

- Attends, Chlo, autant je pense que Cédric se fait baiser par le système, autant on ne peut pas augmenter le salaire de toutes les professions lambda. Si tu augmentes les infirmières, tu vas être obligée d'augmenter les aides-soignantes, les brancardiers, puis les instits, les caissières et tutti quanti. L'inflation et le déficit public, c'est des notions qui te parlent ?

- Oui, mais il faut quand même que les gens vivent.

- Ben franchement, tu vois, je ne sais pas s'il faut encourager les gens à faire des boulots que tout le monde peut faire. L'infirmière de Cédric, elle fait quoi. Il lui dit de donner tel ou tel médicament, deux comprimés le matin, deux comprimés le soir et elle, il faut qu'elle choisisse la bonne pilule, la rouge et pas la bleue et bien penser à la donner aux bons horaires… waouh ! Trois ans d'études, c'est déjà probablement du pognon gâché. Alors on ne va quand même pas lui donner dix mille balles par mois pour ça. Ma mère fait la même chose avec le pilulier de mon père.

Il est tellement con… Je devrais prendre la parole mais Chloé est plus rapide.

- Putain, Olive, tu parles un peu comme un connard. Tu crois quoi, toi avec tes pubs sur le net, que tu sauves le monde ?

Il sourit, visiblement ravi de la tournure un peu plus musclée de la conversation.

- Ah ça non, ma chérie, je ne sauve pas le monde. Peut-être même que je le pourris un peu plus. Enfin, pas pour moi, ni pour toi, je te rassure. Par contre, ce que je peux te dire, c'est qu'on est pas nombreux à avoir eu le feeling puis les couilles pour se lancer dans ce type d'aventure. Donner des cachetons à des vieux ou apprendre à lire à des gamins de six ans, c'est quand même pas sorcier. Des gars qui trouvent la bonne idée. Celle qui va permettre de gagner des millions, d'embaucher des centaines de salariés, de faire tourner l'économie, ça, je suis désolé si je me fais mousser un peu, mais j'en croise pas tous les jours. Alors si tu veux me payer seulement deux ou trois fois plus que n'importe quel fonctionnaire qui fait ses trente-cinq heures par semaine, c'est pas que je m'arrête, c'est que je me casse aux States ou à Dubaï

J'aimerais lui balancer qu'il peut effectivement se casser où il veut, mais un, je suis invité, deux, je pense qu'il se contrefout de mon avis. Chloé prend son verre et sourit.

- Tu as réponse à tout, c'est vraiment magique !

Il lui fait un clin d'œil.

- C'est entre autres pour ça que tu m'as choisi, non ?

Tout le monde se met à rire. Chloé part à la cuisine avec les assiettes sales.

- Eh, les gars, on se fait un petit Tokaji ? Chlo a pris un dessert au praliné. Ça ira nickel. J'en ai ramené de Prague. J'ai pris le meilleur, vous me connaissez.

Il revient avec une bouteille de cinquante centilitres et commence à servir.

- Tokaji Aszu, six Puttonyos ! Tu en a déjà gouté Cédric ?
- Non…
- C'est le top des vins doux. Maintenant, c'est en Hongrie que ça se passe. C'est ça qui me fait kiffer avec la mondialisation. Mes parents, ils bouffaient toujours les mêmes trucs, toujours achetés au même supermarché. Pourtant, ils étaient pas si pauvres. Mais grosso modo, quand t'étais riche, tu bouffais tous les jours ce que les autres devaient attendre Noël ou l'anniversaire de la mamie pour espérer goûter. C'est un peu frustrant. Maintenant, tu veux un caviar-vodka, tu pars à Saint-Pétersbourg, des sushis, Tokyo, les meilleurs cocktails du monde, New-York ou Miami selon que tu les veux en terrasse ou dans un club de Jazz. Ça, c'est la classe !
- Tu délires pas un peu, là ?
- Mais non ! Alors OK, tu ne vas pas forcément aller faire un aller-retour à Big Apple pour un Manhattan, mais tu sais que ça existe, comme le Tokaji ou les différents types de caviar. Trois clics et tu peux être livré en deux secondes chez toi. Bon, tu n'as pas l'ambiance, mais

si elle te manque vraiment, tu sais où aller pour tes prochaines vacances !

Il s'arrête et me regarde.

- Alors Cédric, c'est bon ?
- Ah oui, carrément.
- Six puttonyos, c'est pour ça. Tu sais ce que c'est les puttonyos ?
- Non…
- C'est la teneur en sucre du vin. Plus c'est élevé, plus c'est long en bouche. Tu as déjà dégusté du Château Yquem ?
- Non…
- La prochaine fois, je t'en ouvrirai une. C'est autre chose. J'en ai quelques bouteilles en cave. C'est vachement accessible par rapport aux grands crus bordelais en rouge. Quand tu auras vissé ta plaque en privé, je te filerai mes plans pour en récupérer.

Quelques digestifs hors de prix plus tard, on se retrouve dans la voiture. Je me risque :

- Ils sont sympas, non ?
- Euh, oui... enfin, quand même, Olivier n'a pas arrêté de te rabaisser.
- Ah, ça va, il est jaloux parce qu'il ne sauve pas des vies tous les jours.
- C'est surtout qu'il se croit très supérieur.
- Oui, eh bien, tant mieux pour lui.
- J'espère vraiment que tu vas l'avoir ton agrégation pour pouvoir le moucher un peu.

Je ne réponds rien. Je pense qu'il n'en aura strictement rien à foutre. Même prof de médecine, je n'atteindrai probablement pas le minimum vital des trois cent K par an, comme il dit… Je conduis doucement pour ne pas risquer de me faire arrêter par des flics.

- A ce propos, mardi soir, je vois les gars de la recherche chez Ablator. On va faire avec eux une grosse étude sur l'ablation chez les vieux. Le Boss a dit que je serai en premier auteur, c'est difficile de refuser.
- Il y aura tout le service ? Ça va être une grosse fiesta ?
- Non, non, eux et moi. Au resto, mais c'est pour bosser. Il faut qu'on mette tout en place. En plus je suis d'astreinte, je vais pas trop picoler.
- Il faut qu'on réserve les vacances au Club.
- Oui, je te confirme les dates dans la semaine.

Plus tard, dans le lit, je n'arrive pas à dormir. Je repense un peu à Olivier et ses potes. Puis mon esprit dévie sur Monsieur Mokhtar, son histoire. Du gâchis. Je suis quand même une petite nature, à me faire des nœuds au cerveau pour un plan de carrière et une histoire d'adultère. Ce gars, à vingt-deux ans, il tenait à l'héroïne. Quelle vie avait-il eu ? Une famille, peut être pleine de bonnes intentions ou, alors à la Zola. L'école ? Un peu, probablement vite lâchée. Des potes, des mauvaises fréquentations ? J'essaie de l'imaginer gamin. Son visage édenté, vieilli par la came, se déforme et finit par se confondre avec celui d'Enzo. Celui du portait sur la table de nuit de Malika. Je chasse violemment l'image. Mon corps, parcouru par un frisson, se raidit. Je n'ai plus du tout sommeil. Je me lève, vais me servir un verre d'eau. Je regarde les quelques voitures garées dans la rue sous la lumière jaune des réverbères. J'essaie de penser à un truc neutre, mais agréable. Le dernier match de basket avec les collègues, une ablation difficile, réussie sous les regards admiratifs, les dernières vacances au ski… c'est limité. Je retourne me coucher.

Chapitre 27

Mardi soir. Je sonne chez Malika.

- Salut. C'est pour une livraison !

Je tends les bouteilles qu'elle ne prend pas. Je la suis dans l'appartement. Pénombre, bougies, musique d'ambiance latino-chill. La table est déjà mise.

- T'es toute seule ?
- Non, il y a Enzo dans sa chambre. Mes parents et mes tontons sont cachés derrière les rideaux. Ils attendent depuis une heure pour te faire la surprise !

Je suis mal à l'aise. Cliché du mec friqué qui vient tirer son coup en banlieue ? Je sens la tension jusque dans mes muscles. Le dos, les épaules, rien n'est fluide. Comme si j'avais fendu du bois la veille. Je ne trouve rien de drôle à répondre. Elle le sent, évidemment.

- Alors doc, on a perdu sa langue et son sens de la répartie ?
- Je ne sais pas trop si c'est un de mes points forts…
- Mais si… Et en plus, tu en as plein d'autres !

Elle s'approche de moi, me prend le col de la chemise et m'attire vers elle pour m'embrasser. Puis, elle me repousse et lance, l'air espiègle :

- Alors, apéro ?
- Apéro !

Ça, c'est facile. Terrain connu. Je débouche le champagne.

- Ça ne t'embête pas de le prendre dans des verres à vin ? Je n'ai pas acheté de flûtes depuis la dernière fois. Mais si tu viens souvent, il faudra que j'investisse !
- T'inquiète…

Je maudis la platitude de mes répliques.

- Bon, je n'ai pas cuisiné toute la journée. Je me suis occupée des devoirs d'Enzo avant de l'amener chez mes parents. J'ai pris des sushis en passant. Tu verras, ils sont bons. C'est une copine qui les fait. Elle est marocaine, mais elle s'est maquée pendant un moment avec un gars qui savait faire. Quand il l'a larguée, elle a ouvert son stand au marché extérieur, sur la grande place. Ça cartonne bien.
- J'aurais dû te demander, j'aurais pris du blanc.

- Je ne bois que du rouge, t'inquiète.

Pourquoi est-ce que son « t'inquiète » sonne mieux que le mien ? On s'installe dans le coin salon. Elle m'indique le canapé et s'assied en tailleur sur un coussin face à moi. Je remplis les verres et pique une poignée de pistaches. Je me retrouve avec la main gauche pleine de coquilles. Je n'ose pas demander un récipient pour les vider. On échange quelques banalités sur nos journées respectives. C'est poussif que ça n'en peut plus. Je remarque que certains cadres photos ont repris leur place depuis mon dernier passage. Un bon sujet de discussion. J'espère…

- Et ton fils, ça va ? Il travaille bien ?
- Un peu, oui ! Je suis ça de près. J'ai eu une dérogation pour le mettre à l'école à côté de l'hosto. Je leur ai joué la mère célibataire, ou plutôt veuve, en disant que ça serait plus pratique pour le récupérer en sortant. Ils sont vraiment gentils… ou alors, ils n'ont aucune idée de ce que peuvent être des horaires d'infirmière. Bref, finalement, c'est mes parents qui l'amènent et le récupèrent quand je bosse. Lui tire un peu la tronche de ne pas être avec ses potes du quartier. Je ne lui ai pas laissé le choix. Tu imagines que le niveau n'est pas le même.
- Oui, j'imagine…
- C'est un peu dégueulasse pour ceux qui restent là. Mais bon, c'est mon fils et j'en ai qu'un. Et d'ailleurs si j'en avait deux ou trois, ça serait pareil. J'essaie de lui donner le meilleur. C'est pas toujours facile. J'espère qu'il s'en sortira…
- Il n'y a pas de raison. S'il est motivé, il y arrivera.
- Oh ! Les propos de vieux réac de droite !

Je dois faire une drôle de tête car elle rajoute vite.

- Laisse tomber, je ne voulais pas dire ça.

Elle pose son verre et continue :

- C'est pas contre toi. C'est juste qu'il y a certains discours qui me hérissent. Toutes les conneries sur la méritocratie, qu'on entend en boucle dans les discours des politiques, des grands patrons, des analystes sur BFM. Que des mecs, qui sortent à quatre-vingt-dix-neuf pour cent de milieux ultra-favorisés et qui vont expliquer à des enfants de smicards que quand on veut, on peut. Que la France est un magnifique pays, plein d'opportunités pour ceux qui savent les saisir… *bullshit* ! Qu'ils viennent vivre six mois dans le quartier, ils comprendront peut-être.

Je hoche la tête. J'espère qu'on ne repart pas sur un plan foireux où je vais finir par me faire défoncer, moi, mon mode de vie de cardiologue bourgeois et mon manque de connaissance politique. Elle sourit et poursuit :

- Pardon, mais ça m'énerve rien que d'y penser. C'est plus fort que moi !
- Pas de problème, je n'y avais pas trop réfléchi.
- Ah oui ? Moi, ça me trotte tout le temps dans la tête. Parce que forcément derrière tout ça, il y a l'avenir de mon Enzo. Et je peux te dire que ça me coûte de longues heures de sommeil. Je ne sais pas si ça te fait pareil pour l'éducation de tes filles, mais j'ai vraiment l'impression d'être face à une montagne et de ne pas être sûre d'avoir choisi le bon chemin pour atteindre le sommet. J'ai aucune envie qu'il devienne millionnaire, non. Je souhaite juste qu'il ait un boulot correct, une place dans la société où il puisse s'épanouir et ne pas juste galérer à survivre.

Je ne dis rien. J'avoue ne me poser aucune question sur l'avenir de Margaux et Aurore. Marie gère et ça roule. Je la laisse continuer.

- Mais bon, quand je vois grandir les enfants de mes collègues et quand j'entends les médecins du service parler de leurs gamins, j'ai l'impression qu'il y a un monde d'écart. Que tu peux faire tout ce qui est imaginable, t'en occuper, les faire travailler, contrôler leurs fréquentations, on n'est pas tous égaux sur la ligne de départ. On ne peut pas vraiment parler de plafond de verre, parce qu'on va toujours trouver des exemples de filles ou fils de riches qui se plantent ou de gamins d'ouvriers qui entrent à Science Po ou Polytechnique, mais faut avouer que c'est pas la règle. La règle, c'est que les enfants restent plus ou moins à la même place que leurs parents.
- C'est encore Bourdieu ?

Elle cligne de l'œil.

- Bravo !
- Je ne me suis pas encore plongé dedans.
- Je te conseillerai, no stress! Oui, c'est Bourdieu. Enfin, c'était. Malheureusement, ça a probablement empiré depuis qu'il est mort. T'as vu le prix des apparts en centre-ville ? Moi ou mes collègues, infirmières ou aides-soignantes, maquées ou pas mais avec des enfants, on habite presque toutes, soit en banlieue, comme moi, soit à vingt ou trente kilomètres du centre. Pas vraiment dans les secteurs des meilleures écoles de la ville. Quand tu regardes, dès la maternelle, le clivage existe et ne fait ensuite que se creuser. Alors en bout de scolarité, quand tu n'as pas baigné dans le système élitiste, tu hésites à t'inscrire en classes prépa ou en médecine. Enfin, c'est pas que tu

hésites. C'est plutôt que tu ne l'envisages même pas. Et je ne parle pas des contraintes logistiques. Les quarante-cinq minutes aller quarante-cinq minutes retour tous les jours, la question du coût de l'essence, de la prépa médecine hors de prix qu'il faut « absolument faire sinon tu n'as aucune chance ». L'autre jour à la visite, Florence nous expliquait qu'elle avait loué pour son fils qui rentre en première année un appart à cinq minutes de la fac. Parce que tu comprends, comme ça il sera au calme et qu'en plus, il n'aura pas à faire les trajets. Je sais où elle habite, elle nous l'avait dit. A tout casser, à une demi-heure du centre-ville. Pauvre chou ! Déjà que c'est pas facile, alors si en plus, il perd du temps dans les transports et qu'il est dérangé par le bruit que font ses parents en rentrant le soir… Tu imagines ? Louer un appart à dix kilomètres de ta maison ? Qui peut se payer ça, à part un couple de médecins ? Alors forcément, le gamin, il a un peu plus de chance de réussir que celui qui doit bosser à la superette du coin pour aider à financer son année, qui révise dans la chambre qu'il partage avec son petit frère et qui se tape le trajet en bus ou RER deux fois par jour.

- C'est sûr…
- Après, je ne dis pas que tu es plus malheureux quand tu as un diplôme d'infirmière ou d'artisan en poche, c'est pas ça. C'est juste que tout le monde n'a pas les mêmes perspectives et que c'est pas juste. Et mon Enzo, même s'il est plutôt vif, que je l'ai mis dans une bonne école et qu'il a des bouquins à la maison, il évolue malgré tout dans un environnement moins propice au succès scolaire que celui des gamins de tes collègues

On est passé à table. On attaque les sushis et la bouteille de rouge. Je sens mon portable vibrer. Je le sors de ma poche. Merde ! Marie… Je regarde Malika, paniqué.

- C'est ma femme !
- Ah, c'est embêtant… Tu lui as dit quoi ?
- Que j'étais au resto pour une réunion de travail sur un projet de recherche.
- Eh bien, tu n'as qu'à faire comme au resto. Décroche !
- Allô ? Marie ?

Elle se lève, prend la bouteille, met sa serviette sur son avant-bras et fait le tour de la table.

- Cédric, ça va ? Je ne te dérange pas ?
- Non, non, vas-y ?
- Monsieur, je vous fais goûter ?
- Oui, merci. Attends, Marie, deux secondes, je goûte le vin.

Malika me sert avec un clin d'œil.

Je trempe mes lèvres.

- Parfait, merci. Oui, Marie, je t'écoute ?
- Tu ne m'as pas dit pour la semaine de vacances. Je voudrais réserver, les prix vont finir par flamber.
- Ah oui, désolé. J'ai demandé à Bruno et au Boss. Ils ne sont pas fixés mais ils m'ont dit qu'ils s'arrangeraient. Prends la semaine qui t'arrange, ou la moins chère si tu veux.
- Parfait, on prend la deuxième alors.
- OK, tu me le mets sur l'agenda ? Que je leur fasse passer demain. C'est plus correct pour qu'ils puissent s'organiser.
- Oui, pas de problème. Tu m'impressionnes. Pour une fois que tu ne te fais pas marcher sur les pieds par ton Boss !
- Oui, je fais parfois quelques progrès. Bon, je vais te laisser.
- Oui, bisous, chéri. Ah, au fait, ça se passe bien, le repas ?
- Oui, nickel, je te raconterai. Bisous.

Je raccroche et range mon téléphone. J'ai le cœur à deux cents par minute. Je lève les yeux vers Malika qui me regarde, hilare.

- C'est mignon !
- Oh ça va…

Je garde les yeux baissés. J'ai honte. Je prépare, au téléphone avec ma femme, mes vacances en famille au Club Med, chez ma maîtresse, qui me donne des cours sur les inégalités scolaires. Et mon Boss qui me fait chier… Il y a un moment où ça va exploser. C'est inévitable. Presque logique. Elle vient s'asseoir sur mes genoux, attrape mon verre de vin et le repose sur la table.

- Alors Doc, c'est pas facile la vie d'agent double ?
- Non, c'est pas facile.
- Et laisse-moi deviner. Tu ne fais pas ça tout le temps, c'est ça ?
- Ben non, c'est la première fois.
- Ah, et c'est donc la méchante infirmière qui a mis la main sur le beau cardiologue, le plongeant dans les tourments de l'incertitude et précipitant sa vie de bon père de famille dans les affres du malheur.

Je lève la tête.

- Je ne me sens pas plus malheureux qu'avant de te connaître.
- Ah, et bien voilà des paroles qui font chaud au cœur !
- C'est pas ce que je voulais dire. Je suis con, désolé. Non, je me sens bien. Très bien même. Mais c'est juste, qu'il y a plein de trucs derrière que je ne maîtrise pas.
- Ton couple, tes ado…

- Oui, et mon taf.
- Ton taf ?
- Oui, je me suis fait serrer par le boss. Il connaît notre histoire. Ça ne lui a pas trop plu.
- Et alors ? C'est probablement pas le seul à avoir percuté qu'il y avait peut-être anguille sous roche, non ? Qu'est-ce que ça peut bien lui foutre ? Il n'a jamais tiré un coup à droite ou à gauche depuis qu'il est là ? Pour le peu que je le connais, je suis sûre que sa femme a des cornes longues comme ça.
- Il dit que j'ai pas le coffre pour encaisser et que je vais me crasher.
- Ah, ça c'est sûr que tu es probablement moins fort que lui au jeu du connard qui saute sur tout ce qui bouge.
- Je ne suis pas sûr que vous ayez la même échelle de valeurs sur ce point.
- Je prends ça comme un compliment. Et sinon, tu t'en fous un peu de ce qu'il pense, non ?
- Ben non, pas trop. Tu sais, je suis en train de finaliser mon dossier pour passer l'agrégation. J'ai besoin de son soutien.
- Et il te manque quoi ?
- Tout est fait. Il faut juste qu'un putain d'article passe dans une grosse revue de cardio.
- Et il est fait, cet article ?
- Oui, bien sûr. Il est fait, il est soumis. J'attends le retour en espérant que les reviewers soient sympas et qu'ils ne le rejettent pas direct.
- C'est sur quoi ?
- Sur ma thèse de science.
- Oui, et… mais pardon c'est peut-être top secret ?
- Non, non. Mais c'est pas hyper passionnant. C'est sur une modélisation d'un canal ionique.

Je m'arrête. Je prends son silence et son sourire comme une invitation à poursuivre. De toute façon, je n'ai pas d'autre sujet immédiatement dispo au seuil de mon cerveau.

- Les canaux ioniques, c'est les systèmes qui permettent aux ions d'entrer et sortir des cellules. C'est hyper important en cardiologie, notamment pour le rythme. Pas mal de maladies sont liées à leurs dysfonctionnements.
- Et alors, ça a marché ?

- Ben oui. On a pu finaliser le modèle. Avec des mathématiciens et des biologistes. C'était intéressant. Après, c'est pas ça qui va révolutionner la médecine.
- Ah bon ? Ça va quand même faire avancer la science ?
- Oui, c'est ça. Si on arrive à publier nos résultats, ils pourront être utilisés par d'autres équipes de recherche. Et peut-être qu'à un moment, il y aura une grande avancée.

Je la regarde. Je dois être un peu chiant. J'essaie de me lancer pour la faire rire.

- Tu vois, c'est un peu comme les spermatozoïdes. Il faut des millions pour un seul vainqueur. Mais si on mettait sur la ligne de départ uniquement ce futur vainqueur, tout seul, ça ne donnerait rien. Il a besoin des autres. La recherche, c'est pareil. Pour un sujet, il faut plein d'équipes qui bossent. Elles font chacune des petites avancées et à un moment, bingo. L'une d'entre elles fait la grosse découverte. Bon, mon équipe, c'est pas celle du spermatozoïde gagnant...

Elle rigole. Bien joué.

- Et pour revenir à cette agrégation, redis-moi ce que ça t'apportera ?

Je souffle mollement et longuement. Elle rigole.

- Ça a du mal à sortir spontanément !
- Ben oui. En fait, ça fait dix ans que je suis dans le process et il faut que je finalise, c'est tout. Sinon, je vais passer pour un looser. J'étais avec des amis de ma femme vendredi dernier. Ils m'ont pris pour un tocard. Eux, ils n'ont pas de patrons sur le dos et ils gagnent quatre ou cinq fois plus que moi.
- Et toi, tu voudrais quoi ?
- Moi ? je voudrais rester au CHU, me réveiller demain avec cette putain d'agreg en écharpe autour du cou. Mon putain de boss à la retraite, mais avec des collègues capables de faire au moins en partie le boulot qu'il abat. C'est effectivement un salopard, mais c'est aussi lui qui nous sauve la mise dans toutes les réunions, commissions et tous ces trucs un peu obscurs mais indispensables pour continuer à bien bosser. Lui, il ne lâche rien. Il sait exactement à qui parler et surtout quels arguments avancer pour que ça tourne dans le sens de la rythmo. Je ne pense pas que je ferais aussi bien que lui.
- Et si tu pars en clinique privée ?
- Si je pars, je vais me retrouver au même niveau que des tocards que j'ai essayé de former, qui étaient mauvais et qui ont filé cinq ans

avant moi. Ils vont se marrer en disant que j'ai perdu dix ans par rapport à eux.

- Pourquoi dix ans ?
- Dix ans de salaires d'abord, puis surtout dix ans d'emmerdes, de cours, de publications…
- Et alors, qu'est-ce que ça peut te faire ? C'est ta vie!
- Ouais, tu as probablement raison, mais j'ai du mal à m'auto-persuader.
- Et sinon, tu vis comment le fait de mettre en danger ta vie de couple et ta famille ?
- Comment ça ?
- Eh bien, tu as l'air effondré quand tu parles de ta vie professionnelle qui n'a quand même pas l'air d'être trop misérable et tu te trouves dans un T3 de banlieue avec une des infirmières du service, mère célibataire, pendant que ta femme et tes enfants dorment dans leur belle maison du centre-ville. Ça t'évoque quoi ?
- Euh, ben, je sais pas, on s'est rencontré, et… tu me plais, et… voilà, quoi.
- Oui ?
- Ben, je sais pas. Ça arrive, non ? Ça fait presque vingt ans qu'on est ensemble avec Marie et puis… enfin bon, ça arrive tout le temps.

Ma médiocrité me sidère. Pour ma défense, c'est un tel bordel dans mon cerveau que ça serait miraculeux d'arriver à en extraire des phrases simples, intelligibles et si possible teintées d'humour. Elle me regarde en souriant.

- Moi, il me semble que ton projet professionnel est moins en rade que ton mariage et ta relation avec tes filles. Et à t'entendre, on dirait que tu es plus préoccupé par le taf, comme si tu pouvais te retrouver au chomdu demain.
- Et toi, qu'est ce qui te préoccupe ?
- Je vais te dire. Enzo. C'est tout. Le reste c'est secondaire. Le taf c'est bien, mais ça passe après, les potes et les copines, idem. Les mecs, encore après !

Elle rigole en se resservant du vin.

- Tu penses à quoi ?
- Au fait que tu m'aies traité de réac de droite.
- J'ai dit ça ?
- Oui, je crois.
- J'espère que tu as pris ça pour une insulte !
- Pour info, je vote à gauche.

- Super ! Le contraire m'aurait quand même fait un peu chier. J'aurais peut-être fait un effort, mais probablement pas longtemps !
- Ouf !
- Bon, si tu votes à gauche, il faut savoir pourquoi. Pourquoi est-ce qu'il faut parler de justice sociale et pas d'assistanat ?
- Et ben vas-y, c'est parti. Fais-moi un cours sur pourquoi je vote à gauche ? Parce que visiblement, jusque-là, j'étais trop con pour intellectualiser la chose…

Grand sourire. Comme souvent, l'autodérision fait mouche. A réutiliser.

Comme si j'avais remis une pièce dans le juke-box, elle repart sur les inégalités sociales. Je me garde bien de lui dire que jusqu'à aujourd'hui, je considérais avoir réussi tout seul, avec ma bite et mon couteau, comme on dit. Bon, OK, mes parents sont profs. Ils m'ont bien ménagé pendant ma première année, ils m'ont payé la fameuse prépa privée pour que je maximise mes chances de réussite au concours. Mais au sortir de l'amphi, c'est moi et personne d'autre qui devais me mettre au bureau pour ingurgiter les monceaux d'informations à apprendre par cœur et à recracher le jour du concours. J'imagine qu'elle ne sera pas très sensible à ces arguments et que sans trop chercher, elle en trouvera des bien plus pertinents qui me feront passer pour un petit fils à Papa. Elle s'est arrêtée et me regarde. Il faut que je dise quelque chose. Inégalités, socialisme ? Elle doit avoir plein d'idées sur ce fameux Marx que je n'ai jamais trop étudié. Allons-y prudemment :

- Alors pour toi, c'est la lutte des classes ?
- En partie, oui, avec quelques bémols, parce qu'il date un peu Papi Marx ! Depuis, on a rajouté les questions de féminisme et de racisme. Et puis il faut s'adapter. Avant, la lutte venait d'en bas, des plus pauvres, avec les syndicats, les manifs, les grèves. Maintenant, c'est la classe la plus riche qui a repris le flambeau de l'action, pour protéger ses privilèges, rester entre-soi. D'où les écoles privées, les cours particuliers, l'initiation dès trois ans à la lecture, au théâtre, à l'opéra et tout ça. Écoute parler un jeune des banlieues et un jeune d'un lycée privé de centre-ville. Tu comprends bien qu'en admettant que le premier soit un petit génie et réussisse miraculeusement à intégrer Science Po ou HEC, à l'instant où il ouvrira la bouche lors de son premier entretien pour un job ou un stage, ça risque de finir en *Game Over*, direct.

Je hoche la tête. Je n'ai rien à lui opposer. Je n'en ai d'ailleurs aucune envie. Ça paraît limpide. La conversation a l'air de lui tenir à cœur. Je tente de poursuivre mais sur un terrain plus personnel :

- Je peux te poser une question ?
- Vas-y ?
- Tu as parlé de racisme. J'imagine qu'être d'origine algérienne, ça n'a pas dû t'aider. Tu n'en n'as pas souffert ?

De peur d'être maladroit ou grossier, je rajoute vite :

- Tu n'es pas obligée de me répondre, hein.
- Pourquoi ? Il n'y a aucun problème. C'est même cool que tu me poses cette question.

Ouf…

- Tu veux savoir si j'ai souffert du racisme ? Comment te dire ça… disons que jusqu'à l'entrée dans l'adolescence, je n'en avais aucune conscience. J'étais bien dans le quartier, j'avais mes copines, certaines rebeu, d'autres renoi, d'autres blanches. Mes parents nous disaient que la France était un beau pays. On avait autant d'argent que les voisins de l'immeuble et les copains de classe, peut-être même plus d'ailleurs. Il y avait des bonnes et des mauvaises personnes, évidemment, mais comme partout. Comme dans les dessins animés, comme dans les films ou les contes de fées. Pour moi, tout allait bien. Et puis, progressivement, en grandissant, j'ai senti qu'il y avait des trucs qui clochaient un peu, mais sans plus. Franchement, c'est le rap qui m'a mis la puce à l'oreille, puis la télé évidemment. On parlait de la montée du FN, d'agressions racistes, de violences policières. Tu commences à réaliser qu'au-delà de ton petit monde, tout n'est pas aussi rose que ce que tu t'étais imaginée. Mais bon, tu gueules sur les casettes de NTM et tu continues ta petite vie sans trop te prendre la tête. Et puis, en terminale, une de mes copines m'a passé un bouquin que lui avait fait lire sa grande sœur. *Peau Noire Masque Blanc* de Frantz Fanon. Tu connais pas, j'imagine ?

Quelle question… Comme on dit, « je ne connais pas les remplaçants ».

- Non…
- Super bouquin. Vieux, mais qui m'a ouvert les yeux. Je l'ai lu deux fois d'affilé, et j'ai reconsidéré toute ma vie, celle de mes parents, du quartier. Et là, j'ai vraiment pris conscience du racisme qui est présent partout. Les expressions, les pubs, les chansons débiles et les blagues pourries.

- Bon, il faudra aussi que je lise Frantz Fanon. Et Bourdieu. Et le bouquin danois, le polar. Ça va faire du boulot pour un mec qui n'ouvre jamais un livre.
- Oui, et plein d'autres ! Parce que si tu as deux heures de plus, on peut aussi discuter des inégalités hommes-femmes !
- Oui, j'imagine...
- Mais je ne veux pas faire pitié, hein ? Moi, je suis très contente de ma vie. C'est juste qu'il faut avoir en tête deux trois trucs qui te permettent de comprendre pourquoi certains arrivent plus facilement en haut de la pyramide. Quand tu fais partie des chanceux, ça t'évite de te la péter comme un connard, ou une connasse, et quand tu viens d'en bas et que tu n'y arrives pas ou pas autant que tu l'aurais voulu, ça t'évite de trop culpabiliser. Moi, je suis une fille, d'origine algérienne et mon père était ouvrier. Voilà, c'est comme ça.
- Ton père était ouvrier ?
- Oui, dans le bâtiment. Ma mère, elle a surtout bossé dans des restos d'entreprises. Je leur dois une grosse partie de ma réussite. Bon, réussite, je m'entends. Je ne vais pas finir professeur de médecine, moi. Mais j'ai eu mon petit coup de pouce du destin ! Si tu as un peu de temps, je te raconte,
- Autant qu'il faut.
- On est deux, ma sœur, et moi. Mais ma mère m'a fait comprendre qu'ils auraient voulu plus d'enfants.
- Et alors ?
- Ben voilà, ils n'ont eu "que" deux filles. Triste. Mais ça veut aussi dire plus d'argent et plus de temps à nous consacrer. Ma mère vérifiait toujours les cahiers de texte avant de nous envoyer au lit. Il fallait que je lui prouve que tout avait été fait. Ça me gonflait parce que je savais bien que mes copines, on ne les emmerdait pas autant. Et quand le prof de français demandait d'acheter un livre, pour le collège ou le lycée, elle revenait toujours du Leclerc avec un ou deux bouquins en plus. Ceux recommandés sur les présentoirs. Je pense qu'elle ne lisait même pas les quatrièmes de couverture, ou alors vite fait. Ça m'a fait découvrir des trucs absolument pas de mon âge ! Après, elle m'emmenait à la médiathèque, c'était plus économique.
- Bravo à eux.
- Oui, je ne peux que les remercier. Mais tu vois, ça tient parfois à pas grand-chose. Au fait, ça te plaît les sushis ?

Je m'aperçois que j'ai fini mon assiette sans faire le moindre compliment. Je bafouille.

- Oui, oui, ils étaient super bons. Tu féliciteras ta copine.
- Ah, j'avais peur que tu sois un spécialiste ultra difficile de la bouffe japonaise !
- Oh, non, tu sais, je ne suis pas comme ça. Je n'ai jamais été au Japon.
- Oui, ça c'est normal, comme quatre-vingt-dix-neuf virgule neuf pour cent des français ! Et encore…
- C'est pas ce que je voulais dire. Je ne me plains pas. Loin de là. En tout cas, ils étaient très bons.
- Et sinon, comment tu vas t'en sortir avec ton patron.
- Ben, faire le sous-marin. Il est pas censé savoir qu'on se voit, non ?
- Oui, c'est sûr. Mais il va falloir la jouer plus fine quand tu débarques dans le service comme si de rien n'était.

Je souris.

- Ça ne te gêne pas qu'on se cache ?
- Il faudrait peut-être d'abord me demander si ça me gêne qu'on s'expose ?
- Oui, effectivement. Tu vois les choses comment pour la suite ?

Elle éclate de rire, se repousse sur le dossier de sa chaise et se passe la main dans les cheveux.

- Tout doux, tout doux ! D'abord, on n'est pas "ensemble". On a passé quelques soirées très sympas, comme ce soir d'ailleurs, mais pour le moment, pas plus. Attention, je ne te dis pas que je veux que ça s'arrête. Mais je ne me vois pas aller plus loin pour le moment. Tu as ta femme et tes filles et moi, j'ai Enzo. Et comme je te l'ai déjà dit, tu passes et tu passeras toujours derrière.
- Normal.

La réponse est sortie vite. Je ne veux pas faire le mec qui colle. Mais je viens de prendre l'équivalent d'un bon petit coup de coude dans le bide. C'est con, parce qu'objectivement, c'est moi qui suis en couple, que jusqu'à la fameuse soirée du Lounge Pub, tout allait plutôt bien et qu'il n'y a pas de raison pour que ma vie pépère ne reprenne pas si notre histoire de cul s'arrête. Logiquement, je devrais être serein. Ben non… Je me fais violence pour ne pas perdre le fil de la conversation. Je l'écoute poursuivre :

- Oui, comme c'est normal que je passe après ta famille. Ensuite, je tiens pour le moment à ma vie de célibataire. J'ai la chance d'avoir mes parents, d'en profiter, de sortir de temps en temps et de bien m'amuser. Si un jour, je trouve un prince charmant, intelligent, sensible, drôle et prêt à accueillir une mère célibataire et son fils pour les quinze prochaines années, je commencerai à réfléchir !

- Et ça ne peut pas être moi ?
- Franchement, tu y crois ?
- Je sais pas…
- Tu ne vas jamais quitter ta famille. Tu es bien trop gentil pour ça et c'est peut-être mieux ainsi. Et comme tu l'as dit, ça ruinerait ta carrière. Quel connard, d'ailleurs ton boss. Je n'en reviens toujours pas.
- Mon pote Alban, tu sais…
- Oui, oui, tu m'en as parlé. Ton héros !
- C'est pas mon héros, n'importe quoi. C'est mon meilleur pote, c'est tout.
- Vas-y, je t'embête.
- Bref, il voulait nous inviter pour que vous puissiez vous connaître. Je suis sûr que ça matcherait. Ensuite, on pourrait se voir plus facilement. Tu serais une copine d'Alban. C'est plus simple si on croise quelqu'un…

Elle ouvre de grands yeux, s'adosse à sa chaise et se met à rigoler.

- Hein ? Mais vous hallucinez, les mecs. Je ne tiens absolument pas pour le moment à me balader dans le centre-ville avec toi, et encore moins avec ton Alban. Pour plein de raisons que je ne vais pas développer ce soir.
- Oui, tu dois avoir raison…

Elle me regarde, comme si elle se retrouvait face à une espèce particulièrement originale. Le souci, c'est que je ne décèle aucune admiration associée à l'étonnement. Plutôt un mélange d'amusement et de pitié.

- Tu me fais marrer. On a l'impression que tu es toujours d'accord avec tout. On te dit noir, c'est bien. Blanc, c'est encore mieux. Et finalement rouge, ça te va aussi. Regarde-toi. A part avec tes patients pour lesquels tu es Dieu incarné, on a l'impression que pour tout le reste, tu te laisses complètement aller. A la maison, si j'ai bien compris, c'est ta femme qui gère les filles et le quotidien. Au taf, c'est ton boss. Et pour la gestion de ta maîtresse, c'est maintenant ton pote Alban qui va te trouver la solution. Ça ne te gêne pas de ne rien maîtriser ?

Je baisse la tête.

- J'ai dix mille trucs dans la tête. Je n'arrive pas à tout gérer.
- Bon, je te laisse à ton malheur. Je vais faire du thé pour aller avec les pâtisseries.

Elle part à la cuisine en continuant à parler.

- C'est toujours de chez ma copine. Mais pour les desserts, elle fait des infidélités au Japon et revient vers son Maroc. J'avoue que je préfère les baklavas au gingembre confit. Je ne suis pas encore prête à aller vivre dans les beaux quartiers !

Je ne réponds pas. « Ça ne te gêne pas de ne rien maîtriser ». Je me ressers du vin. Elle a raison. Sauf que je ne vois pas par où commencer pour changer les choses. Au taf, je ne vais pas entrer frontalement en conflit avec le Boss. Je ne me vois pas demain poser une dispo au CHU et me casser à la clinique. A la maison, c'est quand même compliqué de tout foutre en l'air… oui, je maîtrise mes patients quand on me laisse respirer, mes séances de sport et mes soirées quand Marie ne met pas le holà. Un vrai tueur…

Chapitre 28

Samedi, vingt-deux heures.

- Allô.
- Oui, c'est la régulation du SAMU. Je vous passe le médecin.
- Pierre Monet à l'appareil, c'est qui ?
- Salut Pierre, c'est Cédric.
- Ah, nickel, un rythmologue, je ne pouvais pas tomber mieux.
- Je serais mieux chez moi, ou au match. Sur la télé dans la chambre de garde, c'est moins sympa.
- Oui, et bien mauvaise nouvelle, tu risques de ne même pas en voir la fin sur ta mini-télé.
- Vas-y, fais-moi rêver.
- Cinquante balais, aucun antécédent, aucun facteur de risque. Mort subite en faisant son jogging.
- Quoi ? Son jogging, à vingt-deux heures, un samedi ?
- Alors, peut-être qu'il allait aux putes en Adidas, mais d'après le collègue sur place, ça a l'air d'être un vrai sportif.
- Bon, pourquoi pas, il y a des furieux…
- Heureusement, il y avait d'autres tarés sur le spot. Il aurait été massé assez vite. Pas sûr que des putes ou des travelos aient été aussi efficaces. J'arrête, les conversations sont enregistrées ! Bref, nous aussi, on a été bons. On est arrivés très vite. No-flow[19], on va dire zéro pour être optimiste. Low-flow[20], vingt minutes. Défibrillé au premier coup. Intubé, ventilé. Hémodynamique à peu près correcte.
- Ok. La réa est prévenue ?
- Yes. Ils ont une place en secteur intubé. Mais c'est peut-être plus simple que vous lui fassiez la coronarographie avant, non ?
- Oui, bien sûr. Et l'ECG ? Sus-décalage[21] ?

---

[19] No Flow : lors d'un arrêt cardiaque, laps de temps pendant lequel aucune réanimation n'est effectuée.

[20] Low Flow : laps de temps pendant lequel la réanimation est assurée par des témoins, en attendant l'équipe de secours.

[21] Sus-décalage : anomalie sur l'électrocardiogramme témoignant d'un probable infarctus du myocarde.

- Non, des ondes T négatives en antérieur[22].
- Bon, envoie. De toute façon, à cinquante balais, c'est coronarien jusqu'à preuve du contraire. J'appelle l'astreinte. Vous êtes là dans quoi, vingt, trente minutes ?
- Oui. Tu me tiendras au courant.
- Oui, ok. Si je zappe, tu sais où me trouver, au moins jusqu'à demain matin !

Je passe un coup de fil à l'interne.

- Ça va ? On a bien fait d'aller manger tôt. Il y a une mort subite qui arrive. On la prend direct en coro. Tu préviens l'équipe, je me charge de bouger Anton.
- Il va être dégoûté, le match n'est pas fini.
- Ah, tu le regardais aussi ?
- Oui, sur mon tel. Il y avait plein de conneries à régler aux soins, puis aux urgences. J'ai pas eu le temps de me poser dans la chambre de garde.

L'équipe du SAMU arrive vingt minutes plus tard. Je les accueille pendant que les deux infirmiers préparent la table opératoire. Le médecin me refait l'histoire.

- Tu as ses électrocardiogrammes ?

Il me les tend et me soumet son diagnostic.

- Il y a des grandes ondes T négatives. Ça va être coronarien, non ?
- Oui, ça peut. Mais ça peut aussi faire cardiopathie hypertrophique. Je vais faire amener la machine d'écho.

L'interne arrive deux minutes plus tard, avec l'échographe portable. Anton n'a toujours pas pointé sa tête. On se retrouve à trois, scrutant l'écran en train de s'initialiser.

- Ah enfin !

Je prends la sonde et la pose sur le thorax du patient.

- Bon, sacré steak…

Le muscle du ventricule gauche est très épais, signe d'une cardiopathie hypertrophique, l'une des principales causes de mort subite, notamment chez les sujets jeunes. Dans le contexte, c'est probablement génétique, même s'il faudra éliminer quelques diagnostics rares. L'interne est un peu interloqué :

---

[22] Ondes T négatives : anomalie sur l'électrocardiogramme, pouvant être en lien avec une coronaropathie, mais moins spécifique que le sus-décalage.

- Bizarre… il est un peu vieux pour faire une mort subite sur cardiopathie hypertrophique…
- Il a eu de la chance jusque-là, c'est tout. On va quand même voir la coro pour vérifier qu'il n'y ait pas une sténose. Qu'est-ce qu'il fout Anton ?
- Bah, il va finir de regarder le match. J'espère que tu ne lui as pas dit qu'il n'y avait pas de sus-décalage sur l'ECG. Si c'est pas une urgence absolue, il ne va pas se presser.

Le médecin du SAMU tire la gueule.

- Ouais, et bien votre pote, il va falloir qu'il se dépêche si vous voulez que j'amène le gars en réa en suivant. Sinon, je vous plante et vous vous démerderez pour vous le brancarder dans les couloirs.
- Il va arriver, je vais l'appeler pour voir où il en est.

Je compose le numéro et tombe sur sa messagerie.

- Anton, c'est Cédric. On est prêts. L'équipe du SAMU attend pour faire le transfert en réa après la coro.

Dix, minutes plus tard, Anton débarque en râlant.

- Bon elle est où cette future coro normale.
- Ça fait dix minutes qu'on attend.
- Désolé, il y avait du monde sur la route…

L'interne pouffe discrètement. A vingt-trois heures un samedi, les abords de l'hôpital doivent être complètement déserts. Faut être gonflé pour balancer cette excuse. Et se foutre délibérément de la gueule des gens. Imperturbable, Anton jette un coup d'œil au dossier, s'arrête sur l'électrocardiogramme, premier objet d'intérêt dans la pièce, humains compris. Il fait une petite moue et part en silence se laver les mains et s'habiller en stérile.

Deux minutes plus tard, il ponctionne l'artère radiale et monte les cathéters qui vont lui permettre d'injecter l'iode dans les coronaires. J'explique à l'externe du SAMU le nom des différents segments artériels.

- Tu vois, ça, c'est le tronc commun, côté gauche, qui se ramifie en artère interventriculaire antérieure et artère circonflexe.
- Il n'y a rien de bouché ?
- Non, des plaques, mais rien de serré.
- Et à droite, je n'ai pas eu le temps de voir ?
- Rien non plus.

La voix d'Anton s'élève dans le bloc.

- Passez-moi un stent de trois par douze !

Surpris, je passe la tête à côté de la vitre plombée.

- J'ai loupé un truc ? T'as vu quoi ?
- Il y a une plaque sur l'IVA. Je vais la stenter.
- T'es sûr ? Parce que tu sais, à l'écho, il a une belle hypertrophie.
- Oui, mais il est aussi coronarien et à cinquante balais, jusqu'à preuve du contraire, c'est sa sténose qui l'a tué.
- OK, je t'accorde que c'est ce que j'ai dit au régulateur, mais là, on a quand même une deuxième hypothèse solide.

Il ne me regarde même pas. Il baisse le ton de sa voix mais j'entends malgré tout bien distinctement :

- Tu as une deuxième hypothèse dont je n'ai rien à foutre.

Il continue sa gestuelle, quasi automatique, aidé par l'infirmier qui lui passe le matériel.

- Et oh, on se calme. On peut quand même discuter, non ?
- Bon, écoute Cédric, là, je bosse et tu me déconcentres. Si t'es pas content, tu retournes faire la visite aux soins intensifs et tu me laisses avec l'interne.

Je préfère ne pas répondre. J'appelle l'interne.

- Tu viens en salle de coro, s'il te plaît ? Anton me gonfle. Il est en train de stenter n'importe quoi. Je ne sais pas ce qu'il a. Il est vénère.
- Ok, ça tombe bien, on m'a appelé pour le gars de la 13. Il vient de reprendre un choc par son défibrillateur. Le Boss l'a ablaté il y a trois jours, mais ça a pas l'air d'être un grand succès.
- Parfait, je vais gérer ça. Ça m'arrange d'échanger.

Je passe prendre le programmateur correspondant à la marque du défibrillateur et entre dans la chambre. Le patient est assis sur son lit, tremblant. L'aide-soignant et l'infirmier sont à côté de lui.

- Ça va aller, monsieur, calmez-vous. Ça ne sert à rien de s'énerver.
- Putain, mais c'est pas vous qui prenez des décharges par cette putain de machine ! J'en avais pris six à la maison avant de venir. On me fait l'intervention en me disant que ça va régler le problème et là, sans rien faire, dans mon lit, juste en regardant le match, paf, une autre ! J'en peux plus.

Il se met à pleurer doucement. Je m'assieds sur son lit, lui prends doucement l'épaule.

- Je suis le cardiologue de garde. Je vais regarder. OK ?
- Je ne veux pas de test et surtout pas reprendre de choc !
- Mais non, je ne vais rien tester. Juste aller voir ce qui s'est passé et trouver une solution pour l'éviter.
- Parce que ça va revenir ?

- Mais non. Le but, c'est justement que ça ne revienne pas.

Je pose la tête de programmation sur la peau en regard de la cicatrice du défibrillateur et commence à entrer dans les mémoires de l'appareil. Effectivement, il y a bien eu une belle tachycardie ventriculaire, très rapide et arrêtée à juste titre par un choc électrique interne.

- Bon, ça a l'air d'être la même chose…
- Oh, non ! Je ne veux pas y retourner. Le professeur qui m'a fait ça, il m'a forcé à signer des papiers pour entrer dans un protocole avec une nouvelle machine.
- Ah, oui, je vois. Mais, non, ne vous inquiétez pas. On le propose à tous les patients. Et c'est pas une nouvelle machine, c'est la dernière version du système qu'on utilise depuis des années. Il n'y a aucun problème, elle marche très bien. Et même mieux que les précédentes.
- Oui, et bien pour moi, ça n'a pas marché. Et si c'est si banal, pourquoi est-ce qu'on m'a fait signer des papiers ?
- C'est pour pouvoir exploiter vos données médicales. Qu'on puisse les analyser et que ça serve à tout le monde.
- Moi, je m'en fous que ça serve à tout le monde. Je veux juste que ça ne m'arrive plus, à moi.
- Bon, je vais aller regarder vos médicaments. Voir si on peut optimiser les choses de ce côté. Et ensuite, je reviendrai régler le défibrillateur pour qu'en cas de récidive, on diminue le risque que vous preniez un nouveau choc. Je reviens.

Je sors de la chambre et croise Anton et l'interne qui reviennent de la salle de coro.

- Ah, voilà Cédric. L'intello qui se pose trop de questions.
- Alors, tu lui as sauvé la vie ?
- Mais oui, parfaitement. Il était coronarien, avec une plaque significative, un électro pathologique et un symptôme qu'on pourrait qualifier de ...

Il se caresse le menton, puis lâche avec un grand sourire.

- Majeur!
- Oui, enfin, il a surtout une écho et un électro typique de cardiopathie hypertrophique. C'est pas un stent qu'il lui fallait, c'est un défibrillateur et une analyse génétique.
- Et bien tu lui feras tout ça. Mais grâce à moi, sans cette plaque instable qui ne demandait qu'à se rompre.
- Te fous pas de moi. On va devoir l'opérer sous double antiagrégants, avec un risque d'hématome donc d'infection bien plus élevé. Ça ne me fait pas vraiment rêver…

- Et bien tu n'auras qu'à faire mettre le def par Antoine, si tu as peur.

Je lève les yeux au ciel.

- Putain, vous êtes parfois casse-couilles, vous les coronarographistes.
- On n'est pas casse-couilles, on est efficaces. On se branle pas la nouille pendant trois plombes avant d'agir.
- C'est pas forcément un crime de réfléchir un peu parfois.
- Ouais, on l'a vu l'autre nuit sur ta garde avec Clara… en plus, moi, je ne me déplace pas pour rien. Surtout un samedi soir avec un putain de beau match à la télé. Je viens, il y a une sténose, je mets un stent, point barre. Bon allez, bonne nuit !

Je lève les yeux au ciel. Quel connard… Je le regarde s'éloigner et me tourne vers l'interne.

- Bon, on fait un tour du service ?

Un peu plus loin.

- Tu n'aurais pas mis de stent ?
- Je ne suis pas coronarographiste, mais non, je n'aurais pas touché à cette plaque. C'est évident que c'est pas ça qui l'a tué. Elle demandait probablement rien à personne et on aurait pu l'explorer de manière non invasive avant d'envisager de la stenter. Là, il se retrouve avec un stent, un défibrillateur qu'il va falloir implanter sous grosse dose d'antiagrégants plaquettaires et une étiquette de coronarien avec antécédent de mort subite. Bon, on arrête d'en parler, ça me gonfle.
- C'est toujours comme ça ?

Je soupire.

- Ouais, c'est les coronarographistes… ils sont persuadés qu'ils vont sauver le monde en foutant des stents partout… Ils ne s'intéressent qu'à ça et le reste leur semble complètement inutile. La mort subite sur cardiopathie hypertrophique, Anton, il s'en tape. Ça rentrera dans les stats des rythmologues et pas dans les siennes, donc c'est sans intérêt. Par contre, une belle angioplastie, ça, ça le fait bander. Bon, là au fond de lui, il doit savoir qu'il a fait un peu de la merde, mais il ne pouvait pas s'en empêcher.
- C'est pas pour une histoire d'argent ?
- Même pas. Il est payé au déplacement, pas au stent posé. Il aurait fait la coro et se serait barré chez lui retrouver sa télé, son match et ses potes, ça n'aurait rien changé côté portefeuille.
- Alors ?

- Ben rien… il est plus heureux en ayant mis dix stents par jours plutôt que huit. C'est du domaine de la psychiatrie, pas de la cardiologie. Et moi je suis pas compétent en psychiatrie.
- Et vous ne râlez pas ?
- Qui ça, moi ? Bruno ? Si, bien sûr. Mais là, on parle des gentils rythmologues. Tu prends le Boss, il fait la même chose pour les ablations. Il vendrait sa mère pour en faire dix pour cent d'actes en plus à la fin de l'année.
- Ouais… c'est un peu malheureux. Je ne pense pas que nous, les jeunes, on fera la même chose.
- Oh, tu sais, il en suffit d'un ou deux. Ils finissent en général chef de service et c'est reparti pour trente ans de statu quo.
- Oui, mais vous êtes vachement tolérants avec eux. Je le vois dans les staffs. C'est Big Boss, alors on ne dit rien parce que sinon, il ne va pas autoriser x ou y à faire telle ou telle intervention. Mes potes orthopédistes ou urologues, ils en chient aussi. Et ils hallucinent parfois sur ce qu'ils voient. Mais comme il te faut un poste de chef de clinique pour pouvoir valider ta formation et que c'est ton patron qui te le donne, tu fermes ta gueule.
- Ouais, c'est sûr. C'était pareil à mon époque. Et pour avoir un poste de chef ou de PH, tu as raison, il valait mieux la fermer.
- Sauf que les mentalités commencent à changer. Tu vois, moi, Victor m'a promis le clinicat en secteur d'insuffisance cardiaque. Alors, OK, je veux bien beaucoup bosser. Mais si un jour il va trop loin, je me casse, même si les deux ans ne sont pas finis. Tant pis pour le secteur deux. Je gagnerai un peu moins, mais c'est pas grave.
- Et tu es d'accord avec tout ce qu'il te fait prescrire, Victor ?
- Non, clairement non. Mais éthiquement, ça me décalque moins de prescrire tel anti hypertenseur parce qu'il est vendu par un mec qui envoie ton patron en congrès plutôt que de faire des examens invasifs non justifiés.
- Le principe est le même, non ?
- Le principe oui, mais en pratique je trouve ça moins grave. Les risques pour le patient ne sont pas les mêmes.
- Oui, enfin, garde nos réflexions pour toi. On ne va pas en faire un incident diplomatique. Je n'ai pas vraiment besoin de ça en ce moment.
- T'inquiète, je raconterai ça sans dire que tu es intervenu.
- Je vais passer pour une couille molle !

Il rigole. J'aurais préféré qu'il dise quelque chose. Je retourne dans la chambre de garde.

Chapitre 29

Vendredi matin à la consultation. Huitième patient sur les quinze prévus. La cinquantaine, costard probablement très cher masquant avec difficulté son embonpoint. Il lève à peine les yeux quand je rentre et le salue.

- Bonjour, c'est pour une première fois ?
- Je vous attendais.
- Excusez-moi, on a déjà pris pas mal de retard ce matin. Des patients un peu lourds.
- Je suis envoyé par le professeur Thiers, le chirurgien. Il m'a recommandé de voir un rythmologue.
- Oui, OK, pour quel problème ?
- J'ai le cœur trop rapide.
- C'est à dire ? Par à-coups ? Il est irrégulier ?
- Non, il est trop rapide, comme je vous le dis.
- Mais, en permanence ?
- Oui.

Je regarde son électrocardiogramme. Il est à cent par minute, mais avec un rythme sinusal, normal. J'essaie d'être gentil. De ne pas le prendre, lui et par là-même le professeur Thiers, pour des imbéciles qui me font perdre mon temps.

- Alors ça, c'est pas pathologique, en soi. Certains ont le cœur à soixante, d'autre à quatre-vingt-dix. C'est comme la taille. On peut faire un mètre soixante ou un quatre-vingt-dix sans que ça ne soit anormal.
- Oui, mais sans vouloir vous apprendre votre métier, les gens qui font un mètre quatre-vingt-dix ne vivent pas plus longtemps que ceux qui mesurent un mètre soixante-dix. En revanche, si vous êtes effectivement un spécialiste du rythme cardiaque, vous devez savoir qu'une tachycardie sinusale est associée à une surmortalité.
- Oui, enfin, il y a des facteurs confondants.
- C'est à dire ?
- Et bien toutes sortes de pathologies peuvent accélérer la fréquence cardiaque. Certains modes de vie délétères, également. Mais pour commencer, si vous me donniez les éléments de votre histoire médicale. Vous prenez des médicaments ?

- Oui.
- Je peux savoir lesquels ?
- De la Metformine.
- Pour le diabète ?
- Vous connaissez d'autres pathologies qui le nécessitent ?
- Non…
- De l'Atorvastatine.
- OK.
- Je ne vous dis pas que c'est pour le cholestérol ?
- Non, ça va. Vous pouvez passer aux suivants.
- De l'Irbésartan et de l'Amlodipine pour la tension.
- Ok. C'est tout ?
- Oui.
- Vous fumez ?
- Oui.
- Combien ?
- Un demi paquet par jour. Et un cigare après les repas.
- OK.
- La famille ?
- Elle va bien.
- Pas d'antécédents d'infarctus, d'angine de poitrine ? De stents ou de pontage ?
- J'ai eu trois de mes grands-parents centenaires.
- OK, d'autres problèmes médicaux ?
- J'ai un appareil pour respirer la nuit.
- OK. Des chirurgies ?
- L'appendicite
- OK. Et sinon, votre rythme que vous trouvez rapide, il vous gêne ?
- En tant que marqueur de mortalité précoce, oui.
- Mais vous ne ressentez pas de palpitations, c'est bien ça ?
- Non, sauf quand je fais des efforts.
- Et vous en faites ?
- Le moins possible.
- Et vous n'avez pas de douleur dans la poitrine ? Pas d'essoufflement ?
- Je ne suis pas coronarien, si c'est ça que vous recherchez. J'ai fait un coroscanner à la clinique. J'ai des artères parfaites. Je ne suis pas insuffisant cardiaque non plus. J'ai fait une échographie d'effort, le

muscle est parfait. Mon bilan cholestérol et mon hémoglobine glyquée[23] ne peuvent pas être à un niveau plus bas.

- Ok…
- Je veux que vous me prescriviez un bétabloquant et que vous me suiviez sur le plan du rythme cardiaque pour vérifier que je le tolère bien.
- OK, pourquoi pas… qui vous a mis cette idée derrière la tête ?
- Vous ne m'écoutez pas ?
- Si, il me semble.
- Et bien je vous le ré-explique. J'ai un rythme cardiaque trop élevé, source de surmortalité et vous avez à votre disposition des traitements qui peuvent le ralentir et qui préviennent en sus le risque de survenue d'infarctus et d'insuffisance cardiaque.
- Oui, enfin, on les utilise lorsqu'il y a une pathologie avérée. Chez le sujet indemne, c'est rare qu'on les prescrive en préventif.
- Et bien je pense que c'est une connerie.
- OK, c'est votre droit. Et puisque vous semblez si bien renseigné, pourquoi est-ce que vous voulez que ça soit moi qui vous le prescrive ?
- Parce que mon médecin généraliste n'est pas rythmologue. Je sais qu'il y a plusieurs molécules et plusieurs dosages. Il y a une surveillance du rythme à faire pour que le cœur ne se ralentisse pas trop. Je veux que ce soit vous qui gériez ça, au mieux. On m'a dit que vous étiez le meilleur dans la région.
- C'est gentil, mais c'est pas vraiment comme ça que ça se passe. Il faut d'abord essayer de comprendre pourquoi votre rythme est rapide.
- Ah tenez, je vous ai apporté mes courbes de fréquences cardiaques données par mon cardiofréquencemètre. Ça vous aidera. Pour le pourquoi, j'ai fait des tonnes d'analyse. Les voilà. Tout est normal, thyroïde, recherche de phéochromocytome, cortisol. Regardez, il y en a plein.
- Ok. Et vous faites du sport ?
- Je vous ai déjà répondu, il me semble. Mettez-vous dans la tête que je gère une entreprise de cinq cents salariés. J'ai des clients dans toute l'Europe et on s'attaque à l'Asie. Je vis sur les fuseaux horaires de Londres et Shanghai en même temps. Vous pensez vraiment que

[23] Hémoglobine glyquée : marqueurs biologiques reflétant le contrôle du taux de sucre dans le sang sur plusieurs semaines. Il est utilisé pour évaluer l'efficacité des traitements chez les diabétiques.

quand j'ai un moment, je vais à la salle de sport ? D'ailleurs, je n'ai pas de temps libre.

- Eh bien, je pense que le sport, notamment d'endurance, pourrait vous permettre de ralentir votre fréquence de base tout en étant excellent pour votre santé en général.

- Bon, on va se mettre d'accord. Vos conneries de « manger-bouger », c'est pas pour moi. Pour mes employés qui sont aux trente-cinq heures, peut-être. Mais moi, je les fais en deux jours, alors c'est hors de question. Au-delà du fait que ça m'emmerde, ça ne peut pas marcher. J'aurais le temps de faire deux séances à la salle et puis vingt réunions vont me tomber dessus, puis un voyage en Chine, puis une usine à visiter… je ne sais pas si vous êtes capable d'imaginer… En tout cas, votre petit programme va vite partir aux oubliettes. Donc, je veux que vous fassiez ce que le diabétologue, le pneumologue, le spécialiste de l'hypertension artérielle et celui du cholestérol ont fait. Ils m'ont donné ce qu'il faut pour que je puisse continuer à bosser et à me faire plaisir avec ce que j'aime, à savoir entre autres, les beaux voyages, les restaurants étoilés, les Relais et Châteaux et les Bordeaux grand crus.

- Et vous pensez que ça va marcher.

- Bien sûr que oui. Regardez. Hémoglobine glyquée ? Dans les normes. Mauvais cholestérol ? Inférieur à la limite recommandée. Tension artérielle ? Douze sept. Il faut savoir s'appuyer sur le progrès. Avec leur connerie de régime, je serais plus haut pour toutes ces valeurs. Et donc probablement bien plus à risque de faire un accident cardiovasculaire. J'ai tort ?

- Écoutez, sincèrement, je ne pense pas que ça soit la bonne solution.

- Écoutez, sincèrement, ne me faites pas perdre mon temps. Si vous voulez tout savoir, je comptais aller à la clinique, mais mon ami m'a recommandé le petit jeune qui monte au CHU. Après, si le petit jeune qui monte ne veut pas me soigner, j'irai ailleurs, ici, à Paris ou à Londres.

- Pourquoi pas…

Il me regarde avec un sourire en coin.

- Vous voyez ce qu'il y a de pourri avec le système public, c'est que vous n'avez aucune contrainte en termes de résultats. Si moi, un de mes clients souhaite le produit x, je ne lui refourgue pas le produit y, parce qu'il ne reviendra pas me voir la fois d'après. Vous, vous vous en foutez.

- Disons, pour dire les choses différemment, qu'avec dix ans d'études et dix ans de pratique en CHU, je peux vous affirmer que ce que vous souhaitez n'est validé par aucune recommandation ou société savante.
- Parce que ça coûterait trop cher.

Je ne sais pas quoi répondre.

- Mais moi, ça fait vingt-cinq ans que je cotise comme une éponge qu'on essore et j'estime avoir le droit de bénéficier du top en matière de santé.
- Je ne pense vraiment pas que ce que vous envisagez puisse être considéré comme le top.
- Bon, écoutez, on va arrêter les frais. Vous ne voulez pas faire votre boulot, c'est pas un souci. J'irai voir un ponte à Paris. J'y passe la moitié de la semaine. Ça sera beaucoup plus simple. Je comptais faire bosser le CHU local mais visiblement, ça ne va pas être possible. Je le signalerai au Professeur Thiers. Les temps changent.
- Oui, heureusement.

Il se lève, prend son pardessus et le plie sur son bras.

- Je prends le pari que je vivrai plus longtemps que vous, même si vous êtes mince et peut-être sportif. Et j'aurais pleinement profité de plaisirs qui vous sont et vous seront probablement totalement inaccessibles.
- Au revoir Monsieur.
- C'est ça, au revoir.

Quel connard… Si même les patients commencent à me mépriser… Mais lui, il me fait presque pitié. Dans deux ans, dans cinq ans, il débarquera aux soins intensifs, amené par le SAMU, plié en deux, la main sur la poitrine. « Ça comprime tellement docteur, faites-moi quelque chose, je vous en supplie ! ». Et une fois qu'on lui aura annoncé qu'il a cramé la moitié de son cœur : « Si j'avais su, j'aurais moins fait le con. J'aurais arrêté de fumer, j'aurais moins mangé de saucisson, de jambon et d'entrecôte. Parce qu'avec le recul, c'était peut-être pas indispensable. J'aurais dû lâcher ma voiture quand il fallait faire cinq cents mètres et préférer mon vélo ou mes baskets. J'aurais dû vous écouter et ne pas vous faire chier avec mon bétabloquant ». Ben ouais… et toi tu vis pas en cité comme les mères de famille dont s'occupe Malika. T'as Bac plus cinq ou six, un appart dans les beaux quartiers, avec un marché bio et une Biocoop juste en bas de chez toi… C'est vraiment con…

Chapitre 30

Je remonte dans mon bureau. La patiente prévue pour la première intervention de l'après-midi n'est pas encore installée. Les chirurgiens ont rajouté entre midi et deux une urgence. Plaie cardiaque. Un jeune qui s'est pris un coup de couteau. Je n'ai pas pu dire non. Je vais finir tard…

J'ouvre mes mails. Message: *The Big Journal of Cardiology*. Mon cœur prend trente battements de plus. Je n'ose pas ouvrir. Je me lève, vais à la fenêtre, les mains sur le visage. Je me rassieds, prends la souris et double clique. Le texte s'affiche :

« I am very sorry to tell you that we are unable to accept your manuscript (detailed above) for publication in the Big Journal of Cardiology on this occasion. The reviewers' evaluations are attached. Thank you for your interest in The Big Journal of Cardiology.

With best wishes »

Les enfoirés… Trois ans de boulot pour rien.

Je bascule le tronc et la tête en arrière contre le dossier, les mains en prière contre mon menton, la bouche ouverte, les yeux toujours fixés sur le texte. Je ne peux qu'inspirer. Impossible d'expulser l'air prisonnier de mes poumons. Le téléphone sonne. Je regarde mécaniquement le numéro d'appel. Le bloc. Je ne peux pas répondre. Je passe l'appareil en vibreur. Le bruit du boîtier contre le revêtement du bureau est insupportable. Je vais pour le mettre en silencieux mais au dernier moment, je décroche et réponds.

- Oui…
- Cédric ton patient est prêt. Il dort. On t'attend.

Je me lève, me dirige vers la porte puis reviens devant l'écran. Je ferme la fenêtre de ma boîte mail puis quitte la pièce. Je me change dans les vestiaires du bloc. Vite, pour ne pas avoir à adresser la parole à qui que ce soit.

Je fais l'ablation en mode robot. Je remonte, m'installe à mon bureau, tape sur une touche du clavier pour quitter le mode veille et fixe l'écran d'accueil, catatonique. Je finis par éteindre l'ordinateur, le rallume, refais tous les codes et mots de passe jusqu'à ma liste de mails. Pour tomber sur le même message, qui n'est plus indiqué en gras. Tu n'as donc pas rêvé… tu es dans la merde, mon pote… Je l'ouvre malgré tout, le relis, le referme. Je compose le numéro du Boss.

- Oui Cédric ?
- Je peux vous voir ?
- Je suis dans mon bureau.

Je frappe à la porte, attends l'autorisation puis entre.

- Asseyez-vous. Vous voulez un café ?
- Non, c'est bon, merci.
- Bon, dites-moi. C'est quoi cette tête ?
- J'ai un refus du *BJC* sur mon article.
- Ah… c'est embêtant. Bon, merci de m'avoir prévenu. Continuez à bosser, je vais réfléchir à la stratégie.

Je repars dans mon bureau. Je ne trouve rien dans l'immédiat qui puisse occuper mon esprit, ou à défaut mes dix doigts. J'envoie un message à Alban.

« Viens de me faire éjecter par *le BJC* »

« Suis dans la merde »

« Tu as du temps pour un apéro et ou une séance de sport ? »

« Un truc plutôt violent »

« Gin, vodka ou séance de fractionné à bloc »

Il me répond deux minutes plus tard.

« Emoji larmes. Suis au bloc. Je fais coach pour les jeunes. On en a pour deux heures. On se retrouve au bois à 19h. J'ai mes affaires pour courir »

« Emoji merci »

Mon téléphone perso sonne. Un cardio de ville. Il n'envoie au CHU que les alcooliques, les très vieux et les étrangers qui ne parlent pas français. Autant dire qu'on ne l'a quasiment jamais au téléphone. Sa clientèle doit s'auto sélectionner, soit naturellement, soit aidée par les consignes qu'il donne à son secrétariat.

- Allô.
- Cédric, vous allez bien ?

Il enchaîne, sans attendre la réponse dont il doit se foutre complètement.

- J'ai besoin de vos lumières concernant un cas compliqué.
- Dites-moi.
- J'ai en face de moi un monsieur que je vois pour la première fois, pour des œdèmes des membres inférieurs et de l'essoufflement. Il est en fibrillation auriculaire. J'ai pensé à vous pour lui faire une ablation. Je sais que c'est votre spécialité.

- Oui, pas de souci. Je peux le voir en consultation.
- Je pense qu'il vaudrait mieux que vous le preniez directement en hospitalisation. Il est en insuffisance cardiaque.
- Vous avez eu le temps de lui faire un coup d'échographie.
- Non, non, vous savez, j'ai la salle d'attente pleine. Il faudrait que je le reconvoque et ça va prendre du temps.
- Oui, oui, bien sûr. Donnez-moi ses coordonnées.
- Je vous l'envoie en texto, c'est imprononçable. C'est du géorgien. Moi, dans mon collège, il n'y avait qu'anglais et allemand en choix de langue vivante !

Il rigole de sa blague pourrie. Mais, bon, on a l'explication. Voilà pourquoi le patient n'est pas adressé à la clinique.

- Je vous donne de suite un rendez-vous, que vous puissiez lui transmettre, c'est peut-être plus simple pour lui.
- Écoutez Cédric, comme je vous l'ai dit, je n'ai pas ma journée pour faire du social. De toute façon, on ne se comprend pas et son cousin qui l'accompagne, il baragouine à peine le français. Vous avez des traducteurs au CHU. Je vous laisse vous débrouiller.
- OK.
- Et au fait, j'ai préféré ne débuter aucun traitement. Je n'étais pas sûr qu'il comprenne. Vous le gèrerez.
- Euh, oui, d'accord.
- Vous êtes adorable, Cédric, à très bientôt.

C'est ça, oui. Quel enfoiré… Je reçois son texto avec la photo de son écran d'ordinateur. Il n'a même pas pris le temps de vérifier que c'était net… Je la fais passer à ma secrétaire que j'appelle.

- C'est Cédric. Il faudrait convoquer le patient dont je te fais passer les coordonnées sur ton téléphone. L'image est dégueu, désolé. C'est ce connard de Dupond qui l'envoie. Pour un mec en insuffisance cardiaque et qui ne parle pas français. Géorgien d'après lui mais je pense qu'il s'en tape tellement qu'il aurait tout aussi bien pu dire roumain ou albanais.
- Ok, et je fais comment, moi. Je demande trois traducteurs pour l'appeler ?
- Non, géorgien, ça doit le faire.
- Et sa secrétaire pouvait pas s'en occuper tant qu'elle l'avait dans son cabinet.
- Visiblement non…

Elle soupire bruyamment. Je ne dis rien. Je ne suis déjà pas sûr que ça soit règlementaire d'envoyer des documents pro sur le téléphone perso des secrétaires…

- Bon, je m'en occupe. J'appellerai la secrétaire de Dupond si jamais ça coince.
- Merci beaucoup. Je suis désolé. J'aurais dû le défoncer mais la journée est déjà assez compliquée comme ça.
- C'est pas grave, Cédric, ne te bile pas avec ça. Je gère.
- Ouais, merci.

Je raccroche. Le téléphone ressonne immédiatement. C'est le Boss.

- Cédric, vous venez chez moi à vingt heures ce soir.
- Ok, j'y serai.

Je décommande Alban par texto. Il me répond de suite.

« On se voit après, on va boire une bière »

« Ça va peut-être durer un moment, je ne vais pas te bloquer »

« Tkt »

« Ok »

« Tu m'appelles quand c'est fini et on se rejoint au Shamrock Pub »

« Ok »

J'ai trois heures devant moi. Il faut que je me trouve des trucs à faire. Je rejoins Antoine et les internes à la contre-visite. Une fois le dernier patient vu, je me pose dans la salle de soins. J'hésite à descendre dans le service d'insuffisance cardiaque pour voir Malika. Je me ravise. Je ne vais pas aller gémir parce que mon papier dont objectivement tout le monde se contrefout a été refusé. Je retourne dans mon bureau, prends les clés du X3, descends au parking. Machinalement, je roule jusqu'au Bois. Le patron n'habite pas loin. J'hésite à me changer et me faire une séance de course à pied thérapeutique, mais je n'ai pas vraiment envie d'avoir à repasser chez moi pour me doucher. Je vais plutôt marcher. Ça me fera du bien. Enfin, je crois.

Je connecte mes écouteurs, ouvre Deezer. Nirvana, *Nevermind.* Parfait. Je lance « Smells like teen spirit ». Je suis en basket de ville. Je marche deux minutes puis commence à trottiner, léger, les épaules souples, façon boxeur. Tant pis si je transpire un peu. Quatre minutes et quelques plus tard, ça enchaîne sur « Californication » puis « Knocking on Heaven's Door », des Guns. Je calque le rythme de ma foulée sur chaque temps. Je fais quasiment du surplace, les pieds un peu écartés, amortissant chaque impact. Mohamed Ali… certains ne se résignent pas. Je suis seul sur la piste en terre battue. J'ébauche quelques mouvements façon boxe anglaise. Gauche, gauche, droite, gauche, gauche, droite. *Fly like a butterfly, sting like a bee*. Je ne pense à rien. Une vieille dame traînant son chien arrive en sens inverse. Je croise son regard. Elle baisse la tête. Je me dirige vers la petite butte qui domine le paysage. J'accélère dès que le terrain s'élève. Deux cents mètres à quinze pour cent. J'atteins le sommet à bloc. Je ne m'arrête pas et redescends en souplesse. Arrivé en bas, demi-tour et je repars à fond. Mon jean me gêne. Mes semelles plates transmettent toutes les irrégularités du terrain caillouteux. Ma chemise commence à coller sous les aisselles et dans le dos. Je recommence. A la huitième montée, je m'arrête, exténué, les mains sur les genoux pliés, inspirant l'air à grand volume. Il va falloir que je me douche quelque part avant d'aller me présenter dans l'arène. Je retourne à la voiture. « Enter Sandman ». Je monte le son. Je déverrouille la BM. Dix-neuf heures quinze. Je repars vers le CHU. Je me doucherai dans la chambre de garde. Heureusement, j'ai une chemise de rechange dans mon bureau.

A dix-neuf heures cinquante-cinq, je me gare devant la maison du Boss. Je repère le coupé Audi de Jean-Jacques. Ah…

Je sonne. Une bonne minute plus tard, j'entends des pas et la porte s'ouvre.

- Ah, Cédric.

Froid, l'accueil. Parfait, ça commence bien.

- Allez-y, on est dans le salon. Vous connaissez le chemin.

Une odeur de cigare plane dans la maison. Je le précède dans le couloir. On traverse la salle à manger et j'entre le premier dans le salon. Jean-Jacques se tient debout devant la baie vitrée.

- Bonjour.
- Bonsoir Cédric.
- Cédric, un Cohiba. Je les ai ramenés de Cuba.
- Non, merci.
- Cognac ?
- Pourquoi pas, oui. Merci.

Le Boss se dirige vers un secrétaire en marqueterie. Il soulève le bouchon d'une carafe en cristal, retourne un verre. Il sert et me le tend.

- On voulait faire le point avec vous sur votre plan de carrière. Asseyez-vous.

On s'installe tous les trois, chacun dans un fauteuil club. Jean-Jacques et le Boss, bien enfoncés dans le leur, moi assis sur le bord, les avant-bras posés sur mes genoux.

- Bon, Cédric, vous savez que je vous ai toujours soutenu et que je ne compte pas m'arrêter là. Un, vous méritez cette agrégation et la place de chef de l'unité quand je ne serai plus là, deux, j'aurais l'air d'un con si vous ne réussissez pas. Je ne vous cache pas que le deuxième point me préoccupe plus que le premier. Vous seriez mon premier échec professionnel.

Je baisse la tête en faisant tourner doucement mon cognac dans le verre.

- Donc, vous allez finir par obtenir ce qu'on vous a promis, mais sous réserve, évidemment, que vous vous en donniez vraiment les moyens et que vous réussissiez à passer ce putain d'article quelque part. Pas la peine d'envisager un nouveau projet. Le temps de le mettre en place, d'inclure, faire les stats et l'écrire, même si vous vous y mettez jour et nuit, vous serez trop vieux pour postuler.
- Je sais.
- Par contre…

Sa voix reste en suspens. Je lève les yeux. Il accroche mon regard. Je n'ose pas m'en détourner.

- Par contre, vous allez laisser temporairement votre place.

Il s'arrête. Je tente d'apporter à l'expression de mon visage quelque chose qui ressemblerait à de l'interrogation et qui ne trahirait pas l'effroi qui s'empare de moi. Il poursuit :

- Anton va prendre la place qui vous était destinée jusqu'à ce refus du *BJC*. Lui a déjà son article en premier auteur. Il nous a avertis il y a deux jours. Son papier sur les valves vient d'être accepté. On ne peut pas se permettre de perdre du temps. Il est prêt avant vous, donc il passe en premier, c'est normal. Vous serez le suivant.
- Mais, je peux le resoumettre dès demain. C'est l'affaire de quelques semaines, même pas !
- Et si la réponse est encore négative ?
- Je ferai tout pour qu'elle ne le soit pas.
- Vous savez très bien que c'est trop aléatoire. Il suffit que l'un des *reviewers* ait appris la veille que son meilleur pote se tapait sa nana, ou que son équipe de baseball préférée s'est faite atomiser et il vous dégage. Vous le savez bien.

Jean-Jacques qui n'a pas dit un mot, me regarde en tirant une bouffée sur son cigare, l'air détaché, son verre tenu négligemment dans sa paume gauche. Le Boss reprend.

- Et puis il y a autre chose.

Je relève doucement la tête.

- Vous êtes dans une mauvaise phase. Enfin, je l'espère que ce n'est qu'une phase.

- Comment ça ?
- Depuis quelques mois, vous vous ramollissez.
- Vous dites ça à cause de cette fille ?

Cédric, tu es un lâche... tu pourrais au moins l'appeler par son prénom.

- Pas uniquement. Enfin, ça fait partie de l'ensemble. Mais ça n'est pas tout. D'ailleurs, j'espère que vous ne la voyez plus ?
- Non...
- Heureusement. Mais au-delà de cette histoire de cul, encore une fois, vous vous ramollissez. Dans les services, au bloc...

Il fait un geste large avec le bras.

- Vous ne vous comportez pas comme un leader. Un leader, Jean-Jacques peut en témoigner, c'est pas quelqu'un qui est gentil avec le personnel du bloc et les brancardiers. C'est quelqu'un qui est capable de gueuler, et fort, quand les choses ne vont pas comme il l'entend. Un leader ne s'écrase pas devant une surveillante, ni devant un anesthésiste, encore moins devant un interne ou une infirmière. Un leader, ça réfléchit en amont et une fois que la ligne directrice est fixée, ça n'en dévie pas. Un leader, ça trouve des solutions. Ça ne vient pas les quémander. Prenez cette histoire d'article. Anton, c'est peut-être un bourrin mais je suis persuadé que si c'est lui qui avait essuyé un refus, il aurait de suite resoumis l'article à un autre journal, en douce, sans m'en parler. Il n'aime pas l'échec et un leader se doit de détester l'échec. On ne perd pas et s'il faut tricher pour gagner, on triche.
- Si j'avais fait ça, vous me l'auriez reproché.
- Et bien il faut savoir prendre des risques. On n'a rien sans rien. Et puis, reprocher quoi ? D'avoir réussi ?
- Non, de ne pas vous avoir tenu au courant.
- Au courant de quoi. Vous croyez que je me rappelle si vous avez envoyé votre article au *BJC* ou à *Pif Gadget* ? J'en ai juste rien à foutre tant que le résultat est là. Vous vous comportez comme un petit garçon, qui vient demander à son papa ce qu'il doit faire quand ça ne s'est pas bien passé à la récréation ou quand il a eu une mauvaise note. Mais vous avez quel âge, bordel ? Et elle est passée où, votre paire de couilles ?

Je suis sonné. Je dois avoir l'air con. Jean-Jacques intervient.

- Cédric, on sait tout ce que vous avez fait pour le service depuis dix ans. On n'est pas là pour vous faire un coup dans le dos. Mais il faut nous comprendre. Vous savez, les postes sont faciles à perdre, mais tellement difficiles à gagner, surtout sur le plan universitaire. Votre activité médicale, le fait que vous soyez bon au bloc et présent jusqu'à vingt et une heures pour gérer les patients, c'est malheureux, mais c'est pas ce qui compte.

- Je pense aussi avoir fait ma part concernant le côté universitaire. C'est moi qui encadre les internes, je bosse au labo INSERM, mes publications sont quasiment toutes passées dans des revues correctes.

- Personne ne dit le contraire et on vous en est tous reconnaissants. Mais il y a un poste d'agrégé qui va se libérer et il faut qu'on soit prêt pour le prendre avec le meilleur candidat. Sinon, les autres spécialités vont nous le piquer.

J'hésite à balancer qu'Anton se fout de la recherche et de la fac comme de sa première copine. Comme de pas mal de choses d'ailleurs, mais je m'arrête. Je vais passer pour une balance, alors que les jeux sont probablement déjà faits.

- OK, j'ai bien compris. Je me remets au boulot demain.
- Vous pouvez vous y mettre ce soir en rentrant.
- Oui…
- Et maintenant, il va falloir vous battre. On va voir ce que vous avez dans le ventre. Vous êtes théoriquement le prochain sur la liste, après Anton, mais il faut que vous soyez à la hauteur.

Je finis d'un trait le cognac qui me brûle l'œsophage, mets les mains sur l'accoudoir et me lève. Le Boss me fait un signe du menton.

- Asseyez-vous encore deux minutes.

Aie.

- Que pensez-vous de l'étude qu'on va faire sur l'ablation de FA, chez les vieux ?

Je bafouille, cherchant à deviner pourquoi il me lance là-dessus. S'il a eu vent de ma conversation avec Bruno, ou avec quelqu'un d'autre. A qui est-ce que j'en ai parlé ? A l'internat, peut-être ? Je ne me souviens plus.

- Euh, ça va augmenter notre activité, c'est bien.
- Oui, c'est vrai. Mais votre point de vue plus personnel ?
- Je ne sais pas, moi. Je pense que ça peut être intéressant. Le vieillissement de la population, l'accès aux nouvelles techniques.
- Non, ça, on s'en branle. Comme je me branle des vieux et de leurs couches qui puent la pisse. Je laisse ça aux infirmières. Non, ce que vous ne comprenez peut-être pas, c'est qu'avec cette étude, on attire l'attention. Si Ablator bosse avec nous, il ne bosse pas avec les autres. Les vieux, c'est politiquement porteur. Et en plus, ça fait du chiffre, donc bingo. L'administration nous suit, les sponsors nous suivent, que demandez-vous de plus ? Que ça vous fasse bander ? On en a rien à

foutre. Et jusqu'à preuve du contraire, c'est moi le chef de la rythmo. Si vous n'êtes pas d'accord avec mes décisions, la porte est ouverte. Et sur le plan strictement universitaire, rappelez-vous que moi, je l'ai, mon agrégation. OK ?

Il me dévisage froidement, les pulpes des doigts jointes une à une.

- Oui Monsieur..
- Bon, vous pouvez y aller. Et retournez à la maison. La vôtre, pas un appart sordide dans une barre HLM de je ne sais quelle banlieue pourrie.
- Oui, OK. Bonsoir.

Je me retrouve sur le trottoir. Je ressens comme une boule obstruant mes voies respiratoires. Je fais de grandes inspirations pour tenter d'en atténuer la présence. Vainement. Je regarde ma montre. Vingt heures quarante-cinq. Putain, je me suis fait pulvériser en même pas trois quarts d'heures. Le Boss vainqueur par KO. Cassius Clay ? Mon cul, oui. Un baltringue… J'envoie un texto à Alban avec un emoji cercueil.

« Je me suis fait déboîter »

« Je suis au Shamrock dans vingt minutes »

J'envoie également un message à Marie. De toute façon, il va bien falloir la mettre au courant.

« Je suis convoqué par le Boss. Ça a l'air tendu. J'en ai pour un moment. A toute à l'heure »

Elle me renvoie un cœur.

J'arrive au pub avant Alban. Je m'installe à côté d'une équipe de jeunes en maillot de rugby avec sur la table, trois fois plus de pintes que de convives. Ils semblent partis pour la gloire. Leur insouciance me fait envie.

- Alors, raconte.
- Ah, putain, Alban, je ne t'ai pas entendu.
- Noyé dans tes pensées ?
- Bof… noyé tout court…
- Bon, tu as toujours ton sens de l'humour, c'est déjà ça.
- Ouais…
- Raconte.

Je lui détaille le début de soirée.

- Tu t'es fait balancer par Bruno ?
- Non, je ne pense pas. Je suis sûr que j'en ai parlé à d'autres personnes. À l'internat ou dans le service. Bruno, je lui fais confiance, il n'est pas capable de faire ça.

- Bon, qui t'a balancé, on s'en fout. Le problème de fond, c'est le Boss. Il t'a dans le collimateur et c'est ça le plus emmerdant.
- Il m'a dans le collimateur, mais surtout, il pense que je n'ai pas assez de couilles.
- Ah ça, c'est sûr qu'avec Anton, ils vont être servis.
- En tout cas, ils le considèrent comme un leader. Il a répété quinze fois le mot.
- Et ouais. Niquer tout ce qui bouge et mettre des stents plus vite que son ombre, ça suffit pour faire de toi un bon chef en cardio ?
- Oui. Et puis son article vient d'être accepté.
- C'est quand même des enfoirés.
- C'est pareil un peu partout, non ?
- Chez nous un peu moins. Chez toi, ils sont quand même sacrément barrés. Il faut qu'ils atterrissent un peu. Ils ont un pouvoir absolu dans leur service alors qu'en regardant bien, ils ont eu le poste, parfois parce que Papa était déjà cardiologue ou qu'ils appartiennent à la jet set locale ou parce qu'ils ont juste bossé comme des glands, à passer leur vie au CHU pendant que le monde tournait sans eux.
- Tu veux dire, bossé comme moi ?
- Oh, ça va… Toi c'est depuis dix ans, pas trente. Tu peux encore faire quelque chose de ta vie !
- Ça, on verra…

Il me sourit.

- Tu vas voir, ça va finir par s'arranger.
- Non, ça ne s'arrange pas du tout. J'ai l'impression de vivre un putain de cauchemar. Il y a six mois, tout roulait, et là, je me retrouve avec une espèce de bordel dans ma vie…
- Peut-être que tu es trop gentil, que tu te poses trop de questions et qu'ils ont peur que tu t'éloignes de leur modèle. Je sais bien que t'es pas un marxiste radical. Mais à leur échelle, c'est peut-être déjà trop.
- Ça va, je suis moins atypique que Bruno.
- C'est pas la question. Lui, ils le tiennent. Ils le méprisent et s'il la ramène, ils peuvent lui pourrir la vie. Toi, ce qu'ils te reprochent, c'est de ne pas adhérer complètement à leur système de valeur. Et tu es probablement celui qui a le plus de potentiel pour remettre en cause ce système. Pour faire simple, je suis un putain de cardiologue, un putain de winner, je sauve des vies, je gère mon service et notamment les paramédicaux avec une poigne à la papa. Je gagne de la thune avec mon privé et les labos. Je sors entre mecs du service me bourrer la gueule et je chope à droite à gauche, mais plutôt des nanas qui vont pas trop la

ramener. J'emmerde les concurrents du privé et si je peux, je leur marche sur la gueule.

- Oui et bien, je sauve effectivement des vies, je gagne de la thune avec les labos, je roule en BM, je sors me bourrer la gueule avec mes potes du service, et maintenant, j'ai même chopé une infirmière. Putain, je coche toutes les cases ! Pourquoi ils me font chier ?
- Parce que tu es pote avec les jeunes. Parce que tu ne méprises pas les gars du privé qui t'accueillent à bras ouverts dès demain si tu te décides. Parce que, d'après ce que tu me dis, si dans les réunions, ils traitent les infirmières et les aides-soignantes comme un outil de production lambda, tu n'es pas là pour en rajouter. Parce que tu ne choisis pas pour niquer une bimbo lambda mais une nana syndiquée, engagée, qui a probablement plus de mérite que tous ces peignes culs nés avec une cuillère d'argent dans la bouche.
- Je sais pas.
- Tu es dans le moule, mais sur le bord. Et c'est probablement aussi pour ça que Malika sort avec toi. Parce que tu as du potentiel !
- Du potentiel ? C'est ce qu'elle m'a dit.
- Tu vois ! Tu as un vernis de cardiologue ambitieux, mais quand on creuse, il y a autre chose. C'est pour ça qu'on est pote.
- Super... sauf qu'aujourd'hui, ça fout un beau bordel dans ma vie.
- Aujourd'hui oui. Mais ça va, tu ne vas pas me faire pleurer. Tu peux les envoyer chier et te casser demain.
- Ça serait pour moi un *big fail*...
- Eh mec, atterris. Ils t'ont fait miroiter un truc comme le Graal ultime, mais rends toi bien compte que ça n'engage qu'eux. S'ils ont sacrifié leur vie, perso, familiale et tutti quanti pour un titre de professeur sur l'entête du service, c'est leur problème. A soixante balais, ils se diront probablement qu'il y avait mieux à faire que se maquer avec l'administration hospitalière et les labos, ou dépenser des millions dans des techniques ou médocs qui, excuse-moi, ne vont pas révolutionner la face du monde, ni solutionner les problèmes des décennies futures. Au vingt-et-unième siècle, on est en droit de refuser d'adhérer.

Alban, sous prétexte de critiquer les patrons, il est juste en train de démonter mon plan de vie depuis dix ans. Ça fait un peu mal...

Sans être convaincu par l'argument, je rajoute à mi-voix.

- Ils ont le pouvoir.
- Et tu le veux vraiment, toi, ce pouvoir ?
- Quand tu l'as, tu n'es pas emmerdé.

- Putain, Cédric, tu raisonnes toujours en négatif. Tu veux être agrégé, pour ne pas qu'on t'emmerde. Tu ne t'engages pas avec Malika, et tu as raison, parce que tu ne veux pas faire de mal à Marie et aux filles. La dernière fois que tu t'es opposé à quelqu'un, c'est à ton père qui voulait que tu fasses math-sup. Mais depuis, tu suis le mouvement.

- T'as qu'à dire que je manque de personnalité.

- Non, tu es juste fort pour te couler dans ce fameux moule. Mais je pense que tu commences à réaliser qu'il ne te convient pas tant que ça. Qu'il te bride. Ou en tout cas, qu'il ne suffit plus à te rendre heureux. Que tu sortes avec une nana, excuse-moi, mais c'est pas un hasard. Tu es probablement arrivé au bout d'un truc et tu dois chercher autre chose. D'ailleurs, on discute plus depuis cette histoire. T'as remarqué ? Tu t'intéresses à d'autres sujets. Ça t'a ouvert les yeux sur d'autres problématiques que le petit monde de la cardiologie locale. T'as changé, mec. Tu es toujours en train de changer. Et à mon avis, le Boss, il est assez malin pour s'en être rendu compte. Et ça le fait chier.

- Merci, la psychologie à deux balles.

- C'est pas de la psychologie à deux balles. Ton Boss, il est fort, très fort même. C'est un putain de fauve. Il est capable de sentir l'animal blessé et d'orienter en une seconde la chasse sur lui. Bon, toi, il te renifle depuis un moment, mais il a visiblement bien repéré que tu peux être le maillon faible dans son système de valeurs de cardiologue macho du siècle passé.

- Je sais pas…

- Et sinon, tu vas y retourner ? Pour te battre ?

- Je sais pas non plus.

- Fais gaffe de ne pas t'épuiser. Et si tu veux continuer, surveille tes arrières. Pour ne pas te faire niquer une deuxième fois.

- Par Antoine ?

- Ben oui. Pour le peu que je le connais, lui, il n'aura pas d'état d'âmes à faire le bon petit soldat avec le Boss. Et il n'aura pas dix ans à tenir mais trois ou quatre max. Il a publié ?

- Un peu, mais moins que moi. Et puis il a trois gamins. Ça m'étonnerait qu'il se lance dans un truc aussi long et incertain.

- T'es bien plus avancé que lui. Tu crains pas grand-chose. Mais fais gaffe. Rappelle-toi qu'on ne peut pas plaire en détonant trop par rapport au groupe dans lequel on évolue. Ça perturbe et puis rapidement, ça agace. Il va falloir à mon avis faire des choix. Moins faire de vagues et donner le change pour que tes collègues aient vraiment l'impression que tu adhères à leur vision du monde. Ou alors, partir sur une voie moins facile. Éventuellement avec Malika, en sachant que les autres n'hésiteront pas à te lapider. Je ne suis pas sûr que tu sois complètement armé pour t'engager là-dedans. Je te comprends, d'ailleurs, pour être très honnête. Je préfère être à ma place qu'à la tienne !

- Ouais…
- Allez, pose-toi et réfléchis à ce que je te dis, mec. Et un dernier truc plus général. Ça m'est venu en pensant à toi ce matin, mon café à la main.
- Trop mignon…
- C'est ça, un vrai petit couple ! Non, sérieusement. Il faut qu'on se rende compte, tous les deux, qu'on était jusque-là parfaitement adaptés au système et à ses jeux de domination. Le monde patriarcal, il favorise les mecs comme nous, blancs, hétéros, bonnes familles, etc. Il faut percuter que s'il est remis en question, on sera perdant. Alors, si la remise en question est collective, on s'adaptera à peu près, avec le reste de la masse, car ça, on sait faire. Par contre, si on devient acteur du changement, on risque d'être triplement perdants. On aura perdu notre position dominante, on se fera défoncer et traiter de traître par nos anciens "amis", et dans le nouveau monde, on sera toujours potentiellement classés parmi les anciens bourreaux. Le seul bénéfice sera moral. Et ça, ça ne nourrit pas son homme.
- Tu me donnes mal à la tête avec tes théories existentielles.
- Je te laisse du temps pour y réfléchir. On en rediscutera tranquillement. De toute façon, je ne suis pas sûr qu'on puisse trouver une solution magique à tes problèmes…

Il me donne une claque sur l'épaule. Je finis ma pinte d'un trait. Mauvaise idée. Il faudra vraiment que j'aille faire un de ces quatre une fibroscopie. C'est sûr qu'ils trouveront un ulcère.

- Et sinon, on se fait cette petite bouffe avec Malika et sa copine qui bosse dans l'associatif ? J'inviterai Sophie, elle est médecin généraliste. Ça devrait matcher. J'ai aussi trois ou quatre potes en tête, pour faire une tablée intéressante.

Une heure plus tard, je suis chez moi. J'entends l'eau couler dans la salle de bain. Je vais dans le bureau, m'assied dans le fauteuil et allume machinalement l'ordi. Je reste devant l'écran sans inscrire le mot de passe, les mains croisées derrière la nuque. Marie rentre dans la pièce. Elle s'approche, et m'enlace en se tenant derrière moi. Elle m'embrasse dans la nuque.

- Ça ne s'est pas bien passé ?

- Non, la cata.

On reste silencieux quelques secondes. Je me sens obligé de lui résumer la journée.

- Qu'est-ce que tu vas faire ?
- Je sais pas… Alban pense que le Boss ne me fait plus confiance.
- Pourquoi ?
- Trop mou, trop gentil…
- Tu n'aurais pas été aussi gentil, il n'aurait pas pu te faire bosser comme un fou depuis dix ans.
- Bon, on va arrêter d'en parler. Aujourd'hui, j'ai eu ma dose.
- Tu dois revoir Alban ?
- On doit en reparler. Il compte me convaincre d'aller à la clinique de la thune et en même temps projette de me faire basculer dans le social. Il veut m'inviter un soir avec des potes à lui qui font de l'humanitaire.
- Tu veux aller au Viêt-Nam ou en Afrique ?
- Non, non, ils bossent pour des ONG, ici, pour l'accueil des sans-papiers.
- Dans quoi est-ce qu'il veut te fourrer ? Il pense que tu as trop de temps libre ?
- C'est juste un repas. Il a beaucoup insisté.
- Bon, sans moi. Je vous laisse avec plaisir. Tu me raconteras.

Le lendemain. Je réfléchis à la façon la moins pire de rédiger le message pour Malika.

« Alban nous invite à une soirée chez lui. Il voudrait discuter associatif avec toi et ta copine Sandra. Il propose jeudi douze. J'espère que tu voudras et pourras te libérer »

Je reçois la réponse dans l'après-midi.

« Pour discuter ou pour nous (te) trouver un alibi ? emoji clin d'œil »

J'hésite à faire de l'humour en argumentant que l'un n'empêche pas l'autre mais préfère rester sobre.

« Je crois qu'il a vraiment envie de découvrir tout ce que vous faites »

« Bon, je lui en parle »

Elle confirme en fin de journée.

« Je peux t'appeler ? »

Je compose son numéro

- Ça va ?
- Oui. Dis-moi, officiellement, on est ensemble à la soirée ?

J'attends un peu avant de répondre.

- Tu en penses quoi ?
- Moi je m'en fous, c'est tes potes. Vois si tu veux qu'ils soient au courant.
- C'est pas mes potes, c'est ceux d'Alban.
- Tu as quand même plus de chances de les recroiser un jour. Je ne pense pas qu'ils viennent acheter leur pain bio dans mon quartier ?
- C'est pas faux... ça te gêne si on fait comme si on n'était pas ensemble ?
- En temps normal, ça m'aurait gonflée, et je ne serais pas venue.

Je préfère ne rien dire. Elle n'a pas l'air d'être d'humeur à plaisanter. Elle reprend :

- Mais bon, on va dire que c'est pour une bonne cause. Je vais réfléchir à laquelle.
- OK, cool. Je t'enverrai l'adresse.
- Ouais, je vais quand même voir si Sandra est motivée pour aller recruter des bénévoles dans les beaux quartiers.
- Dis-lui qu'Alban est hyper beau, hyper drôle et, incroyable, dispo en ce moment.
- Elle est lesbienne.

Je marque un blanc. Je ne sais pas quoi dire. Elle reprend.

- Ben quoi ?
- Euh rien, c'est juste que...
- Tu n'y avais pas pensé ?
- Non, mais ça ne me dérange pas.
- J'espère bien. Bon, donc je lui demande juste si elle veut recruter des nouveaux bénévoles.
- Ben voilà.

Je me sens con. Elle va penser que je suis un gentil garçon, bien rangé, pour qui les garçons sortent avec les filles, filles qui sont très impressionnées par les beaux garçons surtout quand ils ont une belle profession, radiologue, ou... cardiologue, par exemple.

Chapitre 31

Je sonne à la porte, deux bouteilles à la main. Alban m'ouvre, en tablier sur sa chemise en lin.

- Salut, mec. Vas-y entre, il y a déjà du monde.
- Tiens, je t'ai pris ça. Je suis passé chez ta caviste préférée. Je lui ai dit que c'était pour toi. Il n'y a pas un poil de produit chimique. J'espère que ça sera buvable.
- Cool, merci.
- Malika est là ?
- Non, pas encore. Viens, je vais faire les présentations. Tu verras, ils sont sympas. La soirée s'annonce bien !

Je le suis dans la grande pièce. Je ne connais personne. Alban cloisonne ses vies. Je ne sais pas pourquoi il m'introduit maintenant dans son monde non-pro alors qu'on se connaît depuis plus de dix ans.

Avec son autorité naturelle, il se plante au milieu du petit groupe en train de discuter, debout, entre la table basse et la baie vitrée. La conversation s'arrête.

- Salut, je vous présente Cédric, le meilleur cardiologue de la région, en pleine crise existentielle. Un mélange de *success boy* et d'artiste maudit. Einstein et Verlaine réunis sous une blouse avec un stéthoscope autour du cou. Il a plein de choses à vous raconter.

Je ne vois pas trop le rapport avec Einstein, et encore moins avec Verlaine… je distribue bises et poignées de mains au fur et à mesure qu'il décline l'identité des invités. Il commence par une brune au visage sévère, contrastant avec des vêtements amples et colorés.

- Je te présente Sophie, médecin généraliste. Grande défenseuse de l'accès aux soins pour les plus démunis. Grande pourfendeuse des inégalités. Grande casse couille aussi, mais on l'aime bien quand même. Au fait, on dit bien grande défenseuse et pourfendeuse dans le milieu anarcho-féministe ? J'ai bon ?
- On dit ce que tu veux, bel Alban.
- Ouf, me voilà rassuré.

Il poursuit avec un blondinet à l'air enfantin.

- Grégory, avocat. Il a un cabinet en ville. Il est spécialisé dans la défense des migrants.

- Les exilés, Alban, pas les migrants. Juste en passant, hein ? Puisque tu en es à te poser des questions de sémantique…

Il me sert la main en souriant. Alban lève les yeux au ciel.

- Ah putain, c'est vrai, tu me l'avais déjà dit.

Il reprend en me tenant le bras et en lui adressant un clin d'œil.

- Il est un peu casse-couille, lui aussi. Mais, pour sa défense, c'est un super DJ. Bon, toi, bien sûr, tu es plus rock. Mais le jour où tu veux entrer dans le vingt-et-unième siècle et te mettre à l'électro, on ira le voir mixer. Ça déchire.

Quart de tour. La voisine de Grégory. Son bronzage détonne avec la météo des dernières semaines.

- Ensuite Sarah, qui bosse six mois par an, entre deux tours du monde. On a de la veine, mon appartement se situe grosso modo à mi-chemin entre Buenos-Aires et Stockholm. Sinon, il aurait fallu attendre trois mois de plus pour pouvoir bénéficier de sa compagnie. Il paraît qu'elle écrit un bouquin. Mais comme ça fait dix ans que ça dure, soit c'est du flan, soit c'est une trilogie !

- Va te faire foutre, Alban.

- Je déconne ! Elle écrit super bien. Ses articles sont canons. Je veux être le premier à lire le livre quand elle daignera nous le présenter.

Il finit par un gars athlétique. Genre premier de la classe, mais version université américaine. Il serait à coup sûr la star de l'équipe de hockey.

- Ça, c'est Mat, mon nouveau voisin. C'est un des vilains petits canards de la soirée. Avec toi. Et puis moi, évidemment ! Le clan des vendus au Grand Capital. C'est le pire de nous trois. Nous, on enrichit les firmes de matériel médical. Mais au nom de la santé de nos citoyens. Ou au prétexte. Lui, c'est un enfoiré assumé. Il bosse comme commercial pour une sombre boîte d'immobilier. En gros, il vent du béton en barre en artificialisant les sols et en permettant aux plus riches de défiscaliser leur trop plein de pognon.

Mathieu éclate de rire en feignant de lui assener un coup de poing dans l'épaule.

- Tu fais chier, Alban. J'étais là incognito. Maintenant, plus personne ne va vouloir m'adresser la parole !

- Mais si, t'inquiète. J'ai pas fini.

Alban me fait un clin d'œil. Il adore s'écouter parler. Il a plutôt raison.

- Mat a une face cachée. D'abord, c'est mon voisin. Il n'a donc pas choisi la facilité et le mimétisme de classe en s'installant dans un pavillon de banlieue chic avec jardin, piscine, et grand garage à Porsche Cayenne. Non, Monsieur vit dans le quartier le plus bobo de la ville, connaît la moindre salle de concerts ou d'expos sympa et a traversé l'Amérique du Sud en sac-à-dos. Il pourrait être homosexuel. Il a toutes les qualités pour, mais sa copine est juste canon. Je suis un peu jaloux.

Très content de son effet, Alban poursuit, en réglant le niveau sonore de sa platine vinyle.

- Mais fais gaffe, Mat, fais pas trop le malin. T'as pas intérêt à nous exhiber ta carte *black*, discuter des cours de l'immobilier ou tenter de refiler à mes potes un soi-disant super produit d'optimisation fiscale. Sinon, tu dégages direct, hai capito ?
- Alban, on vient d'atterrir. Tu peux te réveiller et arrêter de dire des conneries. Tu peux aussi arrêter de t'écouter parler, ça raccourcira tes grands discours sans que l'humanité y perde grand-chose sur le plan de l'intelligence collective.

C'est Sophie. Elle le regarde comme de haut, les bras croisés. Tout le monde éclate de rire. Alban s'en fout, au contraire. C'est probablement pour ça qu'il l'a invitée. Mathieu a aussi l'air de trouver ça drôle. Il enchaîne :

- Alban a raison. Il faut fixer les règles pour ne pas que ça soit le bordel. On fait soirée gauchiste ? No problem. Je range mes cartes de visite et je vais chercher mon bonnet péruvien et mon T-shirt du Che.
- Putain, tu as un T-shirt du Che ? Ce dangereux révolutionnaire ?
- Ouais, j'aime bien.
- Ah ouais ? Un mec qui est à l'origine du fiasco cubain.
- Non, non, pas de raccourci.

S'en suit une discussion sur la géopolitique cubaine des dernières décennies. Ça argumente sur Che Guevara. Visionnaire ou utopiste raté ? J'écoute vaguement, bien plus préoccupé par le futur déroulement de la soirée. Les choses sérieuses commenceront lorsque Malika franchira la porte.

- T'en penses quoi, Cédric ?

Je quitte mes pensées. Mat me sourit, l'air bienveillant. Je bafouille.

- Sur ?
- Sur le Che. Le mec était médecin. Tu le savais ?
- Non, j'avoue que non. Désolé, j'étais un peu ailleurs. Tu disais quoi ?
- No souci. Je disais que le mec, à trente ans, il avait fait ses études de médecine, traversé l'Amérique du Sud en moto, passé des nuits à discuter avec quelques-uns des plus grands révolutionnaires du

continent avant de se retrouver chef de guerre d'une guérilla en lutte contre un dictateur soutenu par les USA. Balaise comme CV, non ? Nous à trente ans, on a quel bilan ? On a vaguement passé quelques concours, fait la bringue, parfois trouvé l'âme sœur, et pour les plus courageux, pris trois ou six mois pour visiter l'Asie ou l'Amérique du Sud selon l'évangile du Guide du Routard.

Il doit s'attendre à ce que je renchérisse parce que le Che a fait médecine. J'en suis incapable. Les seules notions mobilisables doivent dater des résidus de mes révisions du bac et du merchandising autour de l'icône planétaire à béret. Heureusement, Alban me sauve et reprend la conversation en main. J'essaie de suivre les échanges avec un plus de concentration, à défaut d'enthousiasme. J'éprouve malgré tout une certaine admiration. Comment font-ils, tous, pour s'intéresser à tout ça, en plus de leur taf ? Quand je rentre chez moi, je n'imagine pas aller ouvrir des bouquins d'Histoire. Tout le monde écoute Alban et Mathieu détailler les liens entre les USA du clan Kennedy, la mafia et Batista, expliquer la tentative du Che pour chercher des soutiens à l'ouest et tenir l'URSS à distance et puis son assassinat et la lente descente aux enfers de l'île. Sophie regarde Mathieu en hochant la tête.

- Putain, t'es balaise pour un agent immobilier. T'as fait en plus un Master en Histoire de la Décolonisation ?
- Bof, non… Une école de commerce. Trop chiant…
- Et tu ne le vis pas bien ? C'est pour ça que tu es pote avec Alban.
- Ouais, c'est ça…

Il nous regarde, fait une grimace et reprend :

- Vous trouvez ça aberrant d'encenser le Che et d'avoir un parcours professionnel en complète contradiction avec les valeurs qu'il défendait. Je suis d'accord. J'y pense tous les soirs. Mais je fais quoi ?

Personne n'ayant visiblement de réponse instantanée, on le laisse poursuivre.

- C'est quoi les options ? Continuer à observer le système de l'intérieur pour espérer un jour le détruire ? Ou alors, me barrer et l'attaquer de l'extérieur ? Dans les deux cas, pourcentage de succès prévisible proche de zéro. Ou alors, troisième possibilité, je continue à profiter sans me poser de questions et je me dirai probablement à soixante balais que ma vie n'aura eu aucun sens. Aujourd'hui, j'ai pas la réponse. Mais si vous avez des pistes, je suis preneur. En attendant, je bois du vin pour oublier.

Il empoigne la bouteille sur la table basse, la tourne pour étudier l'étiquette.

- C'est bon, ça. C'est toi Alban, qui a ouvert ça ?
- Ouais, c'est pas mal, cent pour cent grenache. Catalogne. Pas un pet de soufre.
- J'adore. Je prends l'étiquette en photo.

Alban lui tend son verre pour se faire resservir.

- Putain, Mat, faut que tu organises une démission collective chez Kaufman, Lafarge et les autres ONG du tout-béton. Le monde irait bien mieux !

La conversation est interrompue par la sonnerie de l'interphone. Alban va ouvrir et revient après quelques minutes. Malika a mis une robe moulante, beige, et un blouson en cuir. Elle est canon. Sandra suit. Elle est en jean, plus sobre. Ils ont visiblement eu le temps de faire les présentations. Malika dépose un sac en plastique sur la table.

- Tiens, on a amené des sushis pour l'apéro. Je voulais prendre du vin, mais il paraît que tu es hyper-connaisseur, alors on ne s'est pas risquées.
- Merci, c'est sympa.
- C'est une copine qui les fait. J'espère qu'ils vous plairont.

Elles s'approchent et font le tour des convives. Plus personne ne parle. Je fais la bise à Sandra puis à Malika. J'essaie d'avoir l'air décontracté. Elle me lance :

- On a cassé l'ambiance ! Vous parliez de quoi ?
- Che Guevara.
- Waouh, et alors ?

Pourquoi elle me regarde ? Incapable de sortir une phrase pertinente après l'exposé de Mathieu, je botte en touche.

- On a Mathieu et Alban qui sont des grands spécialistes.
- Et pas toi ?

Elle sourit. Alban m'attrape doucement le bras.

- Laisse-le. C'est un cardiologue, le pauvre. Quand tu bosses quinze heures par jour, tu n'as pas trop le temps de t'intéresser au monde extérieur. Encore moins au monde extérieur des années soixante.

OK, merci Alban. Sophie s'approche de moi.

- Cardiologue ? Tu bosses où ?
- Au CHU.
- Ah, j'y suis passée externe. Il y a toujours l'autre barjot ? Qui se faisait appeler le Boss ?
- Je ne suis pas sûr que ça vienne de lui.
- Oui, enfin, ça lui va bien.

- J'en conclus que tu n'avais pas aimé.
- La cardio, en tant que matière, si, c'était pas mal. Mais les cardiologues, j'avais eu du mal. Et l'autre connard de Boss, il est grave lourd avec les filles. Je l'avais envoyé balader un jour qu'il voulait m'inviter à l'internat en tête-à-tête après la consultation. Il avait été un peu trop… insistant. Je lui avais dit que je n'acceptais pas les invitations des hommes plus âgés que mon père. Il était resté comme un con. Il m'a mis dix sur vingt en note de stage. Quel enfoiré !

Elle s'arrête un instant puis reprend :

- Avec le recul, j'aurais surtout dû lui mettre mon poing dans sa sale gueule. C'est peut-être le seul langage que comprennent vraiment ces gros pervers sûrs de leur pouvoir.

Silence. Gros silence. Comptez pas sur moi, les amis.

C'est Malika qui finit par le rompre.

- Moi, j'y bosse, en cardio. Je suis infirmière. Heureusement, ils sont quand même pas tous comme ça. Hein, Cédric ?

J'opine en souriant le moins bêtement possible. Malika reprend, tranquille :

- Et toi, Sophie, tu fais quoi ?
- Je suis médecin, généraliste.
- Où ça ?
- Banlieue ouest.
- Cool ! Ça change des jeunes médecins qui veulent tous s'installer au centre-ville.
- Ouais, c'est sûr. Mais je ne suis probablement pas trop représentative de l'ensemble de la profession. Et puis, je ne suis plus si jeune. J'ai pris un peu l'air au milieu de mes études, pour ne pas exploser. Ça m'a un peu retardé.
- Ah oui ?
- Ouais, la vision CHU ne m'a pas enthousiasmée. Je balance sur les cardiologues mais je pourrais mettre dans le même sac quasiment tous les services. J'avais commencé un internat en rhumato, mais je me suis aperçue que les mecs étaient à dix mille de ce pourquoi j'avais choisi de faire médecine.
- Comment ça ?
- Les patrons, en fait, ils s'en foutaient des gens et ça déteignait forcément sur les autres médecins. J'ai eu l'impression qu'il n'y avait que leur petite recherche qui les intéressait, leur prestige, leurs consultations privées. Tu vois, moi, en tant que médecin généraliste, je vois des tonnes de patients qui se plaignent du dos. Parfois avec de gros

handicaps. Eh bien, au CHU, tout le monde s'en fout. Si par malheur, un vieux avec les disques vertébraux en compote vient les voir à la consultation du matin, je peux te dire que tu vas les entendre râler en disant qu'ils ne sont pas « professeur au CHU » pour gérer cette « merde ».

Alban intervient.

- Ne l'écoute pas, Cédric, elle est abonnée à *Prescrire*. Elle déteste le CHU et sa médecine de pointe.

Elle lève les yeux au ciel.

- T'es con Alban !

- Oh, c'était juste une info comme ça.

Prescrire, la revue honnie des collègues et des potes de l'industrie pharmaceutique. Sophie reprend :

- Bon, OK, vous en avez rien à foutre de la rhumato et des papis qui ont mal au dos ? Très bien. Prenons alors le problème de l'obésité. Dans la cité où je bosse, c'est l'hécatombe. Mais qu'est-ce que tu peux faire en tant que médecin ? Tu passes des heures à expliquer qu'il ne faut pas manger de la merde et tu sais très bien qu'en sortant, tes patients vont être inondés de pubs pour des sodas, des bonbons ou de la mauvaise viande vendue pas cher en lots de cinq kilos. Mais c'est pas grave, car la médecine a une solution. On va simplement vous enlever des bouts d'estomac en attendant le Médiator 2.0. Ah ben oui, évidemment, trop simple ! Ne vous compliquez pas la vie. Allez-y, continuez comme ça, c'est bon pour les industriels de la malbouffe. Ça participera à la croissance du PIB français. Bref, la cata…

Sandra, qui opine du chef depuis un moment, poursuit :

- Entièrement d'accord. Avec Malika, on a monté une association communautaire pour améliorer l'alimentation dans le quartier. On est maintenant un bon groupe de nanas. C'est hyper intéressant, mais je peux te dire qu'il y a du boulot.

- Bravo ! J'adore, comme initiative.

Je m'approche. J'ai bien en tête la conversation de notre première soirée chez Malika. La malbouffe dans les quartiers populaires, les effets néfastes de la pub. Franchement, je pourrais presque intervenir. Malika me regarde avec un sourire. Silence. A moi de jouer. Je jette un coup d'œil à Sandra. Est-ce qu'elle va me prendre pour un sale petit opportuniste si je reprends leurs arguments ? Je me lance.

- Ouais, c'est super, clairement. Parce que nous, les cardiologues, on ne pourra pas tout faire, avec nos médicaments et nos stents. Donc c'est top que des associations se chargent de cette prévention.

Elles me regardent toutes les trois un peu bizarrement. Je me tais. Est-ce que ça sonnait tellement faux ? Sophie reprend :

- Et j'ai compris que vous ne cibliez que les femmes ?
- C'est pas exclusif, mais faut être pragmatique. Qui fait les courses ? Qui fait la bouffe ? C'est rarement les darons. Par contre, on essaie d'embarquer les gamins. On prévoit toujours un espace qui leur est dédié, avec des jeux autour de l'alimentation. On prend les petits. Après, à huit, dix ans, c'est plus dur. Ils sont exposés à ce qu'ils entendent dans la cour de récré, aux pubs à la télé…
- La pub… Notre pire ennemi. C'est tellement compliqué de lutter contre le marketing avec tes recettes à préparer dans une marmite, ton eau du robinet et tes fruits frais en dessert.
- Carrément...
- Et pas que pour la bouffe. On te vend comme tu dis une certaine idée du bonheur qui te pousse à toujours plus consommer. Toujours plus polluer d'ailleurs. Il faut avoir, la grosse voiture, voyager à l'autre bout du monde, le dernier téléphone. Si t'as pas ça, t'as raté ta vie. Quand t'as pas de thune, c'est hyper frustrant. Alors qu'objectivement, c'est que du vent, si tu prends deux centimètres de recul pour réfléchir. Mais les gens tombent dans le panneau. Surtout les mecs, d'ailleurs. Putain de domination masculine.

Alban la coupe.

- Oh non, Sophie, pas la domination masculine, s'il te plaît !
- Pourquoi ?
- Pense à moi, à mon ego. Je suis sûr que dès que tu vas commencer à dérouler ton argumentaire, je vais me considérer comme une grosse merde. Juste parce que je suis un mec, moi aussi.
- Mais c'est parfait, ça ! Ça fera du bien à ta déconstruction.
- Mais je suis déjà totalement déconstruit ! J'attaque les fondations, là. Je peux pas faire plus profond !
- Tu peux toujours faire mieux et en plus, tu compenses, un peu, la connerie de tes congénères !
- Hé ho, c'est un peu réducteur pour la gent masculine dans son ensemble. Mais bon, je dois avouer que tu n'as pas tort. D'ailleurs, chez les collègues, on a des beaux spécimens, Pas vrai Cédric ?

Je hoche la tête et croise les doigts pour qu'on ne parle pas du X3 garé en bas de l'immeuble. Heureusement, Sandra change de sujet.

- Et toi, Alban, tu fais quoi ? Tu es dans la santé, aussi ?
- Pas du tout. Moi, je fais des photos.

- Non, incroyable ! Alors avec un aussi bel appart, soit t'es hyper connu, soit t'es un fils à Papa.

Alban rigole.

- Bon, OK, ni l'un ni l'autre. Je suis radiologue.
- La classe ! Ça explique l'appart. Et sinon, c'est intéressant ?
- Super intéressant. Je sauve l'humanité en faisant des images.

Depuis que j'ai franchi le seuil, j'ai sorti deux phrases complètes. Maigre contribution. Il faudrait à un moment que j'arrête de faire "le mec qui sert à rien en soirée". C'était suffisamment gênant avec les copains de Marie l'autre soir. Je me lance :

- Il fait le modeste, mais il fait bien plus que des images. C'est une super star de la radiologie interventionnelle. Nous, on bosse dans le cœur, mais lui, il fait tout le reste. Les artères, les reins, les articulations… il est hyper fort !

Sophie me regarde en souriant.

- C'est marrant. Il faudrait absolument préciser qu'il ne fait pas que de l'imagerie, mais aussi de la technique. Il ferait des radios du thorax pour dépister des tuberculoses, ça serait moins valorisant ?

Je reste bloqué. Pourquoi est-ce qu'elle m'agresse ? Je ne vois pas quoi répondre. Si je dis non, je n'ai aucun argument à avancer et si je dis oui, j'ai l'air débile. Je souris en essayant de prendre l'air vaguement amusé. Sauf que c'est une question, pas une remarque. Je bois une gorgée de vin. Une autre. Je le sens mal, ce repas. Je ne suis pas à ma place. Malika et Sandra, qui ne connaissent personne et sont là depuis dix minutes semblent infiniment plus à l'aise. Moi, je fais franchement le vilain petit canard. Voire le con du dîner. Alban me jette un coup d'œil rapide et reprend vite :

- Aïe, Cédric, tu as ouvert la boîte de Pandore ! L'ex de Sophie, c'est un des orthopédistes de la clinique. Il était chef au CHU, à peu près en peu en même temps que nous. Tu dois le connaître de vue.
- C'est plus que mon ex, c'est le père de mes enfants. Et en passant, un sacré connard. Humainement et professionnellement.
- Oui, enfin, ça explique un peu que tu détestes tout ce qui ressemble de près ou de loin à un manieur de bistouri ou tout autre habitant des blocs opératoires. Et que tu puisses en parler des heures…

Il s'interrompt, s'étire en allongeant les bras au-dessus de la tête.

- Bon, c'est un peu chiant, comme discussion, non ? On passe à table ? J'espère que je serai à la hauteur après ces excellents sushis.

Il fait un clin d'œil à Malika. Lui n'a pas attendu qu'elle le questionne pour la complimenter…

- Tu nous as fait quoi, Alban ?
- Un coq au vin. J'avais envie d'ouvrir du rouge. Je sais que vous êtes tous probablement en train de devenir végétariens, mais rassurez-vous, c'est de la volaille de ferme, élevée au bon grain par une jeune paysanne soucieuse de l'environnement. Je lui achète mes œufs. Alors en vous régalant, vous ferez une bonne action en soutenant des opposants à la FNSEA, ses champs bourrés de pesticides et ses fermes usines catastrophiques pour l'environnement et notre santé !

Il faudrait que je sache placer ce genre de phrase. Politique et humour. Bon cocktail pour socialiser. En tout cas plus efficaces que mes répliques à deux balles sur la médecine de haute technologie.

Alban s'est placé entre Sandra et Malika. Sophie est à côté de Malika. Ils discutent tous les quatre de la politique migratoire du gouvernement et des actions sur le terrain. Je suis de l'autre côté de la table, avec Mathieu, Grégory et Sarah. Ça parle voyage. J'ai l'impression qu'ils ont visité la moitié de la planète. Sarah se tourne vers moi.

- Et toi, Cédric, tu voyages ?
- Oui, un peu, mais probablement moins que vous.
- Tu as des trucs prévus.
- Oui, on voulait aller en Grèce, avec ma femme et mes filles.
- Cool, où ça ?
- Dans les îles.
- Sympa ! J'y suis passée il y a deux ans. J'avais du temps. J'ai fait un reportage sur les changements d'habitudes alimentaires. J'ai pu le vendre, pour une fois.
- Tu es journaliste ?
- Pas officiellement, mais quand je sens un truc, je m'autorise à écrire un papier de temps en temps. J'ai des contacts dans quelques rédactions on line. Tu y vas quand ?
- Pour les vacances de Pâques.
- Bonne période. En fonction des îles que tu choisiras, tu me diras, je pourrais te donner quelques noms de pensions sympas.

On est pas trop sur le trip impro-sac-à-dos, avec Marie... Je baisse les yeux et bafouille.

- Oh, tu sais, tout est déjà réservé.
- Et vous allez où ?

Je ne me rappelle même plus le nom de l'île, quel con…

- C'est ma femme qui a réservé. Elle aime bien le Club Med, ça la rassure. Et puis pour mes filles, ados, c'est parfait. Il y a plein d'activités, pour tous les âges. C'est pas compliqué.

Sarah échange avec Grégory un regard amusé, puis reprend :

- C'est une autre façon de voir les choses.

Je souris, l'air probablement gêné. Je suis obligé de répondre :

- Ouais, ça paraît un peu nul, mais en ce moment, je bosse comme un fou. Je n'avais aucune envie d'organiser la semaine.

Grégory me regarde, presqu'avec compassion.

- T'inquiète, c'est normal. Il faut savoir que Sarah, elle branle rien. Elle peut passer des jours entiers à préparer ses nombreux voyages. Et moi, je bosse pas mal, mais n'ai pas de famille à gérer. Quand je décide d'une destination, je pars à l'arrache et j'improvise. Avec des enfants, ça ne serait pas la même.

Ils ne m'en veulent pas, c'est déjà ça, mais n'ont visiblement aucune volonté de s'intéresser plus en profondeur au programme de ma semaine au Club. Deux tournées de coq au vin et trois bouteilles de rouge plus tard, tout le monde a fini son assiette. Je me lève pour ramener le plat à la cuisine. Alban me regarde.

- Merci Cédric. Dis, ça t'embête de ramener le fromage et les petites assiettes. C'est déjà prêt, sur le plan de travail.

- Pas de problème.

- Et prends le vin blanc au frais, le bourgogne de chez Valette. Tu peux ouvrir les deux bouteilles, ça ne se perdra pas.

- Dac.

Je pars avec le plat, le dépose, retourne à la salle-à-manger pour récupérer les assiettes. Je vide les os dans la poubelle, range la vaisselle sale dans la machine. Je ramène le plateau de fromage avec les assiettes propres et les couteaux. La conversation se poursuit, animée. Retour à la cuisine. Je cherche dans le frigo le vin en question. J'inspecte l'étiquette de la première bouteille. Valette, bingo. Jamais goûté. Je sors sa petite sœur, les débouche et les ramène. En revenant, je dépose une bouteille sur la table devant Alban. Il n'y a pas assez de place entre lui et Malika. Je passe du côté de Sandra qui discute avec Mat. Alban pose sa main sur mon bras.

- Merci Cédric. Désolé, je te laisse tout faire.

Il se retourne vers Malika.

- Il est vraiment parfait. Je ne sais pas ce que je ferais sans lui !

Elle me jette un coup d'œil, me sourit et relance Alban :

- C'est pas possible, il faut du changement ! Moi, je suis prête à m'engager. Mais il faut que les patrons du PS se rendent compte que tout le monde ne vit pas en centre-ville ou dans les zones résidentielles chics. Il faut aller vers les gens, que ce soit en banlieue ou à la campagne, sinon, ils vont se sentir oubliés et voter pour Le Pen.

OK, ça parle politique. Je les écoute un instant, appuyé sur le dossier de la chaise d'Alban, puis m'éloigne avec la deuxième bouteille et regagne ma place. Je sers les convives autour de moi. Ils me remercient poliment avant de poursuivre leur conversation. Je reste un moment silencieux. Je fais mine de m'intéresser aux affiches et tableaux, sur le mur latéral. Il faut rapidement que je trouve autre chose. C'est pas comme si c'était la première fois que je venais dans cet appart. Je ne peux pas faire semblant de découvrir la déco aujourd'hui. Je baisse les yeux. La bouteille est devant moi. Mon verre n'est pas vide mais je me ressers un peu. Je goûte en essayant de me concentrer. Qu'est-ce qu'il lui trouve de formidable, à ce bourgogne, Alban ? Bof… Je quitte mon isolement social et essaie d'intégrer la conversation entre Greg, Sarah et Sophie. Je feins de m'intéresser à la programmation des festivals électro de l'été. Je ne connais aucun des groupes dont ils parlent. J'hésite à remplir à nouveau mon verre. Pourquoi pas. Je lorgne la bouteille. Je vois en arrière-plan la main d'Alban se poser sur celle de Malika. Elle ne la retire pas. Ils pouffent tous les deux. Je sens un vide dans la poitrine. Comme si je passais sur un dos d'âne mais que la sensation se prolongeait. Comme si la route ne redescendait plus. Je détourne le regard. Ma main vient enserrer le bas de mon visage. Je me masse les joues en tentant de respirer profondément. Le temps s'arrête. Les voix s'éloignent.

Évidemment. Bien évidemment. Comment n'ai-je pas percuté plus tôt. Je ne suis qu'un trait d'union en puissance. Mon statut de meilleur ami et d'amant était d'emblée conditionné. Et la condition vient d'être levée. Sans que ça ne soit prémédité. Il n'y a personne à blâmer. C'est limpide. Ils vont tellement mieux ensemble. Physiquement, intellectuellement. Sur le look et sur l'esprit. Brillants dans tous les sens du terme. Solaires, même. Qu'est-ce que j'ai à leur offrir, individuellement ? De la gentillesse ? Le mot en lui-même paraît tellement ennuyeux qu'il en est ridicule. A mourir. De l'amour ? Peut-être, mais avec une famille comme boulet à la cheville. De la fidélité ? Laisse-moi rigoler, tu en parleras à Marie. De la présence dans les moments difficiles ? Inutile. Alban sait être tantôt un roc, tantôt une anguille. Il se démerde toujours pour retomber sur ses pattes. C'est toi, pauvre mec, qui part en vrille. Crise de la quarantaine ? Ouais, c'est sûr. C'est pas une crise d'ailleurs, c'est un effondrement. Et Malika. Que dire... Elle était à peine plus âgée que tes filles quand elle s'est retrouvée seule avec son môme. Laisse tomber. Elle n'a pas besoin de toi, avec ton mariage, tes deux ados, ta carrière qui te bouffe. Ça fait quinze ans que tout tourne autour de ton boulot, du CHU, de ton projet d'agrégation. Et tu te retrouves incapable de participer à une conversation qui n'évoque ni la cardiologie, ni les bagnoles, ni les résultats sportifs du week-end. C'est la misère…

Alban a enlevé sa main. Je le vois dans l'angle de mon champ visuel. Il attrape la bouteille de blanc, remplit leurs deux verres. Putain, Alban, regarde autour de toi. Les autres verres sont vides. T'es vraiment pas discret. Tu aurais dû servir tout le monde. Ils recommencent à discuter. Lui, tranquille, légèrement de biais, un bras derrière le dossier de sa chaise, mobilisant négligemment le poignet opposé pour faire tourner son vin qui remonte en cercle le long des parois. Elle, le coude sur la table, la tête posée contre sa paume, feignant de dessiner sur la nappe avec la pointe de son couteau. Pour lui expliquer quoi ? La théorie de Bourdieu ? Il doit déjà la connaître. L'organigramme de son association ? Les projets politiques pour son quartier ? Alban lui prend le couteau des mains et poursuit leur dessin virtuel commun. Ils ont l'air à la fois sérieux et prêt à éclater de rire. En plus, je croyais qu'elle ne buvait que du rouge…

J'entends Sophie m'interpeler.

- Et vous, Cédric, dans ton service, vous avez fait grève contre la casse de l'hôpital public ? Vous avez été aux manifs, le mois dernier ?

Putain, Sophie, pourquoi tu viens m'emmerder ? Tu veux pas plutôt parler avec Gregory de la montée de l'extrême droite ou du prix du tofu à la Biocoop ? Me laisser peinard à mon malheur ? Qu'est-ce que j'en ai à foutre, des manifs ? Non, je n'en ai jamais fait. Non, ça ne m'a jamais intéressé. C'est d'ailleurs peut-être ça qui me manque ce soir. Mais j'ai tout sauf envie d'en parler avec toi maintenant. J'essaie malgré tout de me ressaisir et bafouille :

- Euh, non.
- Ouais… en cardio, vous ne faites jamais grève j'imagine.
- Si, si, parfois.
- Ça t'est déjà arrivé ?

Faut que je trouve un truc à répondre. Je suis cardiologue, bordel. Je me retrouve dans des situations où je dois assurer coûte que coûte, même quand c'est pas la forme. Des moments où si je ne fais pas ce qu'il faut vite et précisément, le patient peut mourir. C'est quand même un peu plus compliqué que de répondre à une anarchiste. Si, j'ai fait des grèves. Pas de manif, mais des grèves, oui.

- Euh, oui… pour le repos de sécurité… et aussi pour la liberté d'installation.

- Ah, ouais. Mais ça, c'est des trucs qui ne concernent que les médecins, pas le système de santé !

Alban vient à mon aide. J'avais pas remarqué qu'il avait interrompu sa petite conversation. Super…

- Oui, enfin dans repos de sécurité, il y a sécurité. Notamment celle des patients. Faudrait quand même pas l'oublier.

Soulagé de ne plus être acteur de la conversation, je perds le fil. Quel intérêt à tchatcher avec cette connasse. Il y a probablement beaucoup mieux à faire. Me lever et mettre à Alban un gros coup de boule à la Zidane. Lui hurler que je le déteste, même si c'est pas vrai. Me mettre à genoux devant Malika, et lui dire que c'est la femme de ma vie, même si je n'en suis pas sûr. Ou les prendre tous les deux dans les bras pour leur souhaiter le meilleur. Il y a un silence. Sophie me regarde bizarrement. Les autres aussi. Tous les autres. Ils doivent penser que j'ai buggé. C'est bizarre, mais ils ont l'air de s'attendre à ce que je parle. Quelqu'un m'a peut-être interpelé. On parlait de quoi ? Je tente un :

- Oui… peut-être.

Sophie fronce les sourcils puis sourit. J'ai dû tomber à côté de la plaque. Trop gênant. Elle pourrait en profiter pour changer de sujet de conversation mais non, elle enchaîne sans me quitter des yeux :

- Je disais que oui, il faut avoir des médecins en forme. Mais si à côté, les infirmières et les aides-soignantes travaillent dans des conditions de merde, avec des salaires de merde, le système ne peut pas fonctionner durablement. T'es pas d'accord ?

Putain, c'est de l'acharnement. Pourquoi elle me cible comme ça. Pourquoi maintenant. J'étais présent le jour où le Boss a essayé de la choper ? Non, je crois pas. Donc j'y suis pour rien. Elle veut pas arrêter de me chercher ? Pourquoi, d'ailleurs ? Pour faire la guerre ? Je m'avoue vaincu immédiatement si c'est ce qu'elle veut. J'en ai rien à foutre, surtout ce soir. On savait que j'étais un salaud de médecin, égoïste et sans aucune culture générale. Maintenant on saura qu'en plus, je suis un lâche.

- Oui, tu as raison.

Alban intervient à nouveau :

- Tu choisis la mauvaise cible, Sophie. Cédric, c'est vraiment pas le pire. Il bosse comme un dingue et contrairement à certains, il est tout sauf irrespectueux pour le travail des paramédicaux.

Sophie ne me lâche pas du regard :

- Très bien. Mais alors, tu ne voudrais pas bosser un peu moins et te battre pour que le système change ? Que des connards comme ton Boss ne puissent plus agresser impunément des petites externes ? Et même pour toi. Je suis sûr que tu y trouverais ton compte. J'imagine que comme Nico, tu te tapes des semaines de quatre-vingts ou cent heures, que tu ne prends jamais tes RTT et que quand t'as la grippe, tu te bourres de corticoïdes et de Guronsan pour aller faire tes interventions avec un bon trente-neuf de fièvre.

Je fais une grimace en haussant les sourcils. Ça veut dire oui. Visiblement, elle comprend bien le langage du mec perdu.

- Et pourquoi tu acceptes ?

Je prends une inspiration :

- Ben, probablement pour la même raison que toi. Parce que les gens sont malades et parce qu'il faut les soigner.

- Oui, sauf qu'au CHU, votre rôle n'est pas juste de soigner les malades à la chaîne comme à l'usine. Si vous n'apportez pas une réflexion sur l'éthique et l'avenir de la médecine, qui va le faire ? Les politiques ? Ils n'y connaissent rien. Les syndicats libéraux ? Il sont là pour que les médecins gardent leur fric et leurs petits pouvoirs. Donc c'est à vous de vous y coller.

Je veux qu'elle arrête. Qu'elle comprenne, un, que je m'en fous et deux, que même si ça n'était pas le cas, je ne vais pas aller faire péter une révolution en tant que médecin insignifiant, sacqué par sa hiérarchie, malheureux dans sa vie familiale et en train de se faire larguer par sa maîtresse qui se jette dans les bras de son meilleur pote. Je hausse le ton, espérant qu'elle comprenne que poursuivre la conversation n'est d'aucune utilité, ni pour elle, ni pour moi.

- Mais on peut pas. On a aucun pouvoir. Le DG, quand il a besoin d'un avis, il vient pas vers moi. Il va voir les chefs, directement.

- C'est dommage parce que tes chefs, ils sont à la masse. Ils sont complètement hypnotisés. Doublement. D'abord par le diktat du faire plus avec moins. Et ça, ça conduit forcément à une diminution de la qualité des soins. Le fait de laisser "rationaliser" l'organisation des soins par des polytechniciens et des énarques pour qui la médecine se résume à des réunions avec des vieux médecins en costards, c'est une connerie. Et deuxième mirage, l'illusion que c'est la technique qui sauvera la médecine. Grosse erreur aussi. Et vous savez ce qui nous pend au nez pour les prochaines années ?

Je m'en fous complètement. Je lâche un « Vas-y ! » dépourvu du moindre enthousiasme. Autour de la table, tout le monde semble en revanche attentif et intéressé. Malika autant que les autres. Je suis dépité. Je vide mon verre. C'est dommage, la première bouteille est trop loin pour que je puisse l'attraper et me servir sans solliciter mes voisins. Sophie repart :

- Je vais vous expliquer. On nous imposera à nous, les médecins, de faire des choix. Des choix qu'on va considérer comme rationnels, sur le plan médical et économique. Genre, on soigne les patients les plus graves. Ça se passera peut-être comme ça au début et ça nous rassurera. Mais rapidement, les patients qui ont du fric et qui considèreront que leur numéro dans la liste est trop loin, et bien, ils chercheront à le faire avancer. A coup de pognon, évidemment. Pas sous forme de corruption, non. On est civilisé, nous. Mais avec une vraie médecine à deux vitesses, bien institutionnalisée. Elle existe déjà, de fait. Il y a déjà des spécialités où tout le monde s'installe en secteur deux. Quand t'as pas de thune, pas de mutuelle pour payer les dépassements d'honoraire, tu attends des mois, parfois plus. Moi, je ne sais plus où envoyer mes patients. L'étape d'après, c'est la privatisation de pans entiers de la médecine, avec des assurances privées qui monteront leurs systèmes de santé parallèles, pour les riches. Et alors là, je peux te dire que vos amis et collègues, quand on va leur proposer, soit de bosser à l'hôpital avec des budgets toujours plus contraints, soit de partir en privé avec accès à tous les derniers joujoux technologiques et des salaires multipliés par quatre ou cinq, ils n'hésiteront pas. Il n'y aura aucune limite puisque les patients paieront, via leurs assurances. On trouvera des centres ultra-techniques avec des médecins en costumes Armani, des hôtesses pin-up à l'accueil et des capsules Nespresso à volonté dans la salle d'attente.

Je réalise la douleur. Au centre de la pulpe de mon pouce gauche replié sur la pointe de mon couteau. La phalange est blanche. Je relâche la pression. Elle se recolore. Je regrette de ne pas voir le sang couler.

J'aurais pas dû relever la tête. Je croise le regard de Sophie. Elle ne desserre pas son étreinte. Je pensais qu'elle avait compris que je n'étais pas l'orateur le plus intéressant de la tablée, mais visiblement, elle tient absolument à avoir mon avis.

- Tu penses que c'est un système qui est souhaitable pour les prochaines années ? Tu ne crois pas qu'il faut construire des alternatives plus enviables ?

Je soupire :

- Je sais pas moi, j'ai pas fait l'ENA.
- Oui, enfin, moi non plus je n'ai pas fait l'ENA, mais j'essaie de réfléchir. D'être un peu critique et de ne pas appliquer bêtement les consignes. Surtout quand ces consignes sont déterminées dans des ministères assiégés par les lobbies. Ça ne te fait rien de te dire qu'on est en train de sacrifier notre système de santé. Ce système que tout le monde nous enviait jusqu'à il y a quelques années ?

Je hausse la voix, tente de prendre l'air excédé. Ça sera toujours mieux que d'exploser en vol et de me mettre à chialer.

- Écoute, moi, j'ai juste l'impression de bien faire mon taf. Avec les moyens et les consignes qu'on me donne. Le reste, et notamment la philosophie générale du process, je n'y suis pour rien…
- Putain, c'est ce que disait Eichmann à son procès !
- Je connais pas…

Alban tape son verre à l'aide de son couteau et hausse la voix :

- Stop Sophie ! Stop immédiatement ! Alerte point Godwin !
- Ça va, on peut discuter.
- Non ! Là, tu franchis le mur de la connerie. Tu ne peux pas comparer.
- Si, bien sûr que je peux ! Je pense que dans quelques années, on se rendra compte que le néolibéralisme et tous les imbéciles qui le soutiennent auront fait autant si ça n'est plus de victimes qu'Hitler et ses SS. Sur le plan humain, social et écologique. Et on va en payer le prix pendant des décennies, voire beaucoup plus longtemps.

Mathieu intervient :

- Et sans indiscrétion, le rapport entre Eichmann et l'hôpital public au vingt-et-unième siècle ?

Parfait. S'il peut me remplacer en tant que punching-ball, je vais pas pleurer. J'en profite pour me reculer sur mon siège, sortir de la zone de tir. Il faut que je trouve un moyen de me casser. On n'a pas attaqué le dessert. Je ne vais pas tenir une heure de plus.

- Le rapport ? Tu liras Hannah Arendt. Une de ses conclusions, c'est que si un leader suffisamment convaincant émerge, qu'il fixe des règles ayant une certaine logique, alors ses sous-fifres sont capables de suivre à la lettre ce qu'il dit, connement, sans avoir le moindre recul réflexif. Et moi, j'ai l'impression qu'il y a quelques illuminés qui ont théorisé le fait que le système de protection sociale coûte trop cher et que l'avenir de l'humanité passe par sa désintégration méthodique. Et tout le monde semble accepter ce paradigme, mortifère, qui en pratique ne marche pas et qui nous conduit dans le mur. Je…

Alban, l'air un peu excédée par son amie lui coupe la parole.

- OK, donc le ministre du Budget et toute la clique de Bercy, c'est des SS ? Et moi et Cédric aussi, parce qu'on travaille pour le CHU et qu'on ne fait pas la révolution tous les quatre matins ?

- Je ne traite personne ici de SS, relax. Je dis simplement, et c'est toujours Arendt qui le dit, que tout ça, c'est facilité par la misère intellectuelle.

La misère intellectuelle, c'est pour moi, les gars. Ne vous inquiétez pas, vous n'êtes pas visés… Consterné, je l'écoute poursuivre.

- Les gens ne cherchent pas à comprendre. Parce qu'ils bossent comme des fous ou qu'ils sont dans la merde jusqu'au cou et parce que le fait de prendre du recul n'est absolument pas valorisé, au contraire. Tu peux être un grand ponte en médecine ou une star de la finance et en même temps être con comme un manche à balais. Ne même pas être conscient que la planète se réchauffe et qu'il y a des familles qui n'ont pas de quoi manger et se loger correctement. Et cette absence de culture, je la vois même revendiquée pas certains collègues, en même temps qu'ils adhèrent sans problème aux théories néolibérales sur la santé.

Alban amorce un sourire en coin et lui balance :

- Tu dis ça parce que tu es sortie avec un orthopédiste pendant quelques années !

Moi, j'aurais pas osé. Mais c'est peut-être parce que je suis au fond du seau. Ou parce que ça ne pose aucun problème à Alban de s'imposer dans une joute oratoire mêlant politique de santé, histoire du Troisième Reich et thérapie de couple posthume. Je jette un coup d'œil à Sophie. Touchée mais pas coulée. Elle lui fait une grimace et repart, sans se démonter, les coudes bien posés sur la table, le torse en avant, l'index pointé vers le plafond.

- Oui, et j'ai bien pu l'observer de près. D'ailleurs, je m'en serai bien passé. Mais bon, au moins, j'ai appris plein de trucs sur le plan sociologique. Nico et ses potes, ils ne s'intéressent objectivement qu'au foot, aux combats de MMA, à leur repas où c'est celui qui aura bouffé la plus grosse côte de bœuf et vidé le plus de bouteilles, à la sortie du dernier Range Rover ou je ne sais quelle autre bagnole. Ils revendiquent haut et fort de ne jamais ouvrir un bouquin. Ils s'informent exclusivement via les flashs de BFM Télé ou sur leur fil d'info Facebook. Alors quand tu as le DG de l'hosto ou de la clinique qui vient les voir, et leur sert une rhétorique guerrière en leur expliquant que c'est la fin du pognon facile, du gaspillage pour les services publics non rentables et qu'il va falloir se battre, les mecs, ils ne voient pas où est le problème. Ils ne peuvent pas d'ailleurs, ils n'ont aucun bagage intellectuel qui leur permettrait de s'y opposer. Je vous rappelle qu'on a été sélectionné en première année sur des QCM de chimie et de biophysique. Pas sur la culture générale ni sur nos qualités d'empathie. Alors si on parle de guerres ou de batailles, ils sont en transe. Ils adorent. Tu leur dis qu'il va falloir faire deux, cinq ou dix pour cent de plus d'activité chaque année, aller gagner des parts de marché face aux autres cliniques de la région, ils ont l'impression d'être dans un jeu vidéo. Tu leur montres trois graphiques parlant du déficit public qui se creuse, question de faire un peu sérieux et ensuite tu les lâches dans l'arène. Tu n'es même pas obligé de leur dire que oui, c'est un peu triste, le personnel paramédical ou les patients les plus fragiles vont peut-être un peu morfler. Ils s'en foutent complètement, tant qu'ils ont du pognon pour continuer à mettre leurs prothèses de hanche. Moi, ce qui me fait peur, c'est qu'avec ces connards, dans dix ans, on n'a plus de système de santé à la française.

- Oui, OK. Là, je ne peux pas trop dire que tu exagères. C'est grosso modo, sans les références philosophiques ce que je disais à Cédric l'autre soir. Pas vrai, Cédric ?

Je sens un grand vide. Je ne crois pas que mon prof de philo de terminale n'ait jamais mentionnée Hannah Arendt. Ou alors, j'étais trop concentré sur les math, la physique et leur gros coefficient en série scientifique. Et en première année, j'ai cartonné sur les QCM de physique-chimie. Je regarde Alban qui visiblement attend une réaction de ma part. J'opine, en mode pilote automatique. Sophie en profite.

- Et tout ça pour ne pas être heureux ! C'est ça qui est dingue. Ils courent tous après des trucs complètement vains ! Une fois que tu as tout ce que tu vois dans les pubs, tu fais quoi ? Tu contemples l'intégralité de tes possessions en te caressant le nombril ? Oui, cinq minutes, et après ? Franchement, avec un peu de recul, est-ce que ça vaut le prix que tu y as mis ? Les heures de malade que tu as passées au taf et les compromissions que tu as faites au système ? Tout ça pour ce petit confort matériel et la satisfaction de faire partie de la soi-disant élite ? Ben putain, désolée, je trouve que c'est cher payé.

Alban soupire :

- Ce que tu dis est vrai, mais j'ai l'impression que personne n'a envie d'y croire. On est la minorité éclairée mais sans moyen et on est en train de perdre la bataille. La bataille culturelle, comme l'imaginait Gramsci.

Je ne connais pas non plus Gramsci… Je sens les gouttes de sueurs perler sur ma nuque puis longer ma colonne vertébrale. J'ai froid. Je vais faire un vagal. Je contracte mes muscles comme un fou pour tenter de remonter ma tension. Je croise le regard d'Alban. Il hausse les sourcils, interrogatifs. Je grimace puis baisse les yeux.

- Ça va, Cédric ?

Je relève la tête. Tout le monde me dévisage. C'est maintenant ou jamais. Je repousse ma chaise, me lève et m'appuie sur le bord de la table, autant pour me soutenir que pour me donner un semblant de consistance.

- Pas trop, je crois que je vais rentrer, j'ai un peu froid.
- T'es sûr ?
- Ouais.
- Je te raccompagne. Tu veux que je t'amène à ta voiture ?
- Non, non, c'est bon, je suis garé en bas.
- Tu n'as pas trop picolé ?
- Non, c'est bon.

Je tente un sourire qui me donnerait, dans un monde idéal, l'air normal.

- Bon, salut tout le monde. Je crois que je suis un peu malade. Finissez bien la soirée.

Malika me dévisage, un sourire triste sur les lèvres. Logiquement, elle ne doit pas se lever. Je tourne le dos, traverse la pièce, le couloir, ouvre la porte d'entrée, franchis le seuil. L'ascenseur est là. Alban me rattrape sur le palier. Je fais encore un effort pour ne pas partir en silence.

- Bon salut. Merci pour la soirée, c'était sympa.
- Salut ! On débriefe demain, OK ? Ne te prends pas la tête avec Hannah Arendt. Sophie, elle est parfois un peu trop extrême dans ses prises de positions.
- Non, t'inquiète, c'est pas ça. J'ai dû attraper un truc.
- T'es sûr que ça va ?
- Oui, no problem.
- Eh, mec ?
- Oui ?
- Elle est top, Malika. Vraiment.

Je devrais répondre quelque chose. Un truc, même banal. Ça ne paraît pas insurmontable. Mais il faudrait d'abord évacuer la boule bloquant le haut de ma cage thoracique. J'ébauche un sourire qui s'apparente probablement plus à un rictus, jette un coup d'œil au visage perplexe d'Alban et appuie sur le bouton de fermeture des portes.

La descente me donne la nausée. Je sors enfin de l'ascenseur puis de l'immeuble. L'air frais me fait un peu de bien. Je ne vais peut-être pas vomir ni perdre connaissance en pleine rue. Je regagne le X3 garé en face, déverrouille les portes, m'installe au volant. Je coupe la radio avant que le son n'emplisse l'habitacle. Je regarde dans le rétroviseur. J'aperçois la porte d'entrée de l'immeuble. J'attends quelques instants, espérant qu'elle s'ouvre. Sur Malika, ou peut-être sur Alban.

Je finis par démarrer. Les larmes me montent aux yeux. J'hésite à accélérer mais me gare finalement contre le trottoir. Je pose la tête sur le volant. Tout m'apparaît comme froidement lumineux. La base sur laquelle je me suis construit depuis vingt-cinq ans est en train de s'effriter, comme un mauvais ciment. La famille, le boulot, la certitude tranquille d'une irrémédiable ascension. Tout ça remis en cause en à peine quelques mois. Malika, Alban, ils m'ont ouvert les yeux sur un monde inconnu, jusque-là négligé, par conformisme douillet. Par autosatisfaction futile d'appartenir à la catégorie des vainqueurs. Le doute s'est insinué quant à ce parcours linéaire et soi-disant parfait mais qui vacille lorsqu'on le confronte à des combats apparaissant comme bien plus réfléchis, structurés et par la même concrets et légitimes. Sans trop y réfléchir, j'ai eu la vaine illusion qu'une synthèse entre ces deux mondes était possible. Qu'un peu de temps et quelques conversations suffiraient pour intégrer à moindre frais leur univers, tout en continuant à profiter des avantages et des investissements liés à mon histoire passée. Mais on ne se libère pas si facilement du carcan qu'on a soit même minutieusement construit. On ne rattrape pas des années de paresse intellectuelle, comme dirait Sophie. Je suis en échec, pour la première fois. Dans les grandes largeurs. Et maintenant ? Le plus simple serait de courber l'échine et de retourner à ma vie antérieure, simple et rangée. Beaucoup autour de moi y gagneraient. Mais moi ?

Un scooter passe en vrombissant. Je redresse le buste, renifle bruyamment. J'ouvre la portière. Le contact de l'avant pied gauche sur le bitume me réancre. Mais dans quelle réalité ? Malika ? Marie et les filles ? Le boulot ? Mon gars, il va falloir que tu prennes le temps de réfléchir à ce que tu veux et aux sacrifices que tu es prêt à consentir pour y parvenir. Je suis debout. J'ôte les mains de la carrosserie. Ça va, je tiens à peu près, sans chanceler. Je relève le col de mon blouson, mets les mains dans les poches et commence à marcher le long du trottoir.

Remerciements :

Je tiens à remercier :
Adeline, Valentine et Esteban.
Mes parents.
Et toutes celles et ceux qui, tout au long de ce projet, m'ont encouragé, soutenu et conseillé, notamment Marie, Arnaud, Olivier, Najah, Amandine, Jérôme, Olivier, Claire, Philippe, Fabien.

Les droits d'auteurs de cet ouvrage seront reversés à Médecins du Monde.

www.ingramcontent.com/pod-product-compliance
Lightning Source LLC
LaVergne TN
LVHW050633051026
849532LV00002B/375